名院·名科·名医临床实战系列

关节修复与重建专家团队

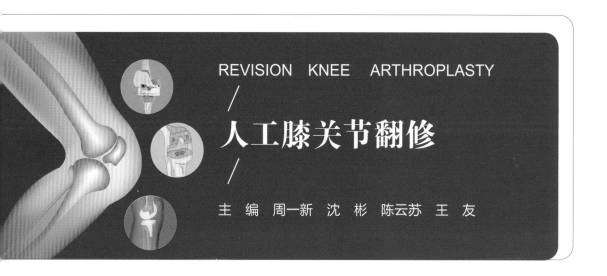

REVISION KNEE ARTHROPLASTY

人工膝关节翻修

主编 周一新 沈 彬 陈云苏 王 友

编委名单（按姓氏笔画排序）

王 友 朱庆生 任姜栋 刘 源 李 立

杨 柳 杨德金 吴 坚 何 川 何 锐

汪 洋 沈 彬 张 伟 陈云苏 陈继营

岳 冰 周一新 周宗科 周 雁 钱文伟

徐卫东 徐 驰 唐杞衡 涂意辉 曹 力

戴雪松

U0235425

人民卫生出版社

图书在版编目（CIP）数据

人工膝关节翻修 / 周一新等主编 .—北京：人民卫生出版社，
2018

ISBN 978-7-117-27103-5

Ⅰ.①人… Ⅱ.①周… Ⅲ.①人工关节 - 膝关节 - 移植术（医学）
Ⅳ.① R687.4

中国版本图书馆 CIP 数据核字（2018）第 157751 号

人卫智网	www.ipmph.com	医学教育、学术、考试、健康，
		购书智慧智能综合服务平台
人卫官网	www.pmph.com	人卫官方资讯发布平台

版权所有，侵权必究！

人工膝关节翻修

主　　编：周一新　沈　彬　陈云苏　王　友
出版发行：人民卫生出版社（中继线 010-59780011）
地　　址：北京市朝阳区潘家园南里 19 号
邮　　编：100021
E - mail：pmph @ pmph.com
购书热线：010-59787592　010-59787584　010-65264830
印　　刷：北京画中画印刷有限公司
经　　销：新华书店
开　　本：787 × 1092　1/16　印张：21
字　　数：485 千字
版　　次：2018 年 8 月第 1 版　2018 年 8 月第 1 版第 1 次印刷
标准书号：ISBN 978-7-117-27103-5
定　　价：178.00 元

打击盗版举报电话：010-59787491　E-mail：WQ @ pmph.com
（凡属印装质量问题请与本社市场营销中心联系退换）

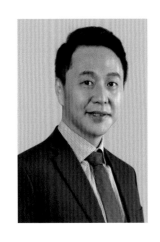

周一新，北京积水潭医院矫形骨科主任，主任医师，北京大学教授，博士生导师。北京市科技新星、北京市卫生系统青年岗位能手、全国青联委员、北京"五四"奖章获得者。*Clinical Orthopeadics and Related Research* 审稿人，《中华关节外科杂志》《临床骨科杂志》《骨与关节外科杂志》编委，*Journal of Arthroplasty* 中文版副主编。

中华医学会骨科学分会关节外科学组委员兼秘书，中国医师协会关节外科委员会秘书长。康复医学会骨与关节及风湿病委员会常委，青年委员会主任委员。

2003 年入选北京市高级专家库，并获得北京市优秀人才专相研究基金资助，2006 年入选北京市卫生局"十百千"卫生人才工程，2008 年入选北京市"新世纪百千万"人才工程，2011 年入选北京市卫生人才"215"工程。1999 年 11 月至 2000 年 4 月于英国剑桥大学髋膝关节外科中心研修髋、膝人工关节外科学。2002 年 6 月至 2003 年 3 月作为访问学者于美国哈佛大学 Brigham & Women's 医院，麻省总医院进修人工关节外科学。2001 年起担任《中华骨科杂志》英文编辑，并被遴选为《中华医学杂志》英文版审稿人。近年来，在人工关节领域发表论文 100 篇，其中 12 篇发表于国外期刊。参与编写专著 6 部，其中 The knee：a comprehensive review 由 World Scientific 出版公司出版。

　　教学工作：目前指导博士研究生 7 名，硕士研究生 2 名（其中 6 名已获得学位）。担任北京大学医学部《骨与关节感染》《医学科研及基本方法》《医学英语》的授课任务。同时，担任了西部之光访问学者，卫生部骨科培训班的培训项目的指导老师。2012 年度香港骨科学院访问教授。主要研究方向：工关节外科学，人工膝关节置换术后伸膝装置功能与髌股关节并发症的研究（北京市科委新星计划项目资助），人工髋关节置换术后假体固定与骨溶解的研究（北京市优秀人才专相资金资助），人工骨在人工关节翻修术中的应用（北京市自然科学基金资助项目）；伸膝装置对膝关节高屈曲的限制作用（国家自然科学基金）；人工关节置换的疗效、安全性及效率的研究（北京市科委重大项目）等。

　　A3 人工膝关节主要设计者。同时，还是多家跨国公司 China Hip 等新一代髋膝关节假体设计团队的成员。其中高位脱位髋关节髋臼重建中螺钉固定安全区的研究，C1 与 C2 型高位脱位髋关节的股骨近端形态，消除撞击可优化全膝关节置换术后髌骨关节的力学行为等研究结果分别发表于 *Journal of Bone and Joint Surgery*、*Clinical orthopaedics and related research* 及 *Journal of Arthroplasty* 等国际知名杂志，均为原创性很强的工作，目前获得国家发明专利 3 项。

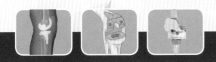

沈彬，四川大学华西医院骨科副主任兼党支部书记，教授、主任医师，博士生导师。主要从事骨关节疾病（骨关节炎、骨坏死、类风湿关节炎）的外科治疗，重点是髋、膝关节置换术及围术期处理。2003 年和 2006 年分别赴澳大利亚悉尼大学 Nepean 医院和美国芝加哥西北大学西北纪念医院进修关节外科。

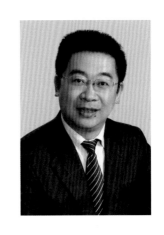

现任中华医学会骨科分会关节外科学组委员，中国医师协会骨科医师分会关节外科工作委员会委员，四川省卫计委学术技术带头人，四川省医学会骨科专委会常委及关节学组组长、骨质疏松专委会副主委，成都市医学会骨科分会候任主委，中华医学会及四川省医学会医疗鉴定专家库成员。*Journal of Arthroplasty*（英文版）编委、*Journal of Bone and Mineral Research*（中文版）、《中华外科杂志》《中华骨科杂志》《中华关节外科杂志（电子版）》《中国修复重建外科杂志》《中国矫形外科杂志》《中国骨与关节杂志》《实用骨科杂志》及《生物骨科材料与临床研究》等杂志编委。

负责国家自然科学基金课题 2 项，四川省科技厅基金课题 4 项，参与十一五国家科技支撑计划课题 2 项和卫生部行业专项基金 1 项。现已培养博士后 1 名、博士 10 名及硕士 17 名。近五年来以第一作者和通讯作者在国内外学术刊物上发表论文 100 余篇，其中 SCI（*Journal of Bone and Joint Surgery-*

American volume、*Bone & Joint Journal*、*Journal of Arthroplasty*、*Knee Surgery Sports Traumatology Arthroscopy*、*Orthopedics* 等）收录 30 余篇，总影响因子（IF）60 余分，MEDLINE 收录 30 余篇。获国家发明专利 1 项，四川省科技进步三等奖及成都市科技进步二等奖各 1 次。

作为副主编撰写了《关节外科聚焦》和《关节外科手术操作与技巧》两本专著，并作为编委参加了《骨科临床检查法》《人工关节置换临床实践与思考》《新编临床骨科学》《骨科临床新进展》《骨科疾病临床诊疗思维》《临床技术操作规范 – 骨科学分册》等 10 余本骨科临床专著的撰写工作。

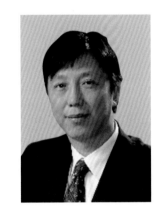

　　陈云苏，上海创伤骨科临床医学中心关节外科副主任。医学博士，硕士研究生导师。中华医学会骨科分会关节学组膝关节工作组委员、中国医师协会骨科分会关节外科专家工作委员会委员、中国骨科菁英会委员、上海医学会骨科分会关节学组委员、《中华骨科杂志》《中华关节外科杂志》编委、骨科在线关节板块主编。

　　从事关节外科的临床和研究工作，曾在美国哈佛大学附属麻省总院、德国 ENDO CLINI、美国凤凰城 Hedley orthopedic institute 等国际知名关节外科中心进修，致力于基础与临床研究，如：人工髋关节、膝关节置换和翻修手术，小切口微创髋、膝关节置换，髋关节表面置换及导航支持下微创膝关节置换。承担并完成各类科研课题共 3 项，先后在国内外学术期刊上发表第一作者及通讯作者论文 20 余篇，其中 SCI 收录论文 3 篇，主编《人工髋关节外科学 – 从初次置换到翻修手术》一书。

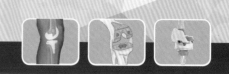

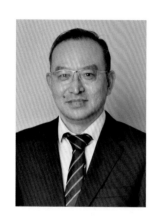

王友，上海交通大学医学院附属仁济医院骨关节外科科主任。主任医师、教授、博士研究生导师、"十三五"国家重点研发计划首席科学家。曾主持包括国家自然科学基金等科研项目并获得国家科技进步二等奖、中华医学科技奖二等奖等多个奖项。

国际软骨修复学会中国部副主席、中华医学会运动医疗分会常委、中国老年医学学会骨与关节分会常委、中华医学会骨科学会关节外科学组膝关节外科工作组副主席、中华医学会医学工程学分会数字骨科学组创伤与关节工作委员会主任委员、中国医师协会骨科医师分会关节外科专家工作委员会委员、中华医学会组织修复与再生分会软骨再生与康复专业学组委员、上海康复医学工程研究会理事长、上海医学会运动医学专业委员会主任委员、上海市医学会理事会理事、上海市科学技术协会委员。

王友教授是我国著名关节外科专家，目前已经积累了30余年的临床经验，是国内率先开展人工关节置换术的专家之一，已完成人工关节置换术5000余台，临床15年随访优良率达95%以上，在数量和质量上均居国内领先位置。

专业擅长：骨性关节炎、类风湿性关节炎、关节运动损伤的外科治疗。初次复杂髋膝关节置换、翻修人工关节置换和关节镜手术。

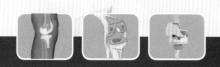

近 20 余年来，膝关节置换术逐渐在我国被广泛应用。但人工膝关节置换也不可避免地存在失败的风险。因此，膝关节翻修术的重要性也日益突现。

显而易见，膝关节翻修术不同于膝关节的一期置换术，术者需首先移除假体，而后可能涉及骨缺损和软组织病变的处理，更重要的是需要明确并纠正导致既往手术失败的因素。这一切都对施行翻修术的术者及团队乃至翻修假体的设计和制造者提出了更高的要求。

从全球范围来看，过去的 20 年是膝关节翻修术从疗效不确切走向确切的 20 年，也是各种新观念、新技术不断涌现的 20 年。同时，确立了膝关节翻修术的基本原则，基本的重建技术也经历了时间的检验，对这些基本原则、基本技术进行系统地总结和介绍尤为重要。

在这里必须强调，膝关节翻修术不是一个单纯的术式，而是针对不同失败机制和不同骨与软组织病变的治疗方式的总称。手术团队不仅要成功进行膝关节的机械重建，还要关注病人自身状态的改善，有时候还要考虑微生物（感染病例）等生物学因素。近年来，膝关节翻修术的围术期管理也日臻完善并进一步受到重视。

本书的作者都是活跃在人工膝关节临床一线的骨科医生，在临床实践中对膝关节翻修术积累了相当的经验，作为主编，我们想借此机会感谢各章节作者无私分享他们的学识和经验。但勿用讳言，人工膝关节翻修术在国内开展的时间并不长，手术量有限，因此，在本书的章节设置和内容中肯定存在很多不足之处，在此，恳请读者愿谅并提出批评。

周一新

2018 年 7 月

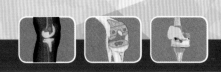

目　录

目　录

目 录

第一章

失败膝关节置换的评估

第一节　膝关节置换的失败机制

一、概述

伴随人工全膝关节置换手术技术、器械和假体设计、制作工艺的不断发展与进步，全膝关节成形术（total knee arthroplasty，TKA）术后假体生存率逐年上升。15年生存率最高可达92%~95%。即使在膝关节翻修手术中，假体生存率亦有显著进步：来自芬兰人工关节注册系统的数据显示，膝关节翻修术后的5年生存率约为90%，10年生存率约为80%。

膝关节置换失败原因按发生率降序排列为：①无菌性松动；②感染；③聚乙烯磨损与骨溶解；④关节失稳；⑤疼痛与僵直；⑥假体位置不良。除此之外还包括一些罕见的因素如伸膝装置断裂、金属离子过敏等。

上述失败原因可归类到机械性失败和生物性失败两大阵营。机械性失败包括：无菌性松动、聚乙烯磨损和骨溶解、关节失稳等。在机械性失败中，最主要的病因是无菌性松动，通常意味着翻修成功率更高；而生物性失败，最主要的病因是感染，其翻修失败风险更高，尤其是混合多种细菌感染或者真菌感染病例。

无论是初次膝关节置换还是翻修，发生失败的时间主要集中在术后早期。以术后5年为分界，发生在5年之内的为早期失败，5年之后为晚期失败。早期失败和晚期失败的病因构成也不尽相同。早期失败的原因中，感染居第一位，关节不稳居第二位；晚期失败的原因中，无菌性松动居第一位，聚乙烯磨损和骨溶解居第二位。需要强调的是，失败率与手术医生具有明确相关关系。手术医生相关因素在早期失败中占到27%，在晚期失败原因中占到18%。但考虑到医生手术技术的因素还将在后续过程中影响到聚乙烯的磨损和无菌性松动的发生率，因此手术医生相关因素在失败原因中将占到更高的比例。

在罕见的失败原因中，需要警惕伸膝装置断裂，因为其翻修成功率较低。需要在初次置换手术中更加小心仔细地加以保护，以减少髌腱撕脱或者髌骨假体松动的发生率。

在排除了上述所有因素后，仍然存在10%的翻修病例属于原因不明的失败，在翻修前无法明确失败的病因，提示在病因学诊断上需要提高相应技术，补充这方面的经验。

二、感染

感染是TKA术后早期失败最主要的病因。发生率为全部TKA的1%~2%，感染性松动所导致的翻修占到了整体翻修手术量的25%~43%。并且由于感染造成的骨缺损、骨质疏松、皮肤软组织缺损和瘢痕化导致了翻修手术极为困难。

由于感染发生时间决定了治疗方式与预后，根据起病时间和病程分为：①急性感染（术后4周以内）；②延迟感染（术后4周以后）；③晚期血源性感染。无论哪一种感染，均要求早期诊断，以便于医生选择针对性更强的治疗方式。

（一）感染的诊断

2013年8月假体周围感染国际共识研讨会确定了假体周围感染（periprosthetic joint

infection，PJI）诊断的标准：具备 1 个主要诊断标准或者 3 个及以上的次要诊断标准均能确诊为假体周围感染（表 1-1-1）。这一诊断标准还提出了次要诊断标准在急慢性感染中的诊断阈值（表 1-1-2）。

表 1-1-1　PJI 诊断标准

主要诊断标准	存在与关节相通的窦道
	假体周围获取的培养两次阳性
次要诊断标准	C 反应蛋白和血沉升高
	关节腔液体白细胞计数升高或白细胞酯酶试纸呈阳性
	关节腔液体中多核中性分类白细胞（PMN%）升高
	单次细菌培养呈阳性
	假体周围组织病理学检查结果阳性

表 1-1-2　PJI 中次要诊断标准阈值

标准	>90 天	< 90 天
红细胞沉降率（mm/h）	无相应阈值	30
C 反应蛋白（mg/L）	100	10
关节液白细胞计数（个 /μl）	10000	3000
关节液中性粒细胞百分比（%）	90	80
白细胞酯酶	+ 或 ++	+ 或 ++
病理学检查	5 个高倍镜视野（400 倍）下，每个视野内中性粒细胞数 >5 个	5 个高倍镜视野（400 倍）下，每个视野内中性粒细胞数 >5 个

　　但这一标准对于极少数低毒力细菌所导致的感染不适用，通常这种感染被称为"沉默的感染"。虽然最后在翻修术中进行细菌学检查的结果为阳性，但是在整个病程中并不具备能够被确诊为感染的证据，其诊断通常显得十分困难。

　　为提高感染诊断率，详细的病史和体格检查尤为必要。病史中以下要点需特别关注：①疼痛发生的时间，区分是否为急性感染或者延迟感染；②可能出现的菌血症病史：如拔牙史、泌尿系统感染等；③围术期事件：手术时间延长，伤口引流量增加，切口愈合延迟，输血病史，术中追加抗生素剂量等；④体格检查的重点放在对于感染相关症状的回顾：如切口裂开，关节周围红肿热痛，在部分病例中可能出现的体温升高。

　　X 线片检查需要包括：下肢负重全长片、膝关节正侧位片、Merchant 位片，以评估膝关节感染可能会出现的表现如假体松动、骨溶解、骨膜反应性增生、穿破骨皮质的窦道等。CT 和 MRI 使用较少，但是对于排除其他非感染因素导致的膝关节疼痛有一定的价值。

　　研究显示核素显像对于确诊假体周围感染具有较好的效果。但是由于较高的费用和有限的检出率，这一方法被排除在标准诊断流程之外。

血液检查具有较高的阳性与阴性预测值。血沉和C反应蛋白在临床上应用广泛且有效。同前所述，在疼痛急性起病时，血沉没有太大诊断价值，C反应蛋白如果高于100mg/L为阳性；慢性感染病例中，血沉如果高于30mm/h，C反应蛋白高于10mg/L则具备诊断价值。其他的血液检查包括：外周血常规检查中的白细胞计数和白介素-6。当血液检查指标提示感染指标阳性时，需要对关节腔穿刺抽液并进行白细胞计数和中性粒细胞分类检查和细菌培养。为提高细菌培养检出率，注射器内不可含有局麻药物如利多卡因等，穿刺前需要停用静脉注射抗生素14天。穿刺液细菌培养时间需要延时到14天，而这一点在很多国内医院的细菌室操作中尚未形成规范。

为提高细菌培养的阳性率，还有一些其他的方法如：超声波裂解法，滑液白细胞酯酶，聚合酶链式反应，滑液α-防卫素，这些方法并不常用，在一些诊断困难的病例中可根据情况进行选择，作为常规诊断方法的有效补充手段。

（二）感染的治疗

1. **冲洗和清创手术的价值**　这一手术方法适用于术后3个月内发生的感染病例或者血源性感染起病在3周之内，其成功率报道在0~89%之间。感染发生到手术之间的间隔时间和感染细菌的种类和毒力将对手术成功率产生显著的影响。同时这一手术方法失败后，需要考虑行翻修手术而不是再次手术清创。

2. **一期翻修手术**　手术方法为取出全部的假体，对感染病灶行彻底准确的清创，一期翻修膝关节。成功的关键是患者不患有败血症，关节穿刺液中已培养出致病细菌并明确敏感的抗生素，取出全部的假体，彻底清除感染细菌累及组织。彻底清创可能会导致膝关节稳定结构如侧副韧带、关节囊的缺失，需要使用髁限制性假体或者铰链膝进行翻修手术以弥补膝关节稳定性的不足。

3. **二期翻修手术**　在患者患有败血症，病原菌不清楚或按照药敏结果选择的敏感抗生素治疗效果不佳的情况下，建议采用二期翻修手术。在一期清创和二期翻修之间最适宜的间隔时间尚缺乏足够的循证医学证据，大部分学者支持2~8周。取出假体后放入抗生素骨水泥间隔器，间隔器可以是关节型或者静态型的。更多研究结果显示：关节型的间隔器术后患者膝关节活动范围更好，感染复发率更低，骨丢失更少，再次植入人工关节更加容易。静态型间隔器则适用于更加严重的骨缺损，以及软组织、韧带缺损的患者。

三、TKA术后不稳

不稳是TKA术后失败的一个重要的病因，10%~20%的膝关节翻修是由于膝关节不稳所引起。Fehring统计了TKA术后5年所有并发症的发生率，其中不稳占26%，仅次于感染。

不仅如此，患者由于不稳会产生疼痛和功能障碍，导致关节不稳的发病率通常会被错误地统计在其他的因素中，比如外科技术失误或者假体设计缺陷等。轻度的不稳可能被误诊为感染。所以TKA术后不稳的发病率通常被低估。

膝关节不稳定通常意味着屈伸间隙不平衡和假体位置不良，但这两者无法很好地区别和界定。多数情况下截骨一旦出现失误，韧带平衡也会随之失误，因此截骨不正确和韧带平衡错误均同时存在，对判断膝关节不稳定的病因造成一定程度的影响。所幸，这一类型的膝关节不稳出现较早，且易被现有检查手段所发现。对于单纯的前后向失稳的患者，更换前后稳定性设计衬垫是一种手术选择。需要强调的是，对失误的力线和不平衡的间隙进行针对性的处理才是治疗的第一原则。如果屈伸间隙不平衡，应当使用胫骨侧或者股骨侧垫块以调整屈伸间隙达到平衡。如果内外侧间隙不平衡，应当重新调整内外侧软组织张力。30%的膝关节不稳定患者其病因通常存在两个以上的因素，因此在翻修之前确定其真正的原因通常具有十分重要的意义。另一方面，针对病因进行处理的同时，大部分的病例需要提高聚乙烯衬垫的限制性。因为联合使用能够增加膝关节的初始稳定性，为膝关节稳定结构的愈合赢得时间。切记不可单纯依赖限制性衬垫而忽略对造成不稳定的病因的处理，否则术后早期失败率很高。

（一）TKA 术后不稳的全身因素

全身因素会引起膝关节局部不稳的发生，包括肥胖、肌肉源性疾病、髋部和足踝的畸形、神经系统病变等。在评估 TKA 术后膝关节不稳之前，进行关节外病变的检查十分重要：如神经肌肉系统的紊乱，髋关节和踝关节的畸形，对鹅足区域和 gerdy 结节区域应力测试中张力不足区域进行仔细触诊以发现这些稳定结构有无缺失或功能障碍。放射线检查需要下肢全长正侧位和髌骨纯侧位片，侧方应力位片对评估侧副韧带稳定性和畸形的可复位性提供帮助。在检查可疑旋转不稳的患者时，使用 MRI 或者 CT 是较为有效的方法，多角度半动态 MRI 对技术的要求更高，但是对确诊更加有效。

（二）TKA 术后不稳的局部因素——胫股关节

胫股关节的不稳分类：屈膝位不稳，膝关节反屈，伸直位不稳。

1. 屈膝位不稳　大部分发生在后交叉韧带保留型（cruciate retaining，CR）假体上，但是后稳定型（posterior stabilized，PS）假体也有相应的报道。CR 假体 TKA 手术中，发生屈膝稳定性不够的原因是外科手术技术失误，包括股骨假体尺寸过小，胫骨平台后倾过大，后交叉韧带（posterior cruciate ligament，PCL）撕裂或者断裂被漏诊；PS 假体设计上虽然能够防止后脱位，但是当屈伸间隙不平衡的时候，锁定机制会面临失效的风险，同时在内外侧向稳定性中，内翻或者外翻稳定性结构受损，比如外侧副韧带（lateral collateral ligament，LCL）断裂等，将出现侧向不稳的情况。研究显示，股骨远端截骨量和股骨后髁偏心距与胫骨平台后倾角之间存在联动关系：当股骨远端增加截骨 6mm，股骨后髁偏心距减少 4mm，等同于胫骨后倾角增加 5°，从而增加膝关节后脱位发生率。因此，正确的方法是胫骨后倾角适宜（3°~7°），尽可能避免股骨远端截骨过多，选用更大型号的股骨假体，保持股骨后髁偏心平均值为 4mm 以避免屈膝位不稳的发生。

2. 膝关节反屈　仅有 0.5%~1.0% 的患者会出现膝关节反屈。最常见的疾病是小儿麻痹症，固定的膝外翻畸形可能导致髂胫束挛缩，从而引起膝关节反屈畸形。高危因素包括：股四头肌肌力不足，胫股关节骨性缺损，存在高位胫骨截骨、不稳、马蹄足畸形病史。对于这类患者，术者需要仔细考虑软组织平衡策略和限制性假体的选择。这类患者对截骨矫正骨性异常的期望值很高，需要在术前术后进行细致的沟通和期望值管理。

3. 伸直位不稳　伸直位不稳可以分为对称性和非对称性不稳，依据是伸直位的间隙形状是矩形或者梯形：矩形为对称性伸直位不稳；梯形为非对称性不稳。

对称性畸形源于股骨远端过度的截骨和胫骨近端的截骨过多，以至于置换的假体无法填满截骨所造成的间隙，在胫骨截骨过多的病例中，使用加厚的衬垫就能够矫正这一畸形。而对于股骨截骨过多的患者，单纯的增厚衬垫无法解决屈膝过紧的问题，正确的解决方案是使用股骨远端的垫块将关节线恢复到之前的水平。关节线上移可能导致屈膝中程失稳、髌骨过度填塞和屈膝紧张。

非对称性不稳是由畸形矫正不足或者外科失误导致的，可以通过对软组织松解达到解决，使用拉花样松解技术可以达到这一目的。外翻膝可以松解后外侧结构和髂胫束，内翻膝可以使用内侧副韧带止点抬升或者针刺样松解的方法。

（三）TKA 术后不稳的局部因素——髌股关节

翻修手术中，翻修髌骨的发生率可高达 50%。其中，最主要的原因就是髌股关节轨迹不良，导致髌骨不稳、磨损和松动。

TKA 术后的股骨假体旋转轴线和真正膝关节的旋转轴线存在一定的差异。临床研究显示，股骨假体旋转角度分布区间较大，数据弥散性较大，因而与真实膝关节的旋转轴线并不一致。股骨假体旋转位置不良可能会导致髌骨轨迹的异常。同时股四头肌的力量分束不同，其中任何一束出现对髌骨的控制力减弱，都可能导致髌骨稳定性下降。

研究发现，将股骨假体向外旋转 10° 左右或者将股骨假体外移 5mm 左右将对髌股轨迹的优化产生近似的作用。也有研究证实将股骨假体增加 5° 的外旋角度将获得更好的髌股轨迹和更大的髌股关节接触面积。而股骨假体内旋以及股骨假体内移，将导致髌股轨迹出现明显的异常。因此，当假体旋转轴线和通髁线处于更加平行的位置时，髌股关节的轨迹更加接近正常，髌骨所受的剪切应力更小。在这一标准上的内旋或者外旋股骨假体都可能导致髌骨在内外侧方向上的剪切应力增加，过度内旋会导致髌骨向外侧倾斜，过度外旋会造成髌骨向内侧倾斜。

发生股骨假体旋转不良的主要原因是对股骨旋转轴的定位的解剖标记出现偏差，医生的经验不足，内外髁滑膜组织过度覆盖，股骨的发育畸形等。术中在确定股骨旋转轴线的时候，通常的做法是通过触摸确定内侧侧副韧带止点和外侧侧副韧带止点，并将其进行连接，这种方法通常被称为外科通髁轴或者临床通髁轴。但是由于滑膜组织的遮挡，两个点的确定会存在困难，whiteside 线亦可以作为辅助确定轴线的方法，但是可重复性较差，在髌股关节骨关节炎或者严重滑车发育不良时定位误差显著增加。通过后髁连线测量其与通髁线夹角也是临床常用的方法，但是不可忽略后髁软骨厚度对测量结果的影响，通过研究发现，在内翻膝中，内髁软骨厚度通常较外髁薄，因此在 CT 上测量的角度通常会比带有软骨侧测量结果偏大，因此股骨假体可能出于更大的外旋畸形位置，从而影响外旋角度的判断，将导致外旋角度增大，过度外旋，屈曲外侧紧张，内侧松弛，内侧不稳。其误差角度在 2° 左右。

如果医师采用的是屈曲间隙优先法进行手术，在伸直位如果对后外侧角的松解将导致屈膝位出现平均 2.4° 的外旋松弛，股骨假体处于更大的外旋畸形位置。在假体处于过度外旋状态时，髂胫束可能出现受牵拉或者摩擦的情况，导致膝关节前外侧出现持续性的疼痛。

过度的股骨外旋还将导致胫骨和股骨假体之间的匹配度下降，尤其是在伸膝的位置，尸体实验证实外旋过度超过 3°，将导致伸膝位置不匹配。这将导致胫骨和股骨假体的接触面积下降，导致聚乙烯磨损加重。外旋加重之后导致膝关节局部疼痛，外旋后股骨外后髁应力传导增加，而相应的胫骨内旋会导致髂胫束紧张，引发疼痛不适发生率 7.2%，如果使用活动平台可能减少这一情况的发生率。

对于手术量不足的医师，更为常见的失误是股骨假体处于内旋位。股骨假体内旋放置将导致髌骨倾斜角增加，以及髌骨运动轨迹偏外的发生，引发 TKA 术后的疼痛。内旋角度在 3°~8° 主要造成髌骨轨迹异常，造成术中髌骨外侧支持带松解率和术后髌骨脱位率显著增加；内旋角度 7°~17° 造成术后早期脱位并导致髌骨假体的失败。股骨假体内旋导致屈膝时内侧张力增高，内外侧张力失衡，带来内侧间室疼痛和不适，并且假体内旋影响股骨外髁的后滚，导致患者术后屈膝角度减少，出现膝关节僵直。屈膝位出现内外翻不稳，可能出现 lift-off 跳脱现象，这一病理机制可能会导致聚乙烯衬垫的磨损加重。股骨假体内旋分为三级：3° 以内为轻度；4°~6° 为中度；6° 以上为重度。并建议 >4° 的股骨内旋应在中早期进行翻修以获得更好的临床效果。

四、无菌性松动

在非感染状态下出现的假体周围骨质破坏，进而产生的假体松动称之为无菌性松动。在膝关节晚期失败的病因中，无菌性松动占到了 31%~55%。无菌性松动的出现使得临床医师在回答患者关于 TKA 术后使用寿命这一问题时通常面临尴尬和疑惑。TKA 术后出现无菌性松动受到假体材料、医师手术技术、假体固定模式等多因素的影响，但是大量的临床研究已证实下肢力线异常和聚乙烯磨损微粒被认为是最重要的风险因素，在所有相关因素中发生率最高。在排除这两种因素之后，运用现代的假体设计与工艺，复合正确的手术技术，60~65 岁的患者接受 TKA 治疗后出现无菌性松动的风险较低。更为年轻的患者，在 TKA 术后出现无菌性松动的风险随患者年龄下降而逐步上升。

（一）TKA 术后下肢力线异常

TKA 术后膝关节在矢状位、冠状位还有股骨假体旋转位置不良（同前述）被证明和 TKA 术后功能不良和无菌性松动具有密切的联系。

具体而言，胫骨假体在冠状位上出现 3° 及以上的内外翻角度误差，股骨假体在冠状位上出现 3° 及以上的外翻误差，将导致膝关节假体局部剪切应力的增加，Ritter 等报道 6070 例患者如果出现内外翻畸形，失败率明显增加，其假体失败的风险最高增加至 6.9 倍。

仅有少数学者研究认为，假体力线失误和假体的无菌性松动率没有直接的相关性，力线绝对正确并不提高假体的生存率。Parratte 报道了 398 例 TKA 15 年随访结果，106 例力线偏差患者（在 ±3° 之外）其生存率和力线正常患者无明显的差异。但这一研究样本量不大，对其结论的采信须更谨慎。

造成冠状面力线误差的原因除了手术技术因素之外，最常见的原因是采用固定而非个体化股骨外翻角进行股骨远端截骨。对于内翻膝，很多医生习惯采用 5° 外翻角截骨；外翻膝则采用 3° 外翻角进行截骨。但是每一例患者，自身发育不同，股骨外翻角也不尽一致。Gokhan 报道 13 546 例 CT 三维重建测量膝关节置换患者股骨外翻角测量数据，结果显示：股骨外翻角变化范围为 1°~16°，平均值 5.7° +2.3°，13.8% 的患者处于 3°~5° 的范围之外；Nam 报道 495 例初次 TKA 发现 28.6% 的患者在 5°±2° 范围之外。Mullaji 研究了 250 例骨关节炎患者的下肢全长力线，发现 18.8% 的患者其股骨外翻角度 >9°。Deakin 发现男性内翻膝的股骨外翻角度更大，女性外翻膝的股骨外翻角度更小，平均 5.7°，变化范围为 2°~9°。

因此我们建议术前通过下肢负重全长片或者下肢三维 CT 扫描确定患者股骨外翻角度，术中按照测量角度值进行股骨远端截骨。在冠状面截骨时，需要牢记"失之毫厘，谬以千里"这一原则，把每一颗钉，每一毫米截骨都尽量做到准确，避免各个细节上累积形成大的误差。但即使是这样，在一些小的误差无法完全避免的时候，精确的术前测量将帮助我们避免犯更大的错误，减少冠状面力线误差发生的几率。

胫骨平台后倾角 >8°，将导致股骨出现前后向的滑动，形成磨损；与之相反的是在胫骨截骨失误造成前倾的时候，由于屈膝后滚的应力增加，同样将导致衬垫磨损的加剧。

（二）导航和个体化定制手术器械在减少力线异常中的作用

为了避免在 TKA 术中出现上述的问题，计算机导航辅助下的 TKA 术被引入，计算机导航在获得股骨假体旋转准确性方面虽然可以得到一定的改善，但是其效率相对传统技术偏低。术中需要较长的时间来注册和使用导航系统，通常意味着更长时间的手术和定位钉相关骨折风险的增高，导致潜在的感染风险的增高，因此计算机导航辅助下 TKA 尚未广泛的开展。

个体化定制手术器械（personalized customization surgical instruments，PSI）应运而生，这一技术通过术前三维重建数据设计截骨线，3D 打印出符合骨骼表面轮廓的截骨导板，旨在增加假体位置准确性的同时减少导航所占用的时间。这一技术在部分文献的报道中有着良好的临床效果，减少了假体位置不良的发生率。循证医学 I 级临床证据显示，PSI 膝关节置换中股骨假体的旋转稳定性结果良好，胫骨假体位置良好。

截至目前，共有 7 篇 meta 分析显示，使用 PSI 技术后，在冠状位上的力线精准性方面相对于传统技术有明显的优势。能够显著减少力线偏出 3° 安全范围的发生几率。同时在股骨假体旋转角度精准性方面也有明显的提升。这对提高髌股关节轨迹和生物力学有很大的帮助。

但也有报道，使用 PSI 之后与使用传统手术器械相比，假体位置的准确性无明显的差异。在部分手术中，医生会中途放弃使用 PSI，原因是在胫骨或者股骨侧出现明显的切割错误。这一情况的发生率在 16%~22%。在假体安装位置上，PSI 没有体现出其明确的优势，同时在胫骨后倾截骨控制上，PSI 出现后倾截骨错误的可能性更大一些。和股骨远端截骨屈曲角度更大，更容易出现 0° 后倾和内翻截骨错误。其发生的比例约在 17% 左右。

PSI 出现准确性的问题，可能的原因包括：手术医师在使用过程中出现问题；基于 MRI 扫描图像数据生成的 PSI 工具中，其视窗仅 22cm，因此在空间结构上可能会出现一定程度的失误。

但是大部分学者认为，即使是和计算机导航相比出现失误的几率增加，但是使用 PSI 之后，假体位置的准确性和传统器械相比还是具备一定的优势。PSI 技术首要的优势在于减少器械和消毒的费用，提高力线的精准性，减少失血，提高手术的效率。

（三）软组织失衡与无菌性松动

在截骨正确的前提下，韧带平衡不好导致应力集中后其磨损量会出现明显的上升。未能恰当地平衡交叉韧带和侧副韧带将引起不稳定和畸形。当内翻膝患者内侧副韧带、半膜肌止点等结构松解不足，导致内翻畸形未能完全矫正，或者外翻膝患者外侧副韧带、髂胫束、后外侧结构（腘肌腱、腘腓韧带等）等结构松解不足导致外翻畸形未能完全矫正，都会导致内外侧关节间室应力增加，磨损显著加重。在使用交叉韧带保留型假体时，后交叉韧带紧张将导致屈膝应力增加，聚乙烯磨损增加；而后交叉韧带过度松弛，或者部分断裂漏诊，将可能导致前后向失稳，同样导致聚乙烯磨损加剧。

五、TKA 术后聚乙烯磨损与骨溶解

TKA 术后摩擦界面所产生的磨损微粒以及这些微粒刺激假体周围炎症反应，尤其是巨噬细胞所释放的炎症介质是继发假体周围骨溶解、形成无菌性松动的重要病因。

对聚乙烯磨损的机制研究显示，与全髋关节聚乙烯磨损不同，膝关节假体和聚乙烯之间存在几种不同类型的形变和应力类型。聚乙烯承受的压力来自于垂直于表面的方向，而剪切力在表面下裂隙内延伸，同时弹性形变在股骨和胫骨两个接触面发生，长时间的应力载荷导致聚乙烯衬垫出现"冷流效应"，即聚乙烯蠕变。蠕变发生后，聚乙烯衬垫自身的力学稳定性下降，同时锁定机制开始失效，衬垫和金属界面之间的微动进一步增加，导致磨损微粒进一步增加（图 1-1-1）。

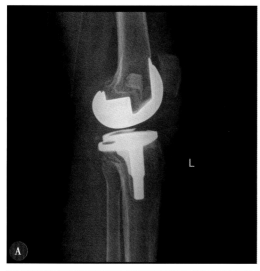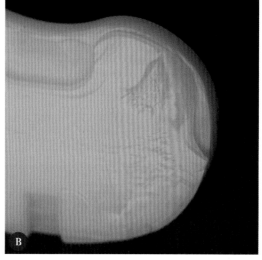

图 1-1-1　聚乙烯衬垫锁扣机制失效，衬垫脱位导致背面磨损加重

A. 衬垫脱位，淡黑色衬垫向前移动顶住髌腱；B. 衬垫脱位后聚乙烯背面磨损伴边缘缺损

　　磨损微粒沿假体－骨界面之间的间隙在关节液压力的挤压和流动运动中，进入骨面，引发炎症反应，导致骨溶解的发生。

　　虽然目前针对磨损微粒启动骨溶解的生物学行为有了较为明确的结论，但是尚无很好的药物治疗方式。综合现有降低聚乙烯磨损颗粒的方法，除了增加聚乙烯分子交联、隔绝氧气的消毒措施、加入维生素 E 增加聚乙烯抗氧化性能、高抛光的金属面等技术之外，降低聚乙烯衬垫背面磨损是行之有效的方法。

　　胫骨平台锁定机制失效是造成聚乙烯衬垫微动产生背面磨损的重要原因。使用组配式聚乙烯衬垫和胫骨金属底座是为了方便在 TKA 术中进行韧带张力的调整和便于翻修时的取出。从 2002 年开始，部分学者注意到聚乙烯的微动和胫骨金属底座之间的背面磨损。这一现象的产生，与聚乙烯锁定机制的设计和植入物表面处理技术有很大的关系；同时也和聚乙烯制作、消毒方式，衬垫的形态等有关，与 BMI 指数无明确关系。研究显示：聚乙烯的背面磨损将产生大量的颗粒，部分学者研究了聚乙烯颗粒释放量，达到 $100\sim138mm^3$/ 年，这一磨损量和全髋关节置换术后磨损率相当。基于这样的原因，新一代的聚乙烯锁定机制被设计出来，用于减少背面磨损的产生。这些设计是否能够减少背面磨损还需要进一步的研究证实。

　　Łapaj 通过以上研究证实，采用周边锁定的聚乙烯衬垫没有发现明显的背面磨损，但是出现了聚乙烯变形和冷流蠕变。采用鸠尾榫锁定结构的聚乙烯产生了更多的微动，但是如果采用了抛光的界面的话，其磨损的情况有所改善。采用了新一代的聚乙烯锁定机制，不管是周边锁定型还是鸠尾榫锁定型，其背面磨损的问题得到了一定程度的解决（图 1-1-2）。

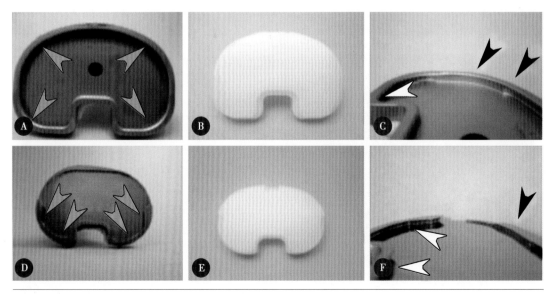

图 1-1-2　现有聚乙烯衬垫锁定机制
A~C. 周边锁定型锁扣设计，聚乙烯的锁定依靠胫骨平台周边一圈锁扣实现"桶箍样"锁定；D~F. 鸠尾榫锁定型锁扣设计，聚乙烯的锁定依靠胫骨平台后缘鸠尾榫和胫骨平台前唇实现"卡扣样"锁定

聚乙烯磨损颗粒的大小与骨溶解也有关系，$10\mu m$ 的颗粒是最容易产生骨溶解的直径。而背面磨损所产生的颗粒直径为 $20\sim150\mu m$。基于此，美国和瑞典登记系统中的一体化设计的聚乙烯能够有较好的临床表现，其中的原因之一就是避免了背面磨损。但是其翻修率也较高。这一矛盾的结论也提示，背面磨损可能只是在无菌性松动中发挥了一定的作用。结论是：双鸠尾设计比周围锁定机制对减少背面磨损差一些，但是通过改良抛光方式的话可以使得这一问题得到改善。

在讨论 TKA 术后磨损时，往往容易忽视髁间柱的磨损。髁间柱磨损是 TKA 术后聚乙烯磨损颗粒的重要来源，文献报道其发生率为 100%。

最常见的磨损位置位于髁间柱的后方，文献报道最高的发生率为 12%，这与假体的设计有一定的关系。在 PS 假体中，应力由髁间柱传导至胫骨平台，这一过程中髁间柱的强度和受到的挤压力是导致磨损的主要原因。关节线的抬升也是导致磨损的一个原因。关节线抬升后导致髁间柱和衬垫边缘的磨损增加，其主要的原因是髌股关节轨迹异常，令屈膝时髌骨处于半脱位状态，并带给胫骨近端过多的外旋应力，从而导致胫骨近端生物力学出现异常，早期磨损加重。Callaghan 等报道了在伸直间隙过大时导致关节线上移，衬垫髁间柱撞击现象的发生。膝关节过度伸直会使得髁间柱前方和股骨假体形成撞击，因为髁间柱的前方和髁间窝的设计就是用于预防前方过度伸直，一旦过伸出现，则导致前方磨损的增加。

六、伸膝装置失败

髌腱和髌骨一方面是伸膝力臂的杠杆，另一方面也是限制膝关节前后不稳的重要辅助结构。因此一旦伸膝装置失败，意味着 TKA 假体稳定性的丧失。

初次置换术后伸膝装置失效的发生率在 1%~12%，其中慢性发病的占大多数，患者通常在轻微外伤或者突发疼痛后出现膝关节无力感。急性发病多在 TKA 术中，当试图扩大暴露时髌腱从胫骨止点处撕脱，这与低位髌骨、严重内翻、胫骨高位截骨术病史有着显著关系。TKA 手术改变了患者原有髌骨轨迹、膝关节的外形，而且导致了关节内出现纤维性瘢痕，这些都是产生慢性膝前疼痛的原因。同时患者全身因素、系统性疾病导致髌腱结构和强度发生变化。局部撕脱的原因包括：激素类药物的局部注射，慢性损伤积累，炎症性疾病（类风湿关节炎），医源性损伤（前交叉韧带重建取髌腱），代谢性疾病（糖尿病等）和喹诺酮类药物。对这些因素，医师需要仔细调查疼痛的发作情况和合并的疾病情况。伸膝装置的损伤位点可能位于股四头肌腱、髌腱、髌骨之上，再根据受损位置行相应的治疗。慢性伸膝装置并发症的发生与髌骨置换有着密切的关系。

髌骨置换术后出现骨坏死已有相应的报道。Holtby 与 Grosso 均报道了髌骨骨坏死发生后髌骨假体周围骨折病例。其发生的机制可能与髌旁入路导致的髌骨血供减少有关，在此基础上再进行髌骨外侧支持带松解的话，将使得髌骨出现更大面积的血供降低。因此在进行髌骨外侧支持带松解时，务必保留外上支持带动脉。

是否常规行髌骨置换是膝关节置换中长期争议的一个问题，最近 10 年里，大量的随机对照研究和meta分析显示，在双髁型假体和全膝型假体中，不论是否常规使用髌骨置换，其临床结果、KSS 评分、再次手术率等指标均没有明显的差异。这是绝大部分研究的结果。同时也有研究显示,在全膝关节置换中,置换髌骨疗效优于双髁型假体。但是此类研究的病例数量太少,学界主流的意见仍然是在双髁型假体和全膝型假体置换中,常规置换髌骨对手术疗效没有实质的影响。

2009 年 AAHKS 进行的调查中发现,76% 的医生对所有病例实施髌骨置换;16% 的医生髌骨置换率高于 90%;只有 5% 的医生髌骨置换率低于 10%;与之相反的是在挪威髌骨置换率为 11%,瑞典为 14%,澳大利亚为 43%,丹麦为 76%,证明在这一问题上,争论仍然存在。

Clements 等进行了目前最大样本量的临床研究,通过澳大利亚骨科注册系统,分析了134 799 例全膝关节置换术患者,比较了双髁型和全膝型人工关节置换中髌骨置换的翻修率。5 年随访结果显示:双髁型假体如果行髌骨置换后其翻修率为全膝型的 1.33 倍,主要原因为髌骨疼痛不适。

Waters 所做的研究是近 10 年来唯——篇针对 CR 和 PS 假体所进行的髌骨假体生存率的分析,结果是无统计学差异,无论使用 CR 还是 PS 假体,髌骨假体的翻修率均无明显变化。

对于是否采用了更友好的髌股轨迹设计的假体能够带来髌骨假体生存率的升高,这些设计包括:将滑车沟设计得更深,以利于高屈膝时髌骨的容纳;可调整的股骨假体外旋;屈膝时髌骨更加居中的设计等。部分学者认为这些设计减少了膝前疼痛的发生,降低了髌骨翻修率。Johnson 研究结果显示,这些设计和髌骨假体的生存率没有直接的关系。

髌骨置换的时机选择:Clements 研究显示随访 4 年结果,在随访期内二次髌骨置换和初次手术髌骨置换相比,存在 4.1 倍的翻修风险。因此结论是,如果需要置换髌骨的话,最好的时机是在初次手术进行置换,一旦错过这一时间,再次手术存在更多的失败风险。Muoneke 报道提示,即使是 TKA 术后存在膝前痛,髌骨表面置换也不是万能的解决方案。44% 的患者认为髌骨表面置换能够改善症状,其他的报道中,55% 的患者认为再次髌骨置换疗效满意。所以选择性的髌骨置换,需要在术前术中做好仔细的甄别和筛查。如果需要髌骨置换的患者,其时机选择在初次手术的时候更好,初次手术置换髌骨 + 选用全膝型假体,双髁型假体不管其交叉韧带保留状态如何,均对髌骨置换结果会产生不利的影响。

伸膝装置失效后,通常使用同种异体移植物进行重建。但是要找到伸膝装置破坏的真正原因,如果是假体因素所导致的话,那么伸膝装置即使重建也不会获得成功。对于反复同种异体移植物失效患者,可以通过 Mesh 人工髌腱系统进行伸膝装置重建治疗(图 1-1-3)。在手术过程中,需要充分利用此前的移植物上残存的纤维组织,以减少再次失败的风险。

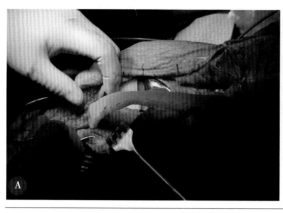
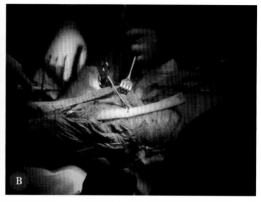

图 1-1-3 Marlex Mesh 人工合成肌腱增强系统
A. Mesh 人工韧带通过螺钉固定至胫骨结节；B. Mesh 人工韧带穿过残留的同种异体髌腱，利用残留纤维组织和 Mesh 韧带进行编织缝合（Brian S Parsley 惠赠）

七、膝关节僵硬

僵硬膝发病率极低，文献报道为 1.3% 左右，但是对于僵硬膝的明确定义还没有。不同的作者对其定义均不一致，多数学者同意定义膝关节僵硬为屈膝角度低于 70°（坐在椅子上不用手扶的话，需要 93° 屈膝，系鞋带需要 103° 屈膝）。大部分时候，僵硬膝的患者会抱怨膝关节疼痛。僵硬的病因尚不清楚，是多因素导致的，围术期并发症、易感体质、患者的内科情况或者术后康复质量差等。处理方法包括：手法松解，关节镜松解，或者开放手术松解，假体翻修等。这些方法的适应证并不统一，因此治疗效果也存在争议，多数学者认为在 3 个月之内采用这些方法有比较好的临床效果。关节镜松解和手法松解效果相当，开放松解效果差，同时术后并发症发病率较高。

八、术后疼痛

术后膝关节疼痛是 TKA 术后失败的重要的原因。疼痛可以来自前文描述过的这些临床病因，也可能来自膝关节外的因素。因此对待 TKA 术后疼痛我们需要了解到疼痛并不意味着需要翻修，但是需要对引起疼痛的病因进行逐一的排查和分析，选择正确的方案治疗相应的病因，否则针对疼痛的翻修手术会失败。所以，当术后疼痛的病因不清的时候，盲目的采用翻修的方法是不恰当的。必须是疼痛病因诊断清楚的前提下进行翻修才会有一定的效果。第一步是区分疼痛来自关节内还是关节外，关节外的病因包括：髋关节因素，全身情况；关节内因素包括：假体设计，手术技术，尺寸异常，力线异常，旋转异常，不稳、僵硬、伸膝装置失败、感染、松动、髌骨相关膝前疼痛，神秘膝等；周围组织因素：神经瘤、滑囊炎、过敏、区域疼痛综合征等。

1. 神秘膝 在部分患者，TKA 术后存在明显的影响生活质量的疼痛，但是无法明确其病因。对于这一无法解释的疼痛，部分学者建议需要回顾更长的临床病史，研究疼痛的类型，必要的侵入性检查，全身的检查包括脊柱、髋关节和踝关节。需要排除不常见到的疼痛原因，比如：闭孔神经综合征和延长柄末端痛。如果明确的疼痛原因无法确定的话，需要考虑早期或者慢性的感染。首要考虑的就是关节液抽吸和实验室检查。

2. **过敏**   TKA 术后过敏导致的翻修发病率在 1%~2%。在全部人群中，皮肤过敏是最常见的症状。26% 的患者至少对一种金属过敏。但是皮肤过敏和植入物失败之间的联系不明确。

非过敏材料制作的假体是有效的解决方案，但是高昂的价格同样需要关注。

3. **神经瘤**   医源性神经损伤在 TKA 术中的发病率在 1%~70% 不等。最常受累的是隐神经的髌下支，少见的内侧、髌上以及胫腓神经的近端分支也有报道。怀疑神经瘤的话，需要有典型的体征，如皮肤的过度敏感、Tinel 征，同时通过选择性的神经阻滞能够辅助确诊。

4. **关节周围滑囊炎**   关节周围滑囊炎症导致的膝关节疼痛，包括鹅足滑囊和髂胫束滑囊。发病原因是外翻膝对于外侧张力的过大调整与内翻膝对于内侧张力的过大调整。其他的因素包括：假体的悬垂，骨突的撞击和失稳。

（杨　柳　何　锐）

第二节　疼痛膝关节的评估

引发全膝关节置换术后疼痛的原因很多，如何评估疼痛程度，如何判断疼痛原因是制订诊疗方案的核心内容。然而不同学科领域的医生因其临床背景和专业视角的不同，会在疼痛评估上分享不同的有价值经验。因此，本节希望通过骨科医生和麻醉科医生不同的专业视角，让读者倾听不同学科领域对于疼痛评估的声音。

一、骨科医生的疼痛评估

诸多原因皆可导致全膝置换术后疼痛，须按一定流程理清疼痛的原因才能针对性地治疗，即使是姑息性的疼痛治疗，也应尽可能在明确原因的前提下进行。

导致全膝关节置换术后疼痛的原因可以分为关节内（intra-articular）与关节外（extra-articular）两大来源，关节外导致 TKA 术后疼痛的原因又按距离膝关节的距离分成：紧邻膝关节和远离膝关节的关节外原因（表 1-2-1），鉴别诊断时需按流程逐一排查。

（一）明确疼痛病因的基本方法

一般而言，病史和体征、实验室检查及影像学检查构成了研究全膝置换术后疼痛病因的三大基本方法。

1. **病史和体格检查**   明确患者初次置换的原因时病史询问的起点，须结合初次置换前的影像资料，明确初次 TKA 是否确为终末期关节炎而施行。笔者门诊常面对 TKA 术后患者对疗效不满意，稍稍追问病史和回顾术前 X 线片即可发现患者术前症状不重，或虽然术前疼痛但 X 线片未提示膝关节有严重关节炎表现（图 1-2-1）。对于这种患者尤其要注意鉴别诊断，当时的疼痛是否因关节外的病因而起。

表 1-2-1 全膝关节置换术后疼痛原因

部位		原因
关节内（intra-articular）		
	常见	感染
		假体松动
		胫股或髌股关节不稳定
		假体周围骨溶解
	少见	假体周围骨折
		髌骨弹响综合征
		髌骨缺血
		肌腱弹拨
		其他
关节外（extra-articular）		
	紧邻关节	鹅足滑囊炎
		肌腱炎
		皮下神经瘤
		末端病
		其他
	远离关节	下腰疾患
		髋关节病变
		下肢血管疾病
		其他

疼痛本身的特点是引导诊断的最佳向导。这些特点包括：疼痛的性质、部位，持续的时间，加重和缓解的因素。

疼痛的起病方式也是有价值的线索。如 TKA 术后无痛，经过一段时间后出现的疼痛，常应考虑假体松动、迟发的不稳定或血源性的感染。如自初次 TKA 起病即有疼痛，常常是术后即刻就有的感染、不稳定、假体旋转方位不良等原因引起，对于此类患者尤其要关注是否有关节外原因导致膝关节疼痛。

疼痛负重活动时加重，休息后缓解（尤其是合并有启动痛）常提示假体松动。活动后疼痛加重，合并有膝关节肿胀、错动感，疼痛发生在动态稳定结构的止点，常提示胫股关节不稳定。持续的疼痛则常常提示感染，如合并有发热，局部皮温升高，近期有牙周、泌尿系、皮肤感染病史者，更应警惕感染。

如有可能，应调阅患者的原始病历，了解患者使用假体类型、安置方位以及术后诸如引流量、引流时间、是否有过发热等情况。

2. 体格检查 体格检查当然应遵循望、触、动、量骨科检查的基本原则。体格检查的第一步是排除或确认有否关节外病因导致 TKA 术后疼痛，因此，体格检查应首先自检查下腰、髋关节等部位开始，而最后止于膝关节的专科检查。

步态和下肢力线是不可或缺的部分，仅观察患者步态即可提示患者是否有惧痛，髋关节是否有屈曲畸形，是否有 Trendelenburg 步态等，这对理清关节外病因是大有裨益的。

观察触摸膝关节有无肿胀、皮温升高、肤色改变。下肢的力线，胫股、髌股关节的稳定性，有无弹响等均可通过细致的体格检查予以确认。

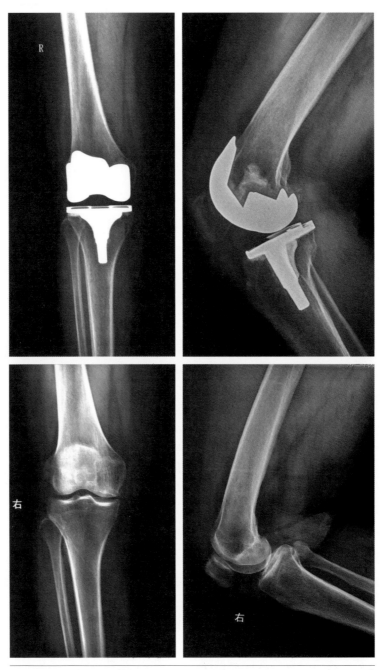

图 1-2-1   患者 TKA 术后 X 线片（上图），患者术前 X 线片显示关节炎不重（下图）

体检时应邀请患者用指尖或笔尖确认疼痛的部位（图1-2-2），然后通过触诊和复制疼痛加重时的膝关节动作，这对明确疼痛部位尤其有帮助。常常体检完成后即可确认，患者是否患有肌腱炎、滑囊炎、皮下神经瘤等（当然结合局部封闭可基本确认）。

必要时，应在阅片后再做相应的物理检查，以确认放射学征象与临床所见之间的关系。

3. 实验室检查　实验室检查的首要任务是鉴别感染与非感染。第一线用于鉴别感染的检查是血沉（erythrocyte sedimentation rate，ESR）与C反应蛋白（C reception protein，CRP）。非感染的TKA患者，ESR一般在术后3~6个月内恢复正常。

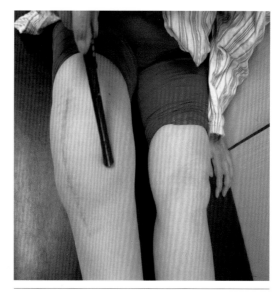

图1-2-2　患者用笔尖确认疼痛具体部位

CRP是另一反应炎症的急性期蛋白。一般在TKA术后3周恢复正常。一般ESR、CRP均正常者不考虑假体周围感染。

4. 关节穿刺　关节穿刺对诊断关节感染等病因具有重大价值。虽然对诊断的阈值仍未完全取得共识，但关节穿刺液白细胞增高，尤其是多形核粒细胞比例增高，常提示感染。Trumpuz等的研究认为，白细胞>1700个/高倍镜视野，或多形核粒细胞比例>65%，对诊断TKA术后感染的敏感性和特异性分别高达97%和98%。

5. 影像学检查　术前术后的系列X线片是最有价值的影像学检查。常规的正侧位X线片可提示，假体周围骨质有无骨溶解，有无应力遮挡或集中。假体的固定是否良好，假体的尺寸、方位以及假体本身有无折断磨损也可通过正侧位X线片得以确认。髌骨轴位片则有助于诊断髌骨有无纵向骨折，有无髌骨在滑车内的偏移和倾斜（提示髌骨周围软组织不平衡）。双下肢全长像有助于评价双下肢力线应力骨折、关节外骨病等。一般情况下还需要拍摄双髋及下腰X线片，以排除下腰及髋关节疾病而导致的膝关节牵涉痛（referred pain）。

包括术前X线片在内的序列的X线片尤其重要，对于不明原因的TKA术后疼痛尤其如此。评价的内容及流程依前述A、B、C进行，具体而言应关注序列X线片上是否有进行性的X透亮线、假体移位、骨溶解等征象。

应力位摄片对诊断TKA术后不稳定十分有助。内外翻应力位摄片可帮助判断侧副韧带状况。负重位的侧位片则是TKA术后膝关节矢状面上稳定性的重要依据。屈曲位侧位片上胫股关节接触点明显前移常提示后交叉韧带（posterior cruciate ligament，PCL）失效。结合临床，如患者膝关节有复发性肿胀，上下楼梯或患者由坐位起立可引出疼痛，疼痛部位常位于伸膝装置、鹅足和髂胫束止点。通常可以确立TKA术后PCL失效矢状面不稳定的诊断。

对于症状不明显的不稳定和普通正侧位片上不明显的透亮线，有时则需要透视下点片来捕捉相应的征象。

CT 扫描对确定股骨或胫骨假体的旋转方向尤其有益。同时也有助于评估髌股关节的对合关系或量化 TT-TG。减伪影 CT 也有助于捕捉假体周围透亮线和骨溶解病灶，借助后台软件的处理，现在定量骨溶解病灶的容积也已普及。

笔者单位常利用断层造影技术提供假体松动的依据。与 CT 扫描相比，断层造影的 X 线剂量及伪影都远低于 CT 扫描（图 1-2-3）。

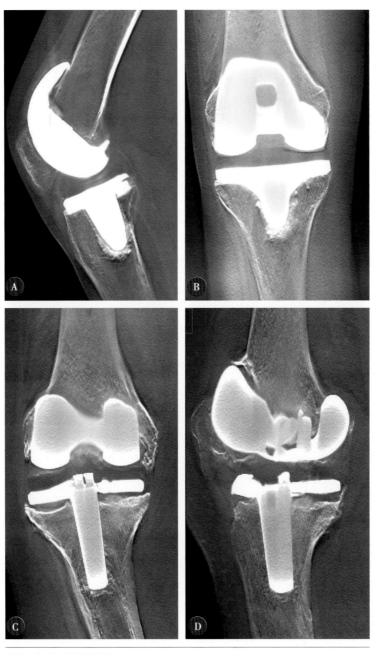

图 1-2-3　断层造影
A、B. 假体稳定；C、D. 假体松动

MRI 检查用于评估 TKA 术后疼痛仍不是临床工作中的常规。晚近的研究认为 MRI 对诊断骨溶解、松动、滑膜炎、滑囊炎、韧带及肌腱损伤、绒毛结节滑膜炎、脂肪病变有相当大的帮助。

评估疼痛 TKA 的一般思路是：在采集病史、体格检查和浏览实验室与影像检查的基础上，首先排除关节外原因。待关节外原因排除后，研究常见的 TKA 术后失败机制包括：感染、松动、不稳定等能否解释患者当下的症状和体征；不宜在鉴别诊断的起始阶段就跳跃性地试图用少见原因解释患者的临床表现。

（二）其他原因

除常见因素外，还有诸多不常见的原因可导致 TKA 术后疼痛。

聚乙烯磨屑导致的滑膜炎，可引起膝关节疼痛并常合并有慢性膝关节肿胀。磨屑导致滑膜炎的诊断常需经由 X 线摄片确定聚乙烯磨损。关节穿刺（最好有偏振光显微镜），甚至关节镜检查，把聚乙烯磨损和膝关节滑膜炎联系起来。髌骨撞击综合征是髌骨后上四头肌腱附丽部位受到机械刺激后形成纤维结节，从而导致的临床症候群。髌骨撞击综合征常见于后方稳定型膝关节，膝关节屈伸时纤维结节跨越于股骨髁间窝的顶部，导致弹响并可合并有疼痛。关节内软组织刺激亦是导致 TKA 术后疼痛的常见原因，股骨或胫骨假体的外悬（overhang）是导致这类刺激的主要原因，残留的骨赘及未清理的多余骨水泥也常引起软组织刺激。腘肌腱如受到外悬股骨假体或骨赘的刺激，常导致后外侧的弹响和疼痛（图 1-2-4）。需要引起重视的是评估腘肌腱刺激时股骨假体外悬的概念是相对的。

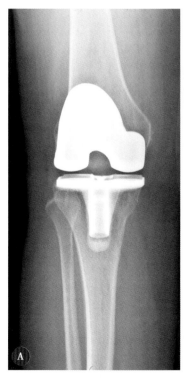
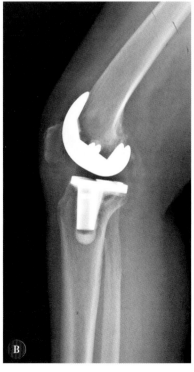

图 1-2-4 股骨假体外悬导致腘肌腱撞击
A. 正位片；B. 侧位片

由于腘肌腱附丽的部分位于股骨切骨面外缘的内侧，因此即使股骨假体外缘与股骨切骨面外缘齐平，仍不能排除股骨假体刺激腘肌腱的可能。外悬假体对于侧副韧带的刺激常见于膝关节内侧，常可在关节间隙水平内侧副韧带（medial accessory ligament，MCL）内检及压痛，而外侧副韧带（lateral collateral ligament，LCL）软细小并位于膝关节后外侧，因此胫骨假体外侧外悬，常常比较容易为患者耐受。

异位骨化、皮下神经瘤、复发性痛性血肿等都是分析 TKA 术后疼痛应予考虑的病因。此外，对于使用延长杆的患者，也要警惕延长杆末端疼痛，尤其是延长杆采用非水泥固定，在胫骨或股骨干部形成压配的患者。

（三）总结

TKA 术后疼痛的类型和成因相当复杂，在病因不明确的情况下施行翻修术失败率很高。因此，在分析 TKA 术后疼痛时，必须既系统又全面。由主诉引导诊断的思路，利用体格检查、实验室检查及影像学检查相互印证确立诊断，必要时要注意各检查的时间跨度，观察临床表现及各检查指标的演化过程，对确定疼痛原因也有大裨益。

二、麻醉科医生的疼痛评估

除了感染以外，还有许多其他的因素造成膝关节置换术后疼痛，根据造成疼痛因素的部位可以分为关节内因素和关节外因素。

（一）关节外因素

引起 TKA 术后疼痛的关节外因素包括：腰椎病变（腰椎管狭窄、腰椎间盘突出、腰椎滑脱、脊柱侧凸、腰椎神经根病等）、髋关节疾病、血管疾病（血管功能不良、动脉瘤、血栓形成）、反射性交感神经营养不良、心理疾病等。

关节外因素是引起 TKA 术后疼痛的常见原因，其中腰椎病变最为常见。80% 以上行 TKA 的中老年人，腰椎都伴有不同程度的退行性改变，其中包括腰椎间盘突出、腰椎管狭窄等改变，这些患者术前可能并无明显的症状，注意力全部集中在严重病变的膝关节，特别当双膝关节屈曲畸形时，腰部自然也弯曲，使椎管容积扩大，这就增加了椎管的宽度，减少了压迫症状。当 TKA 术后，双膝关节完全伸直后，患者腰椎代偿性弯曲改为伸直位。加之活动范围和行走距离增加后，腰部病变的症状加重，如果患者同时伴有小关节不稳或者椎体滑脱改变则更为明显。此时患者会出现腿痛症状，也可能有无力、酸麻、窜痛等感觉，术前如果仔细进行体检，就会发现上述问题，并通过 MRI 检查明确诊断。原则上讲在拟行 TKA 前应明确患者到底有多少疼痛是源于腰椎，并在术前向患者告知，而术后由于腰椎病变引起的疼痛往往会引起患者的不满。如果术前进行认真判断，并告知患者腰椎病变的情况以及术后可能出现的症状和体征，术后一旦出现上述症状，患者可以理解并能积极配合治疗，并能顺利接受腰部的手术治疗。

对于 TKA 术后膝关节疼痛同时合并腰骶椎病变者，若患者神经根性症状明显，可行腰部的选择性神经根阻滞（selective nerve root block，SNRB），选择相应病变神经根进行诊断性 SNRB，并在相应的神经根周围注入 2% 利多卡因 0.5ml，若患者疼痛消失考虑为腰部

病变引起；若患者仍有膝关节疼痛症状，记录疼痛缓解程度。之后采用 1% 利多卡因 10ml
行膝关节内注射的诊断性封闭，当患者腿痛症状主要来源于膝关节病变时，关节内利多
卡因封闭后，患者的症状会明显的减轻或者完全消失。有时 TKA 术后患者疼痛来源复杂，
需综合考虑，反复论证，最终做出是否需要翻修及翻修价值的判断。

（二）神经痛

虽然膝关节前侧手术入路对于膝关节周围的神经损伤较小，但这往往会引起膝关节周
围的神经瘤或远端神经营养不良而导致膝关节周围疼痛。在膝关节置换手术中，膝关节周
围皮神经损伤是不可避免的，外科医生更关注的是如何更快、更好地完成手术，而术中探
查皮神经是否损伤似乎很难同时完成。TKA 术后皮神经损伤的患者往往会表现为痛觉过敏，
且存在痛觉泛化的问题，患者会描述一种膝关节周围区域广泛性的疼痛，以神经支配区域
为中心向周围放射，有时无法定位明确的痛性区域，静息痛及运动痛同时存在且程度相似，
夜间加重，使用口服镇痛药物往往效果不佳，此时需要进行皮神经诊断性封闭以明确疼痛
的来源并指导下一步治疗。

文献报道，膝关节周围皮神经主要为四支，分别为股内侧皮神经丛，股中间皮神经，
股外侧皮神经和内外侧支持带神经在膝关节内侧的神经分布（图 1-2-5）。

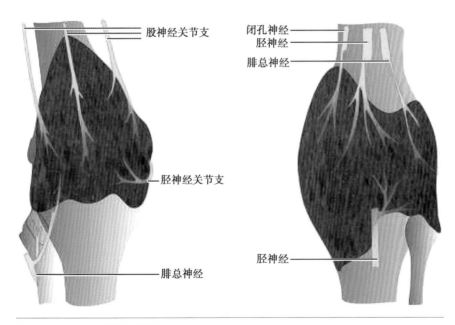

图 1-2-5　膝关节周围皮神经

膝关节内侧的皮神经主要是股内侧皮神经的终端及其分支，大部分走行于缝匠肌的表
面（83%），还有一部分走行于缝匠肌深部，约在缝匠肌中下 1/3 浅出（17%），在约股骨
内上髁处分成两支向髌下绕行，紧贴于髌下极，加入髌下神经丛，在髌骨中外 2/3 处终
止，支配内侧膝关节皮肤和髌骨下区域浅感觉。也有可能股内侧皮神经终末支经由髌骨下
极后，折返于髌骨外侧，在平股骨外上髁平面终止。若患者为股内侧皮神经损伤会表现为

膝关节内侧疼痛，并向大腿及小腿内侧放射，有时也会向膝关节前侧放射。诊断性封闭时在股骨内上髁上5cm处、缝匠肌表面注射2%利多卡因5~10ml，若疼痛完全缓解，且持续时间大于1小时则考虑为股内侧皮神经损伤。

隐神经走行于收肌管内，分成髌下支和主支，主支在股骨内上髁下约4cm处穿出，伴随大隐静脉继续向远端走行，支配足内侧浅感觉。部分还发出分支，向外下走行，支配髌骨下区域皮肤（17%）。髌下支在股骨内上髁约3cm或平股骨内髁穿出，向外下走行，发出两支或多支分支，和股内侧皮神经的分支一起构成髌下神经丛，支配膝关节内侧部分、髌骨下极部分外侧皮肤浅感觉。隐神经的髌下支也有可能在距股骨内上髁约6cm处穿出缝匠肌，向下走行，止于膝关节中线，未能到达髌骨下，而其主支在股骨内上髁下约4cm处发出分支，其中一支折返后形成髌下支，构成髌下神经丛，另一支向外下走行，支配小腿外侧皮肤。若患者为隐神经或其分支神经损伤会表现为整个膝关节疼痛，并向大腿及小腿放射，诊断性封闭时在大腿下1/3处、缝匠肌深面寻找隐神经，并在神经周围注射2%利多卡因3~5ml，若疼痛完全缓解，且持续时间大于1小时则考虑为隐神经或其分支神经的损伤。

股中间皮神经（前皮神经）约为2~3支，分为内侧支和外侧支，在约股骨中上1/3处，内侧支穿出阔筋膜，外侧支常先穿出缝匠肌再穿阔筋膜，至浅筋膜。继续向下走行，到达髌骨表面（67%），支配髌骨表面皮肤感觉。部分股中间皮神经穿出缝匠肌后，在距髌骨上缘约3~5cm处终止（33%），无临床意义。

股外侧皮神经在股前外侧走行于阔筋膜张肌表面，有2~3个分支，长约10cm，止于大腿中上端，未能降至膝关节周围结构，对于膝关节疼痛无临床意义。

在膝关节后方，坐骨神经在分出胫神经和腓总神经的分叉处，由胫神经发出分支，向外下走行，穿入膝关节囊，支配膝关节外侧支持带。在此分支下方约6cm处，胫神经发出另一个分支，斜向内下走行，穿入膝关节囊，支配膝关节内侧支持带。胫神经支配膝关节分支的损伤主要表现为膝关节外侧疼痛，可向整个膝关节放射，诊断性封闭时在腘窝处寻找胫神经，在胫神经周围注射2%利多卡因3~5ml，若疼痛完全缓解，且持续时间大于1小时则考虑为胫神经分支损伤。（图1-2-6）

因此，皮神经切断治疗膝关节置换术后疼痛是作为因膝关节疼痛而行翻修手术的补充治疗方法。1994年，美国外科医生Horner和Dellon对膝关节周围的皮神经做了系统描述，对于临床实施膝关节周围皮神经切断做好基础指导。随后皮神经切断用于膝关节术后神经瘤引起疼痛的治疗，为治疗膝关节置换术后顽固性疼痛开辟了新途径。因此膝关节术后疼痛的原因无论是神经瘤、神经受压、神经牵拉或手术对于神经的损伤，去神经化均可对症治疗。临床结果显示，患者去神经化后无明显不良反应，膝关节周围的皮肤感觉无异常。同时感觉神经的射频治疗及肉毒毒素治疗为TKA术后神经痛治疗开辟了新的领域，但是存在复发可能性。

（三）肌肉源性的疼痛

TKA术后膝关节疼痛也需要考虑膝关节周围的肌肉问题，无论是手术本身的损伤还是患者本身的问题，均会影响 TKA 翻修价值的判断。人体内共有 10 块肌肉损伤可导致的膝关节疼痛，分别是臀小肌、阔筋膜张肌、缝匠肌、股四头肌、髋内收肌群、腘绳肌、腘肌、跖肌、腓肠肌、比目鱼肌。从患者的主诉中了解患者膝关节疼痛的部位（主诉以及触诊）、程度（视觉疼痛量表或数字疼痛量表）以及何种情况下引发疼痛且疼痛的持续时间（主诉以及特殊测试），可以明确疼痛的来源，必要时可进行肌肉止点封闭，即在止点肌腱处注射 2% 利多卡因 5~10ml 观察治疗效果（图 1-2-7）。

　　疼痛标志：①膝部前侧疼痛：股直肌、股内侧肌、内收长肌、内收短肌；②膝部前内侧疼痛：股内侧肌、股薄肌、股直肌、缝匠肌、内收长肌、内收短肌；③膝部外侧疼痛：股外侧肌、臀小肌、阔筋膜张肌；④膝部后侧疼痛：腓肠肌、股二头肌、腘肌、半腱肌和半膜肌、比目鱼肌、跖肌。当患者主诉自己膝关节的疼痛部位时，应先根据疼痛标志初步判断出受损的肌肉，然后通过对肌肉各种功能的详细了解，以及询问患者的生活习惯以及自己的特殊检查来判断受损的具体肌肉。

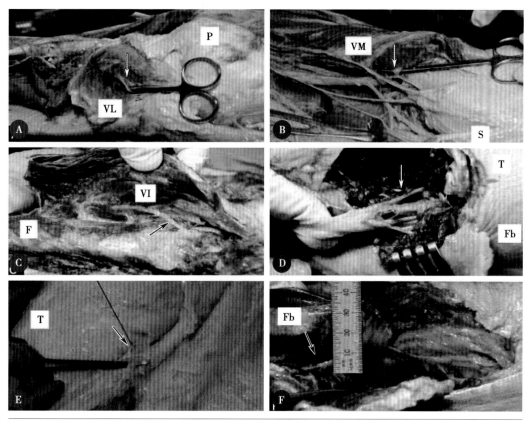

图 1-2-6　胫神经及分支

A. 箭头所指为胫神经膝外上支；B. 箭头所指为胫神经膝内上支；C. 箭头所指为胫神经膝内侧支；D. 箭头所指为腓总神经膝外下支；E. 箭头所指为隐神经膝内下支；F. 箭头所指为腓总神经膝外侧支

VL：股外侧肌；P：髌骨；VM：股内侧肌；S：隐神经；VI：股中间肌；F：股骨；T：胫骨；Fb：腓骨；T：胫骨；Fb：腓骨

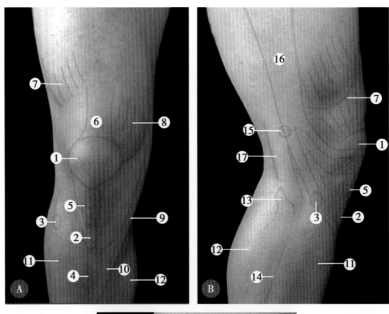

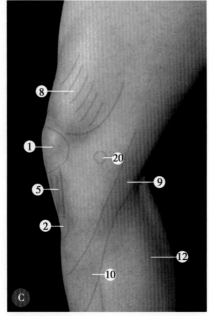

图 1-2-7 引起膝关节疼痛的肌肉

A. 膝关节正面观；B. 膝关节外侧面观；C. 膝关节内侧面观

体表标志：1. 髌骨；2. 胫骨结节，3. 胫骨平台外侧缘；4. 胫骨；5. 髌韧带；

6. 股直肌；7. 股外侧肌；8. 股内侧肌；9. 缝匠肌；10. 鹅足；11. 胫骨前肌；

12. 腓肠肌；13. 腓骨头；14. 腓骨；15. 外侧髁；16. 髂胫束；17. 股二头肌；

20. 内侧髁

臀小肌损伤会牵涉至臀部下外侧、大腿和膝关节外侧、小腿腓侧以及远端脚踝的疼痛和压痛（图 1-2-8）。通常不会超过脚踝，但极少数情况下可延及至足背。生活中易发于跑步过度、长时间不活动、骶髂关节异常、两脚并拢站立、坐着时裤子后袋放有皮夹等人群。表现为疼痛区域持续疼痛、走路时跛脚、疼痛侧无法侧躺、从椅子站起时大腿疼痛。

阔筋膜张肌是位于大腿外侧的肌肉。近端附着于髂骨嵴前部、髂前上棘外侧和阔筋膜的深部，远端与臀大肌筋膜沟通组成髂胫束（图 1-2-9）。其功能为步态行走起步期协助屈曲髋关节和站立期协助稳定骨盆。阔筋膜张肌可屈曲、外展以及内旋髋关节，同时帮助稳定膝关节。肌肉损伤疼痛主要集中在股骨大转子前外侧，会牵涉至髋关节疼痛，而且一直延伸至大腿的前外侧部，并且沿大腿向下极少延伸至膝关节外侧。生活中易发于常在斜坡行走、蜷曲身体睡觉、屈曲髋关节久坐的人群，表现为屈膝久坐后疼痛，无法向疼痛一侧侧躺。

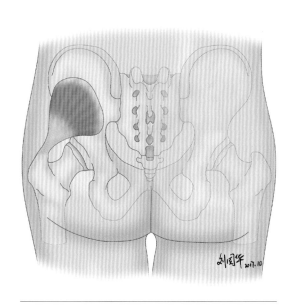

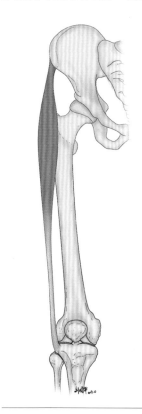

图 1-2-8 臀小肌

图 1-2-9 阔筋膜张肌及髂胫束

缝匠肌是人体最长的肌肉，呈薄而狭窄带状（图 1-2-10）。近端附着于髂前上棘，此肌肉纤维从外向内斜向横跨大腿前方并在大腿内侧下段垂直下行，通过股骨内侧髁，远端附着于胫骨体内侧面，在股薄肌、半腱肌连接处前方。因此，它为鹅足肌腱最前端的肌肉。其功能为屈曲、外展以及外旋髋关节并协助股二头肌短头屈曲膝关节。肌肉损伤可引起大腿前侧，膝关节前内侧疼痛，表现为难以忍受的表浅的尖锐刺痛或麻刺感，而不是一般的深部钝痛。生活中易发于扁平足和易做二郎腿动作的人群，表现为大腿前面部分感觉异常。

股四头肌是位于大腿前侧的肌肉，由股直肌、股中间肌、股内侧肌、股外侧肌四块肌肉构成（图 1-2-11）。其功能为伸膝关节、屈髋关节。股直肌损伤一般引起大腿前部较低的区域和膝关节前侧。股内侧肌一般位于膝关节前侧并且沿大腿内侧向上。股外侧肌可以引起大腿外侧从骨盆和大转子直至膝关节外侧的疼痛。生活中易发于下楼梯时踩空失足，膝盖经常弯曲，大腿上放重物长时间坐着，一只脚压在臀部下坐着等人群。表现为下楼梯时腿部无力，侧卧睡着后因膝关节疼痛而惊醒。

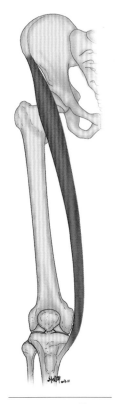

图 1-2-10 缝匠肌

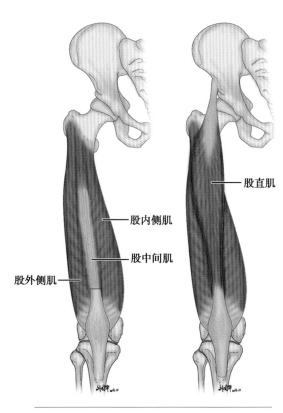

图 1-2-11 股四头肌

髋内收肌群是由大收肌、长收肌、短收肌、耻骨肌、股薄肌五块肌肉共同组成的，它们位于大腿内侧腘绳肌（半膜肌和半腱肌）和股四头肌（股内侧肌）之间（图 1-2-12）。前面观观察内收肌，可分为三层：最浅层的耻骨肌和长收肌；中间层的短收肌和大部分大收肌，这四块肌肉向股四头肌后方收拢，止于股骨后部；第五块内收肌——股薄肌位于大腿内侧浅层，与缝匠肌肌腱、半腱肌肌腱在膝下胫骨内侧处构成"鹅足"，是除了缝匠肌以外的全身第二长肌肉。同时，它也是髋关节内收肌群中唯一一个跨越双关节的肌肉。在内收肌群中，大收肌最大，是全身第三重的肌肉，分为内收肌头和伸肌头，其功能是可根据髋部的不同动作行使屈髋和伸髋。大收肌损伤疼痛沿大腿前内侧从腹股沟延续至膝盖上方；长收肌、短收肌损伤疼痛沿大腿向上至腹股沟深部，向下到达膝关节前内侧和胫骨；股薄肌损伤引起膝关节前内侧的浅表疼痛。耻骨肌损伤疼痛自腹股沟韧带下方发出，向深部延伸至腹股沟区和髋关节，向下延伸至大腿前内侧面。生活中易发于髋关节退化性关炎，保持同一姿势长时间开车，长时间内收髋关节人群。表现为髋关节外展受限，脚部承受体重或扭转身体时，疼痛加剧。

胴绳肌群是由半腱肌、半膜肌和股二头肌长、短头构成的，胴绳肌位于大腿后侧浅层，是一块强有力的伸髋屈膝肌，肌腹呈梭状（图 1-2-13）。股二头肌为外侧胴绳肌，分为浅层长头及深层不可触的短头；浅层的半腱肌和深层宽大的半膜肌组成了内侧胴绳肌，在三块肌肉的肌腱中，半腱肌肌腱附着在胫骨内侧髁后内侧，并与股薄肌肌腱、缝匠肌肌腱共同形成"鹅足"。股二头肌功能为伸髋关节，辅助髋关节外旋、骨盆后倾；半腱肌、半膜肌功能为屈曲、内旋膝关节，伸髋关节。半腱肌和半膜肌损伤疼痛位于下臀部及其相邻的大腿并沿着大腿和膝关节后内方，到达小腿内侧的上半部分。股二头肌长、短头损伤疼痛集中于膝关节后方，并可以向上延伸至大腿后外侧甚至臀部的横纹处。生活中易发于椅子比腿高压迫到大腿后面，骨盆不对称等人群，表现为晚上因疼痛而睡眠不足。

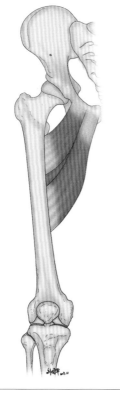

图 1-2-12 髋内收肌群

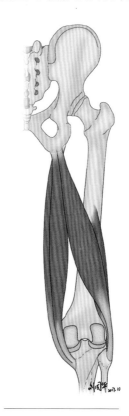

图 1-2-13 胴绳肌群

胴肌呈薄而平坦的三角形，为胴窝远端的基底。其近端纤维附着于股骨外侧髁，远端纤维连接在胫骨近端，与前臂的旋前圆肌同源。其功能为使膝关节屈曲和内旋，后拉外侧半月板。由于具有解除膝关节交锁的作用，又被称为膝关节的钥匙。胴动脉、静脉血管以及胫神经经胴窝中间线下方通过。肌肉损伤疼痛可集中在膝关节的后面。生活中易发于跑步、踢足球、化学受损、后交叉韧带损伤以及严重扁平足人群。表现为患者蹲屈、跑步、上下楼时膝关节后方疼痛和出现交锁现象。胴肌受损可进一步导致胴肌肌腱炎、腱鞘炎和腘静脉血栓形成。交锁现象：在行走过程中，膝关节突然被锁在某一位置上不能运动，像有东西将关节"卡住"一样，常需要试探着将关节摇摆屈伸，往往在感到"咯噔"响后，关节才恢复原先的活动。

腓肠肌是位于小腿后方的最表浅的肌肉，覆盖比目鱼肌，其轮廓在小腿处清晰可见（图1-2-14）。起点位于股骨内外侧髁形成内、外侧头，向下分为两个独立的肌腹，腘动脉常在内侧头附近经过。其肌腱与比目鱼肌肌腱融合形成跟腱，附着于跟骨。其功能为上提起整个身体，行走初期可抑制距骨前移而提供膝、踝关节的稳定性，并维持人体直立。肌肉损伤疼痛可能从同侧足背延伸至踝后内侧及小腿、膝盖后外侧及远端大腿后侧。生活中易发于走或跑斜坡，骑座垫较矮的自行车，脚踝或腿部骨折，穿高跟鞋，睡觉时踝关节跖屈。表现为足背甚至足弓疼痛、夜间阵发性小腿痉挛及间歇性跛行。

比目鱼肌位于小腿后方，腓肠肌的深处，状如比目鱼而得名，其主要附着于近端腓骨和中段胫骨的后侧面，与腓肠肌共同组成了小腿三头肌并且在远端融合形成跟腱附着于跟骨后侧（图1-2-15）。其主要功能为跖屈。肌肉损伤疼痛主要位于足后部和足底表面，并常涉及跟腱远端、膝关节后侧。生活中易发于肌肉暴露在冷的环境中，长时间爬上坡路，在海边行走，鞋底太硬，踝关节长时间跖屈。表现为脚或脚踝水肿，脚步背屈活动受限，或上下坡时膝关节后方疼痛。

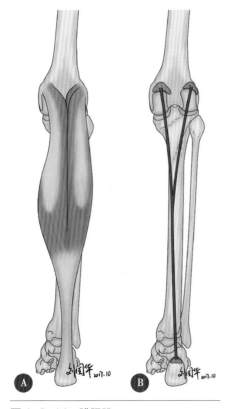

图1-2-14　腓肠肌
A.腓肠肌解剖图；B.腓肠肌肌腱与比目鱼肌肌腱融合形成跟腱，附着于跟骨

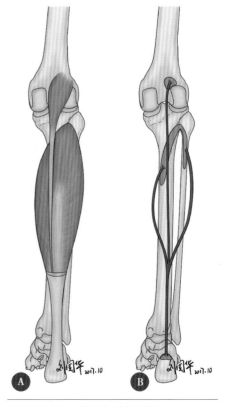

图1-2-15　比目鱼肌与跖肌
A.比目鱼肌及跖肌；B.跖肌和比目鱼肌肌腱融合形成跟腱，附着于跟骨

跖肌：梭形肌腹的跖肌较小，纤维细弱，是膝后部一块很小的肌肉，远端附着于跟骨（图 1-2-15）。其主要功能协助小腿肌肉跖屈踝关节。肌肉损伤疼痛主要集中于膝关节后侧，有时也可延伸至小腿背侧和大腿中部。生活中易发生的情况同比目鱼肌。表现为膝关节后方疼痛。

若明确为肌肉源性疼痛，可予以局部理疗、冲击波治疗、肉毒杆菌注射、松解手术等处理疼痛。

（四）引起 TKA 术后疼痛的其他原因

引起 TKA 术后疼痛的少见原因：颗粒引起的滑膜炎、髌骨 Clunk 综合征、髌骨外侧面刺激综合征、软组织撞击综合征、腓肠豆（Fabellar）撞击征、腘肌腱功能不良、胫骨假体过大、异位骨化、复发性关节血肿，皮下神经瘤等。

磨损颗粒导致的滑膜炎常常发生在术后几个月到数年，常常伴有关节积液，严重情况下还可以闻及关节摩擦音。可以进一步行关节穿刺液，在偏振光显微镜下检查或者行关节镜检。

髌骨 Clunk 综合征是指髌上囊区域在股四头肌腱后方纤维结节形成，当膝关节在深屈位时，结节卡在股骨假体的髁间窝处，当膝关节伸直时，结节弹出。髌骨 Clunk 综合征经常发生在髌骨假体较薄、股骨假体屈曲位安置或者髌骨假体过于靠近近端超出髌骨上缘。髌骨 Clunk 综合征常常发生在第一代后稳定型膝关节假体，与假体的前翼向髁间窝的移行区较为陡峭有关。

关节内软组织刺激有很多原因，包括股骨远端骨赘残留，骨水泥突出假体边缘或者关节内的纤维条带。Barnes 和 Scott 描述了腘肌腱功能不良导致术后膝关节外后方疼痛和弹响，腘肌腱常常与股骨外髁的骨赘相撞击或者嵌顿在股骨假体外缘。胫骨假体超出胫骨平台内缘会刺激内侧副韧带，引起疼痛。因为内侧副韧带和胫骨内侧面比较靠近，而外侧副韧带因为止于腓骨小头而与胫骨外侧之间存在一定间距，所以胫骨平台假体向胫骨平台外侧轻微超出不会向内侧那样容易引起疼痛。

大块异位骨化也可以导致疼痛。当发生滑膜或瘢痕组织嵌顿时会表现疼痛和关节内血肿反复发作。还有我们目前仍不了解的疼痛，我们暂时归结为不明原因的疼痛，如患者术后反应被"铁罐子"箍住一样的痛，至今尚无文献和研究报道。作者推测除了软组织术后瘢痕以外，也可能还有尚未完全认识和发现的问题值得我们更深的了解和研究。

膝关节置换术后局部血肿的机化也会导致 TKA 术后疼痛，此时患者在 MRI 或超声影像下均可有阳性发现。处理方法为局部热敷或吲哚美辛治疗。

（周一新　周　雁）

第三节　人工膝关节置换术后翻修适应证

人工膝关节发展不同时代，引起初次全膝关节翻修术（total knee arthroplasty，TKA）失败而行翻修术的原因也随之变化。随着假体设计和制造方法的改进、医护人员手术技术的提高，TKA 术后失败的原因与过去 10~15 年相比已发生改变。Fehring 等通过对 440 例翻修病例的研究，得到初次 TKA 失败的主要原因是感染、膝关节不稳定、髌股关节问题、聚乙烯衬垫磨损、骨溶解以及无菌性松动。A.V.Lombardi 等在 2014 年提出，无菌性松动一跃成为最常见的原因，其次是关节不稳定、感染、衬垫磨损、关节僵硬以及对位不良。研究显示，假体生存年限差异也是膝关节翻修原因改变的影响因素。Sharkey 等认为初次 TKA 在术后早期（＜2 年）失败原因依次是感染、关节不稳、假体松动、磨损等，而术后晚期（≥2 年）失败原因依次是磨损、假体松动、关节不稳和感染。在对国外 6 个研究中心共计 844 例翻修患者的数据进行分析之后，William C.Schroer 等指出，初次 TKA 术后 2 年内翻修原因依次为关节不稳、感染以及无菌性松动；术后 2~5 年翻修原因依次为无菌性松动、关节不稳以及感染；术后 5~15 年翻修原因依次为无菌性松动、关节不稳以及聚乙烯衬垫磨损；15 年以后翻修原因为聚乙烯衬垫磨损以及无菌性松动。上述数据表明，随着假体生存年限的变化，导致初次人工膝关节翻修的原因也不尽相同。结合国内膝关节置换翻修术的发展现状，笔者将膝关节置换翻修术的原因归纳如下。

一、感染

在膝关节置换术后翻修的原因中，感染因素应始终在考虑范围内。文献报道国内某医院在两年内随访的 31 例翻修患者中，感染占 57.4%，为首要原因。手术室环境、术中污染以及术后切口并发症是早期出现感染的主要因素。营养不良、肥胖、吸烟成瘾的患者，或有类风湿关节炎、泌尿系统感染、糖尿病等高危临床疾病的患者会增加膝关节假体周围感染的风险。美国骨科医生 Naranje 等对 9973 例初次全膝关节置换术患者进行研究，表明 BMI 每增大 5 个单位，手术时间每延长 15 分钟，引起感染的危险增加 15.6%。在围术期期间，合理使用抗生素、降低由于手术室人员流动带来的细菌风险、减少术中软组织损伤和充分止血等措施都能够显著地降低术后感染率。在感染的细菌中，革兰阳性球菌占 53.33%，葡萄球菌占 33.33%，链球菌占 20%；革兰阴性杆菌感染占 40%；真菌感染占 6.67%。

依据肌肉与骨骼感染学会专家组共识，关节置换感染的诊断标准如下。

符合以下三点中的一点，假体周围关节感染明确存在。

（1）有与假体相通的窦道存在；

（2）同一种病原体在两处假体附近的组织或关节液中被检验出；

（3）符合以下条件中的 4 点及以上：

1）C 反应蛋白水平升高或红细胞沉降率升高；

2）在受累关节部位出现化脓表现；

3）滑液中性粒细胞百分比升高；

4）滑液白细胞计数升高；

5）经过 1 次培养就可以在假体附近的组织或关节液中分离出微生物；

6）假体附近组织放大 400 倍后能在 5 个视野下均发现超过 5 个中性粒细胞。

二、无菌性松动

假体无菌性松动可占到翻修患者的 29%。骨水泥固定质量、假体安置方位恰当与否、手术技术好坏、假体限制度大小、假体周围骨溶解或应力遮挡所致的骨吸收、患者自身的骨质状况等诸多因素都会影响假体无菌性松动。假体无菌性松动后翻修手术则难以避免，因此，预防假体无菌性松动至关重要。国内外随访研究表明，成功的长期在位人工膝假体有赖于假体固定方式的正确选择、假体的正确选择和放置，以及术后避免下肢过早负重、过度负重、控制体重等措施可以大大降低假体无菌性松动发生的几率。

假体松动的诊断应遵循以下几点：

（1）股骨侧假体部件，至少一处的骨－骨水泥或者假体－骨水泥的透光性大于 2mm；胫骨假体部件，任何程度的透光性；进展性的射线透光（图 1-3-1）。

（2）假体下沉或移位（图 1-3-2）。

（3）在正位 X 线片上，靠近假体位置的骨溶解。

（4）无菌下关节穿刺证实无感染。

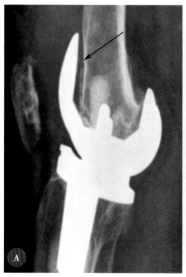
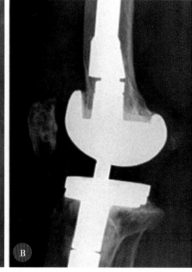

图 1-3-1　透光性诊断假体松动

A. 53 岁女性患者初次全膝关节置换术后 11 年发生无菌性松动，箭头所示为透亮区；B. 翻修术后影像

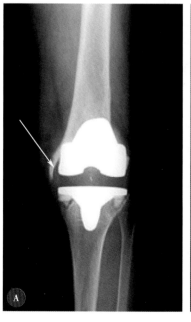
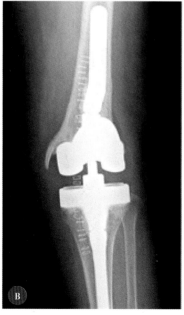

图 1-3-2　假体下沉或移位

A. 66 岁女性患者初次全膝关节置换术后 5 年发生无菌性松动，箭头所示为股骨假体由于骨溶解而发生移位；B. 翻修术后影像

三、持续性关节僵硬

全膝置换术后持续性关节僵硬占所有病因的 13% 左右。膝关节僵硬的发生有许多影响因素，可归纳为：术前活动度差，曾经接受过膝关节手术，感染，术中因素（假体错位、假体型号偏大、垫片偏厚、髌股关节过度填塞、韧带不平衡、关节线提高），复杂的局部疼痛综合征等。依据西方人膝关节形态设计的膝假体较中国人实际骨骼普遍宽大，更促使关节术后活动度减少。术后康复锻炼不积极，异位骨化均可导致膝关节僵硬。全膝关节置换术后对疼痛的控制是非常重要的，不受控制的疼痛经常导致膝关节活动度下降和膝关节粘连。因此，有效控制术后膝关节疼痛对僵硬处理的发生率会大大减低。（图 1-3-3）

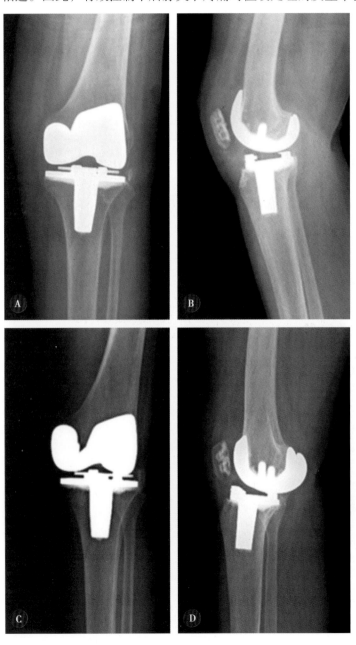

图 1-3-3   关节僵硬

A、B. 60 岁女性风湿性关节炎患者初次全膝关节置换术后 2 个月，膝关节正侧位 X 线片显示对线良好，但是术后关节僵硬，活动范围约 70°；C、D. 术后 9 年膝关节在 0° 位置强直

四、假体磨损或假体断裂

假体磨损或假体断裂约占所有病因的 9% 左右。磨损一般发生在胫骨衬垫和髌骨两个假体部位。假体的位置固定的不良或突然受到外来力的作用，在股骨或胫骨处会积累应力，一旦超过假体自身的承受范围，就会发生折断。目前，聚乙烯磨损是假体磨损的主要表现形式，在一项对 2000 例患者随访中，有 47 例患者因此行翻修手术。在随访至第 11 年的发生率为 2.3%，随后以 0.2% 的几率增长。假体垫片磨损可为分层、黏附以及摩擦，分层磨损会引起大于 0.5mm 碎屑物剥脱，黏附和摩擦磨损则会产生微米级的碎屑颗粒，摩擦磨损多源于手术切骨过程中产生骨碎屑或骨水泥固定时未清除的遗留物。为了避免假体磨损及断裂，最根本的是提高假体负重面的材料特性和设计技术，采用交联度高、厚度大、强度好的聚乙烯。磨损颗粒激活人体的炎性反应，又是导致假体周围骨溶解和无菌性松动的主要原因（图 1-3-4）。

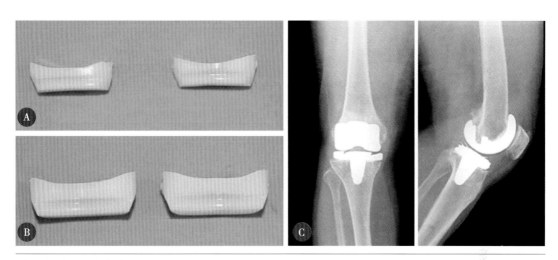

图 1-3-4　假体磨损
A. 术中取出的已经磨损的变薄的聚乙烯垫片；B. 正常垫片；C. 垫片磨损后膝关节间隙明显变窄

五、关节不稳

关节不稳定导致的功能障碍或持续疼痛，影响术后效果的，可以考虑翻修手术。

关节不稳的诊断主要依据为：

（1）在启动行走时，内外侧的不稳对应着患者的疼痛症状。

（2）内外侧应力试验可重复患者的疼痛。

（3）在正位 X 线片上有内外侧不稳证据。术前有畸形的患者，术中软组织松解后使用了过薄的衬垫，导致内外同时不稳定。

Mulhall 等研究指出在翻修 TKA 中有 64.4% 的患者合并有不止一项的翻修原因。例如，Hungerford 等指出假体无菌性松动会导致假体磨损，假体磨损一般会引起骨溶解，而骨溶解又会引起假体无菌性松动。由此可见，各种翻修原因间既相互联系又相互影响，但其中一个因素发生，就有可能形成连锁反应，使病情不断朝恶化方向发展。所有初次 TKA 失败的原因中，与无菌性松动等非细菌性的因素相比，在治疗感染时一般投入的医疗资源更多。发生感染后往往要面对行二期翻修控制感染及改善骨缺损等问题，故感染导致的翻修，术后相对不容易康复。因此，要最大限度地降低初次全膝人工关节术后感染的发生。

（王　友　岳　冰）

第四节　失败膝关节的影像学诊断

包括全膝关节置换（total knee arthroplasty，TKA）和单间室膝关节置换（unicompartmental knee arthroplasty，UKA）在内的膝关节置换术是一种非常有效的治疗方法，可在大部分患者中缓解疼痛、改善关节功能、提高生活质量并具有很高的效价比。长期随访研究显示 TKA 术后 15 年假体生存率 93%，20 年假体生存率超过 83%。有报道 UKA 术后 20 年假体生存率达到 91%。但是仍有部分患者术后感到疼痛、活动受限、不稳定等不适，比如有研究发现 15%~30% 的 TKA 术后患者感到不满意。随着假体植入时间的延长可能出现更多复发疼痛、功能障碍甚至假体失败的病例。对有风险的患者进行严密观察并且对术后产生症状的患者进行准确诊断非常重要，其决定了进一步治疗方案和预后。

合理的影像学检查对于 TKA/UKA 术后随访和并发症的准确诊断必不可少。假体松动和感染是 TKA/UKA 术后较常见的术后并发症，而其他并发症诸如髌骨轨迹不良、关节不稳定、假体位置不正 / 对线不良、聚乙烯衬垫磨损、颗粒病 / 骨溶解、假体周围骨折、关节纤维粘连、伸膝装置损伤、黏液囊炎、肌腱病变等同样会导致手术失败或者疼痛。传统 X 线摄片仍然是 UKA/TKA 术后随访评估的基石。X 线片视野较大，可显示假体与原始关节结构的相对位置，评估假体对线、松动、移位、假体周围骨折、异位骨化形成以及软组织钙化等并发症。但是 X 线片成像会受到投射角度影响，更重要的是不能反映骨内细微改变和假体周围软组织情况。CT 和 MRI 相较于 X 线片，在骨关节成像方面有许多优势。尽管 TKA/UKA 术后体内存在金属假体，但是近年来在减少伪影方面的技术进展促使两项技术在 TKA 术后影像学评价上的价值大大提高。超声检查有便携性，可动态观察、费用低廉以及检查同时指导诊断性或治疗性穿刺等优点，但一定程度依赖于操作者经验。核素扫描曾经受限于放射性示踪剂的特异性较低，难以鉴别松动和感染，近来新出现的核素扫描示踪剂已经极大地提高了特异性，特别是针对关节置换后疼痛评价是否感染的情况可以提供有价值的信息。

一、成像技术

大量成像技术已被用于评价有症状的 TKA/UKA 患者，但目前还没有找到一个理想的成像技术，这表明诊断有症状 TKA/UKA 的挑战性。每一项成像技术都有其优缺点，因此临床工作中各项技术常常联合使用，以提高敏感性和特异性。近年来其中几项技术的重大进步为提高 TKA 并发症的检出率带来了希望。

（一）X 线摄影

传统 X 线摄影技术是膝关节置换术后随访检查和评价症状性 TKA/UKA 的首选成像技

术。X 线成像能够提供膝关节假体、周围关节结构以及邻近关节的大量信息，而且快捷便宜。但是 X 线摄影是二维成像，且无法显示绝大多数软组织病理情况。

膝关节置换术后即可获得膝关节 X 线片，在患者出院前、术后定期随访中均需要摄片。这一系列 X 线片可作为基线资料用于对比观察。负重位 / 站立位片对于评价力学轴线至关重要。有学者强调了使用包含股骨头和踝关节的下肢全长片来准确测量下肢轴线的重要性，全长片对于胫骨 / 股骨弓形较大或有关节外畸形的患者评估尤为重要（图 1-4-1）。

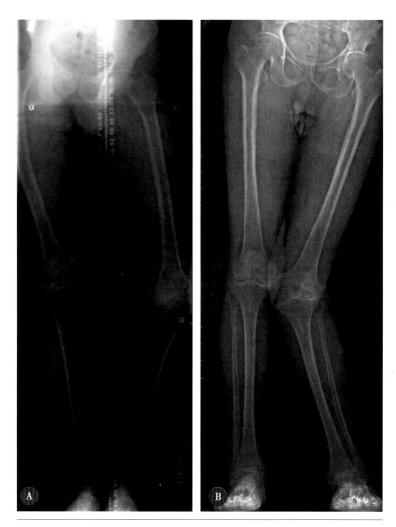

图 1-4-1　下肢站立位全长摄片
A. 左膝胫内翻畸形，胫骨侧关节外畸形；B. 左膝外翻畸形，股骨 / 胫骨侧无关节外畸形

值得注意的是，利用 X 线成像测量 TKA 术后患者下肢力线受投照时下肢位置的影响。已证实下肢旋转角度、膝关节屈曲度均影响 X 线片上测量的 TKA 术后下肢力线数值。当膝关节外旋时，股骨前弓转向外侧，显得股骨外弓比实际增加，随之胫股外翻角度也比实际减少甚至出现"假性内翻"；而膝关节过度内旋时则相反，造成胫股外翻角度增加甚至出

现"假性外翻"。因此下肢全长片拍摄或负重位摄片时应该让患者双膝稍内旋，使髌骨对向正前方，投照射线中心位于膝关节线（通过触摸定位），射线方向平行于胫骨假体的金属盘。拍摄侧位片时应让患侧膝关节屈曲30°，并贴近片盒，投照射线中心同样位于膝关节线，尽量使股骨假体后缘重叠。可以预先透视校正角度，以获得标准的正侧位片（图1-4-2）。髌骨轴位片（Merchant位）患者平卧后屈膝45°，射线与水平面成30°投照成像（图1-4-3）。

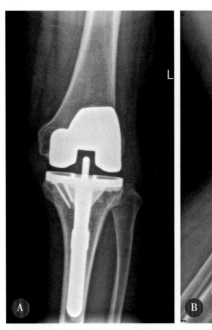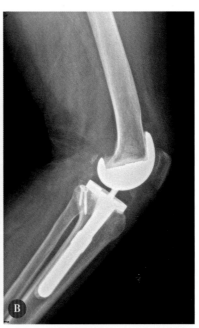

图 1-4-2　TKA 术后摄片
A. 正位片；B. 侧位片

X 线片需要观察冠、矢、轴状面对线、髌骨厚度及轨迹、假体界面透亮度及特征等影像学指标。冠状面对线是在正位（前-后位）片上进行的，股骨假体的解剖对线是假体远端面与股骨干解剖轴所成角度，胫骨假体对线是胫骨力线与胫骨假体平台的角度。矢状面对线则在侧位片上进行，同理，股骨假体对线是其远端固定界面与股骨干解剖轴所成角度。对于后方替代型（PS）假体来说，凸轮设计经常使远端界面不易显示，需要近似的界面作为代替。利用髌股轴位片

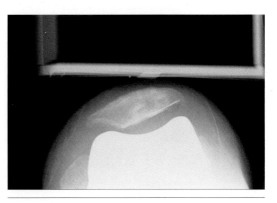

图 1-4-3　TKA 术后髌骨轴位片（Merchant 位）示髌骨截骨面倾斜

（Merchant 位），可以检查髌骨倾斜、半脱位及置换情况。髌骨倾斜角定义为髌骨假体的假体-骨界面连线与股骨内、外髁最高点连线的夹角。髌骨半脱位则为髌骨中心与股骨滑车沟最深处的距离。

X线摄片检查时需要对假体固定界面进行仔细测量，包括非骨水泥固定型假体的假体–骨界面，以及骨水泥固定型假体中假体–骨水泥假面和骨水泥–骨界面。假体界面往往分为若干"区域"，以便于透亮影的定位描述。

膝关节协会X线评价及评分系统和安德森骨科研究所（AORI）分级方法，常被文献和指南引用或作为新评价系统的比较标准。AORI分级主要用于骨缺损的术前评价，并不包括上述几项指标。而膝关节协会X线评价及评分系统可以对膝关节置换术后情况进行比较分析。（图1-4-4~图1-4-6）

（二）电子计算机X射线断层扫描

电子计算机X射线断层扫描（computed tomography，CT）可清晰显示细微骨性结构，诊断骨性并发症的敏感性和特异性较高。除显示骨溶解、异位骨化、假体松动等外，还可精确评估骨溶解范围，显示假体周围实性或囊性肿块。常规CT扫描会因为金属假体存在而产生较大伪影影响图像质量。CT成像中的伪影与使用的金属密度有关，密度较大的铬合金就会比钛金属产生更强伪影，而且在金属周围X线的剧烈衰减限制了紧邻假体的骨和软组织评估。单髁假体的金属体积比全膝假体小得多，所产生的伪影也就少得多，因此比TKA更适合进行CT评估。

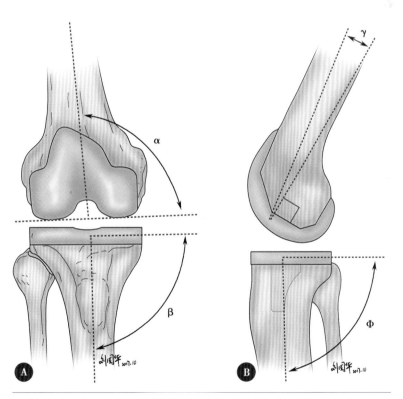

图1-4-4 假体对线、股骨假体屈曲角度和胫骨假体后倾角

A.正位片上测量股骨/胫骨假体分别与股骨/胫骨解剖轴成角以评估假体对线；B.侧位片上测量股骨假体屈曲角度和胫骨假体后倾角

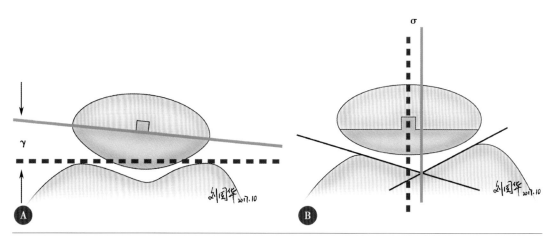

图 1-4-5 髌骨相对股骨假体倾斜角度及位移
A.髌骨轴位片测量髌骨相对股骨假体倾斜角度；B.髌骨轴位片测量髌骨相对股骨假体移位距离

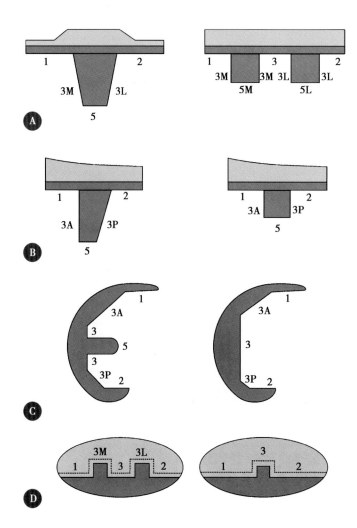

图 1-4-6 假体周围分区
根据胫骨假体正位（A）、胫骨假体侧位（B）、股骨假体侧位（C）及髌骨轴位（D）X 线片对假体周围进行分区，以评估记录放射性透亮线和骨溶解。除定位位置外，透亮线要记录为"部分"或"完全"，骨溶解区以 mm 为单位记录范围

通过对 CT 成像中参数和图像的优化可以减少金属伪影。也可以通过改变患者体位，让射线穿过金属最短横截面，可以明显减少伪影。另外增加穿过金属的射线量可进一步减少伪影，可以采取增加射线的千伏数（可高 140kVp），增加毫安秒（成人可加 300~450mAs），缩小聚焦，薄层扫描等方法。但是因为对患者的潜在伤害，增加的放射剂量有限制。新型多源 CT 扫描仪可以在同一时间形成多个图像，可以有效增加穿透金属的射线数量而不增加放射剂量。

扫描后工作站可以针对感兴趣的结构进行精细调节改良最终图像质量，也可以进行两维三维的重建。各种"窗位"设定也有助于评估特定的解剖结构，例如分别观察骨和周围软组织。当存在大的金属假体时，观看图像时使用平时看纵隔或腹部的"软组织窗"就可提高局部骨溶解区的诊断率。

作为断层成像的 CT 在评估骨溶解体积和溶解区发展方面比 X 线片更有价值。CT 片上典型的骨溶解表现为多分叶低密度灶，可呈膨胀性，偶尔可看到骨膜反应等与骨皮质异常相关的表现。CT 扫描能明确显示假体周围低密度灶，通过比较囊壁密度变化，可以对术后骨溶解和先前存在的骨关节炎假囊肿进行鉴别诊断。还可利用 CT 扫描检查评估 TKA 术后股骨、胫骨假体旋转对线情况。

（三）磁共振成像

磁共振成像（magnetic resonance imaging，MRI）具有多平面扫描能力、无电离辐射及软组织对比度高等优势，非常适合于评估关节内软组织及骨内细微结构改变，特别是针对那些有临床症状但表现不典型，而且实验室检查不支持感染的病例。与 CT 一样，膝关节置换术后 MRI 扫描产生的伪影取决于所使用的金属植入物的类型，与由钴铬构成的植入物相比，钛合金产生伪影较少。成像时使金属假体的长轴平行于磁场长轴，可减少伪影的产生。但关键是 MR 成像脉冲序列参数决定所产生的 MR 图像的整体质量。常规参数下 MR 成像会因为其产生的金属伪影太大而导致形成的图像不能用于诊断。

研究表明，由于金属假体产生的磁感应伪影与磁场强度直接相关，临床上推荐对人工关节置换术后患者以较低的 1.5T 场强进行 MR 扫描，如果扫描场强太低（< 1T），过低的信噪比同样影响成像质量。同时高带宽、大矩阵、薄层优化的快速自旋回波（fast spin echo，FSE）和短时反转恢复（short inversion time（TI）inversion recovery，STIR）序列，可以显著减少假体周围金属伪影。已经针对金属内植物部位成像研制出专用的消减伪影技术，如多采集与可变谐振图像组合（multiacquisition variable-resonance image combination，MAVRIC）和层编码金属伪影校正（slice encoding for metal artifact correction，SEMAC）技术，以及最新出现的可混合 MAVRIC-SEMAC 序列（MAVRIC with the slice location selectivity of SEMAC，MAVRIC SL），进一步提高 MRI 成像质量以精确评估假体周围软组织情况及其他并发症。

术后 MR 成像可以对膝关节置换术后疼痛患者进行临床评估。在一项尸体骨盆模型研究中证实，MRI 在骨溶解的检测中灵敏度为 95%，特异度为 98%，准确度为 96%，而且诊断效能不受病变位置影响，远高于优化的 X 线片。与 X 线片相比，MR 还可以评估骨溶解病灶区域外的潜在骨外病灶，显示骨质溶解的位置和体积以及骨溶解病灶与周围软组织的关系。在另一项尸体模型研究中对比了各自优化后 MR 成像、X 线片摄像和 CT 扫描诊断假体周围检测溶骨性病变的灵敏度，发现优化 MRI 为 95%，而优化 CT 为 75%，优化 X 线片为 52%。研究表明 MRI 是检测小于 3cm 的溶骨性病变的最有效的工具，其对于定位和定量弯曲状的假体周围骨溶解的大小以及评估病灶内颗粒特性更为准确。这为我们提供动态观察假体周围骨内和软组织改变提供了有效的手段，有利于采取手术或非手术措施（如口服双膦酸盐治疗）早期干预，也有助于翻修手术的术前计划。在针对已行膝关节单间室置换患者的应用中，优化的 MR 成像能够稳定可重复的评估 UKA 术后未置换膝关节间室的情况。

MR 成像技术在关节置换术后疼痛中的其他应用包括：磨损颗粒诱发的滑膜炎、假体松动的确认、假体周围感染的深度和程度、区域性神经血管病变（如术后神经瘤）、关节纤维粘连、伸膝装置损伤、黏液囊炎、肌腱病变等，也可以用于股骨、胫骨假体旋转的评估。

MRI 图像中磨损颗粒诱导的滑膜炎表现为滑膜增厚，滑膜信号减低呈中至低信号伴关节囊膨胀，有时伴假包膜扩张。假体周围感染与磨损颗粒、金属离子诱发的炎症反应在 MRI 图像上较难鉴别，但还是有一定特点。感染在 MRI 上表现为不规则、周边强化、与假体相连的积液信号，T_1 加权像上为低信号，T_2 加权像上为高信号，与手术中对照发现这些信号与感染和关节邻近脓肿形成相一致。MRI 图像上出现软组织增生、引流窦道或骨髓炎，可进一步支持假体周围感染这一诊断。膝关节置换术后 MRI 图像呈现滑膜增厚、分层、"洋葱皮"样改变，高度提示假体周围感染。

MRI 诊断假体松动和假体周围骨折具有非常高的准确性。假体松动在 MRI 图像上的典型表现为，在脂肪抑制序列上，金属 – 骨或骨水泥 – 骨交界处出现环形增强信号，而假体周围骨折的 MRI 图像表现为骨折处的高信号线性灶点，伴邻近软组织水肿或骨膜反应。优化 MRI 还可评估假体周围软组织病变，如可评估膝关节置换术后股四头肌肌腱和髌骨肌腱、侧副韧带、后外侧角结构，髋关节置换术后臀外展肌和外旋肌肌腱附着点等。肌腱炎在 MRI 图像上表现为肌腱附着点附近的正常低信号、肌腱上增高信号，并可伴有部分或全层撕裂。高质量的 MRI 图像还可以测量股骨假体与股骨上髁轴以及胫骨假体与胫骨结节间的角度，可有效评估假体旋转对线情况。

（四）超声检查

超声检查没有电离辐射，具有动态观测的能力，成本较低，在患者的评估中具有重要的作用，但是对于假体植入后关节的评估很大程度依赖于操作者的个人操作经验和对超声图像的解读能力，另外超声图像对于未经培训的关节外科医生来说缺乏直观感受。

在使用超声评估关节置换术后疼痛病例时，由于基本上不存在由于金属伪影所导致的图像质量降低，故对于评估假体周围肌腱的完整性以及可能存在的肌肉萎缩时比较准确。因为聚乙烯和金属具有不同的超声成像特点，所以可以用超声检查来评估关节假体各部件之间的位置关系，可以看到可能存在的半脱位或聚乙烯磨损。关于应用超声检查技术来进行关节置换术后的评估已经应用在肩关节和膝关节置换术后的随访研究中，分别用来评估肩袖和全膝关节假体中聚乙烯内衬的情况。

超声的动态检测能力便于进行诊断性或治疗性干预，甚至可以观察到周围肌腱韧带等软组织在活动关节时是否受到假体植入物刺激。超声检查探测到膨胀性假关节囊伴异质低回声区，常提示磨损颗粒诱发的滑膜炎存在。超声还可以发现任何异常的积液（位于关节周围或假瘤内），并且可根据需要指导进行抽吸。如果发现关节周围病理性充血，则提示可能存在感染。应用能量多普勒检查有助于识别活动性炎症的区域，从而发现滑膜炎或活动性感染区域，便于进一步指导进行穿刺吸引或者药物治疗。

超声引导下的诊断性抽吸或注射有重要临床价值。通过超声实时定位穿刺针位置，能够在目标区域准确的输送药物或保证穿刺针位于目标关节腔内，而且可以避免周围神经血管损伤。

（五）核素显像

肌肉骨骼系统的核素显像技术敏感性较高而特异性较差，使其临床应用，特别针对关节置换术后病例的评估受到限制。应用核素显像技术鉴别无菌性炎症、松动与感染一直非常困难，尤其是对于手术后时间较短（＜1年）病例。本单位在一项研究中采用 Tc^{99} 标记的三相同位素骨扫描联合术中组织冰冻病理学检查鉴别全髋关节置换（total hip arthroplasty，THA）术后远期假体松动与感染，发现敏感度为94%，特异度为100%，且阴性结果对于翻修手术选择有积极意义。采用与炎症特异性的试剂组合，例如镓或被标记的白细胞作为放射性示踪剂能改善核素显像技术诊断感染的特异性，特别在 TKA 术后病例。

单光子发射计算机断层成像术（single emission computerized tomography，SPECT）与 CT 相结合的方式可以精确定位假体周围骨代谢改变情况。SPECT/CT 融合技术将功能图像与解剖图像进行融合，采用同机、同体位采集避免错位融合，同时 CT 对 SPECT 图像进行衰减校正，提高图像质量。该技术弥补了单一骨扫描或单光子发射成像术成像模糊、解剖定位差的缺点。能够清晰显示成像局部解剖和生理代谢关系，可以精确定位假体周围骨代谢改变情况（图1-4-7）。对于评估膝关节假体是否松动、髌股关节并发症以及假体位置不良有较好诊断价值。

近来，正电子发射断层扫描（positron emission tomography，PET）/CT 已经扩展了其在全身成像中的应用，包括对人工关节置换术后患者的成像。应用 PET/CT 扫描时，常使用18-氟脱氧葡萄糖（18-fluorodeoxyglucose，^{18}F-FDG）等炎症特异性试剂作为放射性示踪剂。一项早期的研究已经证明 PET/CT 扫描在 THA/TKA 术后的潜在应用，基于对示踪剂吸收程度的高低来鉴别活动性感染、无菌性松动和滑膜炎（高度的 ^{18}F-FDG 摄取提示感染，中度摄取提示无菌性松动，低度摄取提示滑膜炎）。在对脊柱术后的感染研究中，PET/CT 扫描也显示有希望的结果，与常规三相骨扫描或组合放射性示踪剂相比具有更高的诊断感染的特异性。然而 PET/CT 检查不仅昂贵，而且扫描时有效放射剂量较大，成人检查是估计为 10~30mSv，而普通 CT 检查 < 0.1mSv。另外对于 PET/CT 在全关节置换（total joint arthroplasty，TJA）术后评估中的作用还不完全清楚，因此目前被认为是"有用但不恰当"的检查，而且还没有被 FDA 批准用于 TJA 术后炎症和感染的诊断。

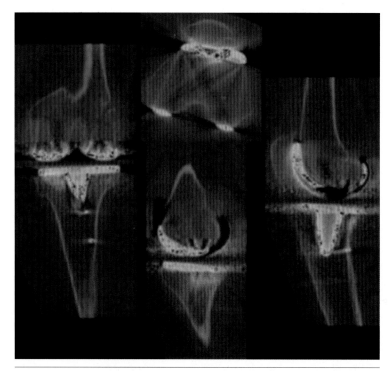

图 1-4-7　SPECT/CT 图像
显示胫骨假体周围核素异常浓集，提示胫骨假体松动

二、失败膝关节置换的影像学表现

（一）膝关节置换术后不稳定

临床诊断膝关节置换术后不稳定主要依据病史和体格检查，然后通过应力位摄片或动态透视来确认。假体与关节之间的间隙不对称性增大提示韧带不平衡和内外翻不稳定（图 1-4-8），前后位屈曲不稳定可导致膝关节急性后脱位（图 1-4-9），这种情况在后稳定性假体中更为常见。症状性不稳定在 TKA 术后患者中的发生率少于 1%~2%，但是它是潜在的导致手术失败的原因之一，在所有翻修手术中占 10%~20%。

（二）假体位置不正 / 对线不良

因为假体位置不正、对线不良与假体松动和关节不稳定之间存在紧密联系，所以评价 TKA/UKA 术后假体位置和对线至关重要。植入物对线和骨性对线必须通分别进行评价以区别韧带不稳定和植入物位置不正。术后随访或进行诊断通常需拍摄负重位 X 线片。

TKA 术后下肢机械轴线应该通过膝关节假体中心或者稍偏内侧，与假体部件垂直。股骨部件应该保持 4°~11° 外翻，7° 最佳。在侧位上，股骨部件后缘应与股骨长轴平行且轮廓与骨的原始轮廓相匹配，假体前缘应该和股骨前皮质齐平。当股骨假体尺寸偏小或偏后放置时，股骨前皮质可能出现切迹。

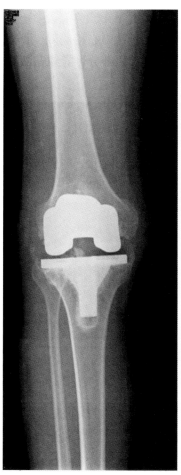
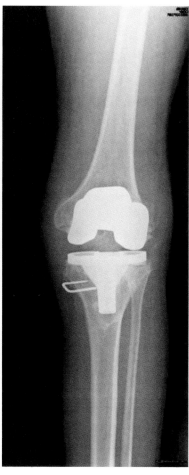

图 1-4-8　患者双膝 TKA 术后左膝疼痛，肿胀，站立正位 X 线片示左膝内外侧间隙不等，内侧间隙明显增宽，提示膝关节内外侧不稳定

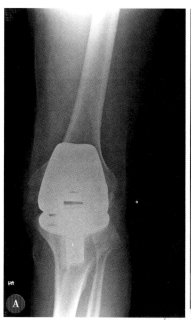
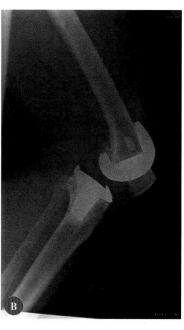

图 1-4-9　患者左膝 TKA（后稳定性假体）术后 1 年突发疼痛，活动受限
A. 正位片；B. 侧位片显示胫骨后脱位，提示膝关节前后不稳定

在前后位上，胫骨部件应当与胫骨干垂直。胫骨部件的内翻位置不正已被证实为一种可致假体松动的危险因素。侧位上，胫骨部件应当在胫骨干中心或者在中心稍偏后。胫骨假体平台在侧位上应当与地面平行相比后倾 0~10°。胫骨部件突出骨面部分可导致黏液囊炎，尤其在前方间室。

TKA 术后关节线的改变与术前相比不宜超过 8mm。理想的胫骨假体关节平面应在腓骨小头顶端近侧 1.0~1.5cm，股骨远端关节平面应在股骨外髁结节远端 2.5cm 或股骨内髁结节远端 3.0cm，髌骨下极应在关节平面上 1.0~1.5cm。侧位片上看髌骨假体的厚度不应大于原始髌骨厚度，因为增加的支持带压力可导致疼痛和髌骨轨迹不良。髌骨轨迹可通过膝关节屈曲 30°~40° 时的髌骨切线图粗略评价（图 1-4-10）。

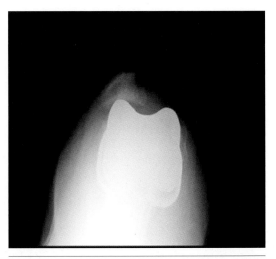

图 1-4-10   TKA 术后髌骨切线位摄片显示髌骨向外侧半脱位

假体旋转不良可导致旋转不稳定。Berger 和 Rubash 提出了一种在翻修手术前通过 CT 评价假体旋转不良的方法。CT 扫描股骨和胫骨部件时，射线方向分别与股骨和胫骨长轴垂直。股骨部件的旋转参照股骨后髁角（股骨髁间线与股骨后髁连线的夹角），男性的股骨后髁角为 0.3°±1.2°，女性为 3.5°±1.2°。胫骨部件的旋转参照胫骨平台前后轴线与胫骨结节夹角。正常的胫骨部件旋转角为相对胫骨结节尖端向内旋 18°±2.6°。联合股骨和胫骨旋转情况，没有髌股关节症状的 TKA 患者的联合外旋角度均为 0°~10°，而有髌股关节问题的 TKA 患者都有联合内旋角。内旋角度与髌股关节并发症的严重程度直接相关。高质量的 MRI 图像也可以有效评估测量股骨假体和胫骨假体旋转对线情况（图 1-4-11）。

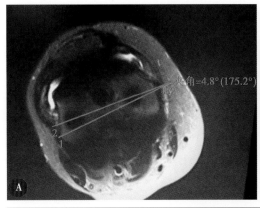
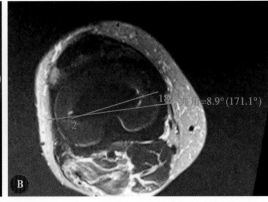

图 1-4-11   磁共振图像显示 TKA 术后股骨假体内旋 4.8°（A），胫骨假体外旋 8.9°（B）

（三）伸肌装置并发症

髌股关节并发症是现今 TKA 患者最常见的术后问题，常常表现为膝前痛、弹响、关节活动受限等症状，是导致 TKA 术后再手术的最主要原因。髌骨倾斜和髌骨半脱位通常可在轴位上看到。出现这种情况通常是因为外侧支持带过紧、假体旋转不良、内翻，股骨或胫骨部件尺寸偏大等也可导致髌骨倾斜，半脱位，甚至完全脱位（图 1-4-12）。在髌骨已进行表面置换患者，髌骨倾斜和半脱位会导致聚乙烯加速磨损，最终引起骨溶解和假体松动。SPECT/CT 技术可以显示髌骨轨迹不良患者髌股关节面的异常核素浓集（图 1-4-12），这对鉴别膝前痛病因很有意义。

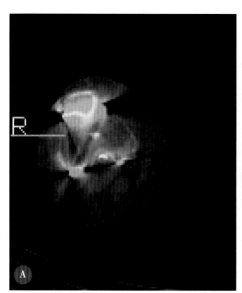
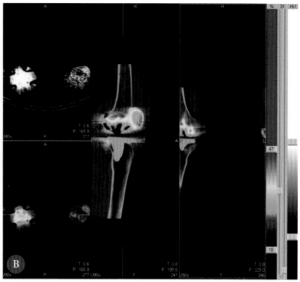

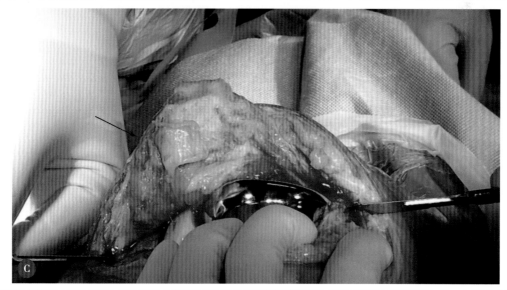

图 1-4-12　TKA 术后膝前痛患者

A、B. SPECT/CT 检查示髌骨外侧关节面异常核素浓集；C. 术中见髌骨外侧关节面与股骨外髁撞击而造成明显骨面凹陷缺损

TKA 术后髌骨应力性骨折有时也会出现，原因是髌骨表面置换时预留髌骨较薄，而且髌骨血供可能会被阻断，固定桩孔附近的压力也会增加（图 1-4-13）。

股四头肌肌腱或髌腱断裂会导致髌骨位置不良（分别会使髌骨位置过低或过高），周围软组织肿胀伴有脂肪平面遮挡。有时可以看到肌腱部分的软组织成波浪状或弯曲。TKA 术后出现低位髌骨时，因 Hoffa 脂肪垫的纤维化和瘢痕挛缩可使股四头肌肌腱完整。高位髌骨时，髌腱完整的情况很少见（图 1-4-14）。

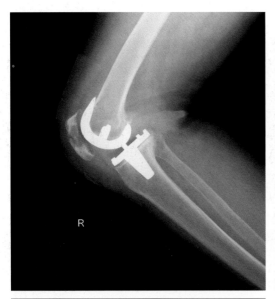

图 1-4-13   TKA 置换 15 年后髌骨应力性骨折

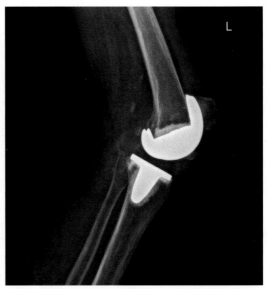

图 1-4-14   TKA 置换术后 3 个月，侧位片显示髌骨下极撕脱骨折，髌骨高位

（四）聚乙烯衬垫磨损

聚乙烯磨损是膝关节假体随着时间失败的主要原因之一。聚乙烯的磨损主要是由沿着胫骨聚乙烯垫片和股骨金属假体元件，以及在胫骨聚乙烯垫片和金属基板之间复杂的运动引起。随着时间的推移，表面磨损导致垫片的分层、点蚀和疲劳，从而释放出不同尺寸的颗粒。这种颗粒的磨损和释放通常与疼痛性滑膜炎，捻发音和与关节运动的摩擦感相关。当负重位 X 线片上出现关节间隙减少时，应当怀疑有磨损。当磨损为非对称性时，通常由内翻或外翻畸形及髌骨倾斜引起。在 X 线片中发现关节间松动和多孔涂层脱落非常重要，因为它们会导致加速磨损，被称为第三体磨损。推荐每年一次负重位摄片以发现 TKA 术后的亚临床磨损，尤其是带有金属底座的假体。早发现聚乙烯衬垫磨损情况，可在不可逆的金属底座损害发生之前进行简单的聚乙烯衬垫更换进行治疗。

来源于聚乙烯表面磨损微粒可能引起炎症反应，导致巨噬细胞和异物巨细胞聚集，然后引起骨溶解。严重时，骨溶解引起的明显骨量丢失和假体松动（图 1-4-15）。

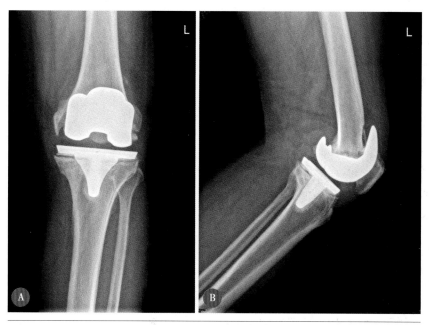

图 1-4-15　正位（A）和侧位（B）X 线片显示股骨侧严重骨溶解、假体移位，胫骨假体周围透亮线，关节间隙不等，提示聚乙烯磨损导致的骨溶解和假体松动

　　使用超声技术测量聚乙烯胫骨衬垫的厚度可以直接发现聚乙烯磨损。因磨损而出现的关节渗出和滑膜炎也可通过超声检测。关节渗出表现为完全黑影（低回声），而滑膜炎显示为关节液中的叶状或结节状低回声，在髌上囊容易发现。超声也可直接发现聚乙烯衬垫的磨损和可能导致的衬垫破裂。

　　MR 成像中，通常聚乙烯磨损诱导的滑膜炎的特征为具有密集的滑膜增殖和低至中等强度（类似于骨骼肌强度）的滑膜增厚，可散在液体和关节腔的膨胀。随着囊内滑膜的增殖和磨损碎屑的增加，可能导致骨侵蚀的发生。聚乙烯肉芽肿或囊膜的局部扩张可引起局部神经血管压迫。聚乙烯磨损引起的骨溶解通常是局灶的且包含中等信号强度的微粒碎片，替代了正常的假体小梁骨和高信号强度的骨髓内的脂肪。这种高分辨率的对比度可以进行骨溶解体积的分段定量，便于对患者的长期监测。由于聚乙烯的低磁化率，MR 成像适用于检测破裂的聚乙烯关节假体部件（图 1-4-16）。

（五）假体周围感染

　　感染是最具破坏性且难以控制的膝关节置换术后的并发症。及时诊断是首要的目标，以利于保留关节功能，限制组织损伤，避免全身性的败血症。经典的感染症状和体征包括：伤口渗液，红斑，关节肿胀，发热，发冷和全身不适等。然而，许多假体周围感染不会表现出这些明显的体征和症状。膝关节置换术后感染的发生率介于 0.5%~2.0% 之间，且在翻修术后提升至 5.0%。因为涉及治疗方案的不同，区分假体松动和感染至关重要。

　　感染情况下的 X 线片可能正常。系列的 X 线片或可显示渐进性的假体周围透亮线增加。假体周围透亮线通常在感染早期无法发现。大范围的骨膜新骨形成和骨溶解具有提示性，但无法诊断感染。

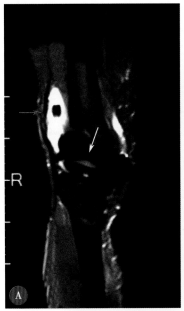
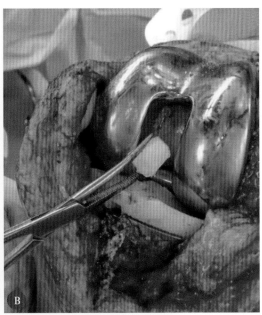
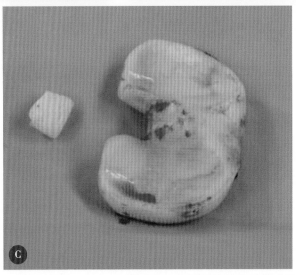

图 1-4-16　患者男性，右膝 TKA 术后 10 年，近半年来阵发膝关节疼痛、僵硬

A. MRI 显示聚乙烯衬垫立柱未显影（白箭头），髌上囊游离体（红箭头）；B、C. 术中证实聚乙烯衬垫磨损立柱磨损断裂

　　MR 成像可以给疑似假体周围感染的患者中提供有用的诊断信息。MR 成像表现为高信号的层状滑膜炎、囊外软组织水肿、囊外潴留和反应性淋巴结病者，假体周围关节感染的可能性较高（图 1-4-17）。在回顾性病例对照研究中，MR 成像表现为薄层高信号滑膜炎者诊断为假体周围关节感染的敏感度为 86%~92%，特异度为 85%~87%。利用 MR 成像对滑膜表现的分类，在观察者内部和观察者之间都有很高的一致性，提示 MR 成像有能力区分感染和由磨损引起的滑膜炎。在急性感染中，MR 成像可以证明伤口并发症如血肿或脓肿的存在。

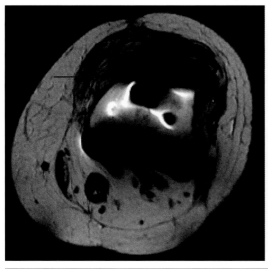
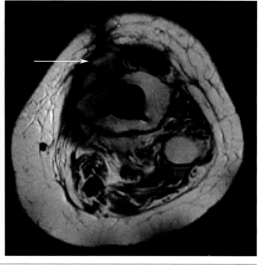

图 1-4-17　MRI 图像显示 TKA 术后呈现关节内层状滑膜炎，即滑膜增厚、分层、"洋葱皮"样改变（黑箭头）；关节外炎性假瘤伴皮下窦道形成（白箭头），提示假体周围感染

　　膝关节假体周围的骨扫描中对示踪剂摄取变化幅度比髋关节假体周围变化大得多。许多无症状患者持续数年出现假体周围的摄取增加。TKA 的自然进程是数年轻度到中度的摄取增加，且常常出现扫描异常。另外，当感染存在时，还没有明确的诊断模式，但是骨扫描阴性时，感染可确定排除。因为其阴性预测值高，可以把骨扫描作为一项有用的初始筛查检查。

　　超声在引导经皮细针穿刺抽液用于减压和微生物学检查时极有帮助。CT 和 MRI 同样可用于显示假体周围关节液，尤其是在使用金属伪影减少技术时。经过静脉注射对比剂后，关节液样本显示边缘加强，且与关节假体交通时，则高度怀疑感染，但是无法与近期非感染性的术后关节液相鉴别。在 MRI 引导下进行关节液穿刺抽液比在超声引导下的技术难度要高。

（六）假体松动

　　TKA 部件的松动可成为应力遮挡之后骨质疏松的结果。它也可以由感染或磨损微粒所致的骨溶解引起。胫骨部件的下沉通常发生在内侧，结果导致胫骨假体的移动，最后引起内翻成角。在非骨水泥胫骨假体中尤其常见。腓骨头可作为骨性标志以助于发现胫骨部件的下沉（图 1-4-18）。

　　判断假体松动的 X 线标准包括：一条宽的（>2mm）或渐进性增大的骨水泥 – 骨或金属 – 骨水泥透亮线，假体移位，骨水泥破裂以及负重位下膝关节假体成角的改变。需要强调的是，骨水泥和骨之间 1~2mm 的透亮线是正常的，可能是骨水泥收缩引起。当后续 X 线片显示透亮线逐渐增大时，可诊断为松动。对于非骨水泥假体，多孔涂层脱落也提示有松动。股骨部件的松动很难发现，因为前后位成像上，假体遮挡了假体 – 骨界面。X 线照射必须与骨水泥 – 骨界面垂直，从而使小的放射透亮线可被发现。X 线摄片检查位置很关键，因此对于高度怀疑假体松动病例推荐使用透视引导 X 线成像。在骨水泥和非骨水泥假体中，放射透亮区均被压力重构后的薄层骨包绕。当皮质缺失时，极有可能出现假体置换失败。膝关节协会评价 / 评分系统可用于描述、记录和随访假体周围放射透亮线的情况。

骨扫描在评价 TKA 术后假体松动的用处比在评价 THA 假体松动中小。这是因为膝关节置换术后的自然进程中会有数年的假体周围骨组织轻到中度摄取增加。手术 6 周以后的局灶性核素摄取增加提示松动或感染，但是假阳性率很高。

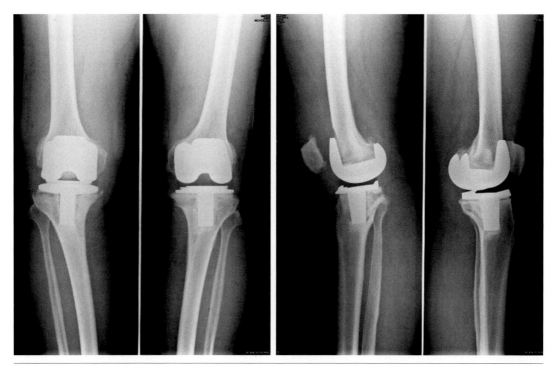

图 1-4-18　双膝 TKA 术后，正侧位 X 线片显示假体位置不正，胫骨假体内翻下沉，伴假体周围透亮线出现，提示假体松动

（七）假体周围骨折

假体周围骨折并不常见，多数发生在类风湿关节炎患者，通常发生在股骨远端（图 1-4-19）。在表面置换过程中形成的股骨前皮质凹陷，骨质疏松都是危险因素。

无移位的假体周围骨折可能在 X 线片中（甚至在 CT 中）被掩盖，但在 MRI 中或可发现。这类骨折表现为线性低 T_1 信号，高 T_2 信号，同时伴有围绕高 T_2 信号的大范围骨髓水肿。

（八）黏液囊炎和肌腱病变

肌腱炎、肌腱撕裂、黏液囊炎或腘窝囊肿等软组织病变引起的疼痛可能和关节假体松动或感染相似。髌腱和股四头肌肌腱都非常适合使用超声进行评估。正常肌腱表现为高回声，当成像与超声声波垂直时，显示为纤维状回声。肌腱炎表现为增厚的不均匀低回声，正常的纤维状回声丢失。肌腱断裂同样容易用超声识别。完全断裂表现为穿过肌腱的液性填充间隙，在肌腱撕裂末端间隙缩小。部分撕裂表现为部分穿过肌腱的液性填充，或者沿着肌腱长轴的纵向裂缝。

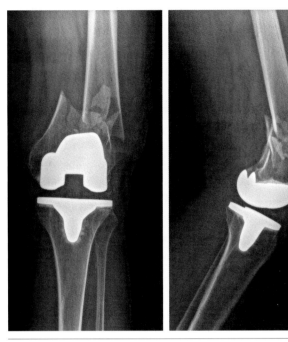

图 1-4-19 患者左 TKA 术后 3 年，跌倒后大腿远端疼痛肿胀，
正侧位 X 线片示股骨髁上骨折

　　肌腱炎和肌腱断裂也可通过 MRI 发现。肌腱炎和肌腱部分撕裂难以区分，因为两者均表现为肌腱增厚和肌腱内部质子密度增加，T_2 信号加强。在慢性部分肌腱撕裂时，肌腱通常变薄，但是质子密度和 T_2 信号正常。完全的肌腱撕裂则表现为撕裂末端高 T_2 信号液体填充间隙的缩小或者不均匀的血性信号。

　　腘窝囊肿和其他异常的关节液聚集，如黏液囊炎、血肿、软组织脓肿等都可被超声识别，并且也可被 MRI 识别。这类关节液可在超声引导下穿刺抽出，以使症状缓解和进行微生物学分析。在穿刺之后，可在超声引导下向囊肿或黏液囊内注射激素和局麻药物。

　　总之，CT、MRI、超声和核医学等成像技术在诊断关节置换术后并发症中都有各自价值，在临床工作中可以根据具体的临床情况由关节外科医生与放射科、超声科、核医学科医生讨论选择使用及分析结果。关节外科医生与相关检查科室医生的交流协作不仅有益于各自诊断水平提高，更重要的是使患者能获得最大的利益。

（何　川）

● 参 考 文 献 ●

［1］ Vessely MB，Whaley AL，Harmsen WS，et al.Longterm survivorship and failure modes of 1000 cemented condylar total knee arthoplasties.Clin Orthop，2006，452：28.

［2］ Sheng PY，Konttinen L，Lehto M，et al.Revision total knee arthroplasty：1990 through 2002.A review of the Finnish arthroplasty registry.J Bone Joint Surg，2006，88A：1425.

［3］ Suarez J，Springer B，Fehring T，et al.Why Do Revision Knee Arthroplasties Fail?［J］.J Arthroplasty，2008，23（1）：99-103.

［4］ Parvizi J, Gehrke T, Chen AF.Proceedings of the International Consensus on Periprosthetic Joint Infection. Bone Joint J, 2013, 95-B（11）: 1450-1452.

［5］ Parratte S, Pagnano MW.Instability after total knee arthroplasty.Instr Course Lect, 2008, 57: 295.

［6］ Mulhall KJ, Ghomrawi HM, Scully S, et al.Current etiologies and modes of failure in total knee arthroplasty revision.Clin Orthop Relat Res, 2006, 446: 45.

［7］ Callaghan JJ, O'Rourke MR, Saleh KJ.Why knees fail: lessons learned.J Arthroplasty, 2004, 19（4 Suppl 1）: 31.

［8］ Firestone TP, Eberle RW.Surgical management of symptomatic instability following failed primary total knee replacement.J Bone Joint Surg Am, 2006, 88（Suppl 4）: 80.

［9］ Pagnano MW, Hanssen AD, Lewallen DG, et al.Flexion instability after primary posterior cruciate retaining total knee arthroplasty.Clin Orthop Relat Res.1998, 356: 39.

［10］ Schwab JH, Haidukewych GJ, Hanssen AD, et al.Flexion instability without dislocation after posterior stabilized total knees.Clin Orthop Relat Res 2005, 440: 96.

［11］ Vince KG, Abdeen A, Sugimori T.The unstable total knee arthroplasty: causes and cures.J Arthroplasty 2006, 21（4 Suppl 1）: 44.

［12］ Fehring TK, Odum S, Olekson C, et al.Stem fixation in revision total knee arthroplasty: a comparative analysis.Clin Orthop Relat Res 2003, 416: 217.

［13］ Armstrong AD, Brien HJ, Dunning CE.Patellar position after total knee arthroplasty: influence of femoral component malposition.J Arthroplasty, 2003 Jun, 18（4）: 458-465.

［14］ Brick GW, Scott RD: The patellofemoral component of total knee arthroplasty.Clin Orthop, 1988, 231: 163.

［15］ Rhoads DD, Noble PC, Reuben JD, et al: The effect of femoral component position on patellar tracking after total knee arthroplasty.Clin Orthop, 1990, 260: 43.

［16］ Rhoads DD, Noble PC, Reuben JD, et al.The effect of femoral component position on the kinematics of total knee arthroplasty.Clin Orthop, 1993, 286: 122.

［17］ Anouchi YS, Whiteside LA, Kaiser AD, et al.The effects of axial rotational alignment of the femoral component on knee stability and patellar tracking in total knee arthroplasty demonstrated on autopsy specimens.Clin Orthop, 1993, 287: 170.

［18］ Nagamine R, Whiteside LA, Otani T, et al: Effect of medial displacement of the tibial tubercle on patellar position after rotational malposition of the femoral component in total knee arthroplasty.J Arthroplasty, 1996, 11: 104.

［19］ Miller MC, Berger RA, Petrella AJ, et al.Optimizing femoral component rotation in total knee arthroplasty. Clin Orthop, 2001, 392: 38.

［20］ Miller MC, Zhang AX, Petrella AJ, et al.The effect of component placement on knee kinetics after arthroplasty with an unconstrained prosthesis.J Orthop Res, 2001, 19: 614.

［21］ Arima J, Whiteside LA, McCarthy DS.Femoral rotational alignment, based on the anteroposterior axis, in total knee arthroplasty in a valgus knee.A technical note.J Bone Joint Surg, 1995, 77（9）: 1331.

［22］ Siston RA, Cromie MJ, Gold GE.Averaging different alignment axes improves femoral rotational alignment in computer-navigated total knee arthroplasty.J Bone Joint Surg, 2008, 90（10）: 2098.

［23］ Luyckx L, Luyckx T, Bellemans J, et al.Iliotibial band traction syndrome in guided motion TKA.A new clinical entity after TKA.Acta Orthop Belg, 2010, 76: 507-512.

［24］ D'Lima DD, Chen PC, Colwell CW Jr, et al.Polyethylene contact stresses, articular congruity, and knee alignment.Clin Orthop Relat Res, 2001, 392: 232-238.

［25］ Ries MD，Salehi A，Laskin RS，et al.Can rotational congruity be achieved in both flexion and extension when the femoral component is externally rotated in total knee arthroplasty? Knee，1998，5：37-41.

［26］ Ritter MA，Davis KE，Meding JB，et al.The effect of alignment and BMI on failure of total knee replacement.J Bone Joint Surg，2011，93（17）：1588.

［27］ Fang D，Ritter MA.Malalignment：forewarned is forearmed.Orthopedics，2009，32（9）.

［28］ Parratte S，Pagnano MW，Trousdale RT，et al.Effect of postoperative mechanical axis alignment on the fifteen-year survival ofmodern，cemented total knee replacements.J Bone Joint Surg，2010，92（12）：2143.

［29］ Meric G，Gracitelli GC，Aram LJ，et al.Variability in Distal Femoral Anatomy in Patients Undergoing Total Knee Arthroplasty：Measurements on 13，546 Computed Tomography Scans.J Arthroplasty，2015，30（10）：1835-1838.

［30］ Nam D，Maher PA，Robles A，et al.Variability in the relationship between the distal femoral mechanical and anatomical axes in patients undergoing primary total knee arthroplasty.J Arthroplast，2013，28（5）：798.

［31］ Mullaji AB，Marawar SV，Mittal V.A comparison of coronal plane axial femoral relationships in Asian patients with varus osteoarthritic knees and healthy knees.J Arthroplast，2009，24（6）：861.

［32］ Deakin AH，Basanagoudar PL，Nunag P，et al.Natural distribution of the femoral mechanical-anatomical angle in an osteoarthritic population and its relevance to total knee arthroplasty.Knee，2011，19（2）：120.

［33］ Lombardi AV Jr，Berend KR，Berend ME，et al.Current controversies in partial knee arthroplasty.Instr Course Lect，2012，61：347-381.

［34］ Ng VY，DeClaire JH，Berend KR，et al.Improved accuracy of alignment with patient-specific positioning guides compared with manual instrumentation in TKA.Clin Orthop Relat Res，2012，470（1）：99-107.

［35］ Spencer BA，Mont MA，McGrath MS，et al.Initial experience with custom-fit total knee replacement：intra-operative events and long-leg coronal alignment.Int Orthop，2009，33（6）：1571-1575.

［36］ Victor J，Dujardin J，Vandenneucker H，et al.Patient-specific guides do not improve accuracy in total knee arthroplasty：a prospective randomized controlled trial.Clin Orthop Relat Res，2014，472（1）：263-271.

［37］ Roh YW，Kim TW，Lee S，et al.Is TKA using patient-specific instruments comparable to conventional TKA? A randomized controlled study of one system.Clin Orthop Relat Res，2013，471（12）：3988-3995.

［38］ Victor J，Dujardin J，Vandenneucker H，et al.Patient-specific guides do not improve accuracy in total knee arthroplasty：a prospective randomized controlled trial.Clin Orthop Relat Res，2014，472（1）：263-271.

［39］ Del Gaizo DJ，Della Valle CJ.Instability in primary total knee arthroplasty.Orthopedics，2011，34（9）：e519-521.

［40］ Hetaimish BM，Khan MM，Simunovic N，et al.Meta-analysis of navigation vs conventional total knee arthroplasty.J Arthroplasty，2012，27（6）：1177-1182.

［41］ Puloski SK，McCalden RW，MacDonald SJ，et al.Tibial post wear in posterior stabilized total knee arthroplasty：an unrecognized source of polyethylene debris.J Bone Joint Surg Am，2001，83（3）：390.

［42］ Callaghan JJ，O'Rourke MR，Goetz DD，et al.Tibial post impingement in posterior-stabilized total knee arthroplasty.Clin Orthop Relat Res，2002，404：83.

［43］ Clements WJ，Miller L，Whitehouse SL，et al.Early outcomes of patella resurfacing in total knee arthroplasty.Acta Orthop，2010，81：108-113.

［44］Waters TS, Bentley G.Patellar resurfacing in total knee arthroplasty: a prospective, randomized study.J Bone Joint SurgAm, 2003, 85: 212-217.

［45］Johnson TC, Tatman PJ, Mehle S.Revision surgery for patellofemoral problems: should we always resurface? Clin Orthop Relat Res, 2012, 470（1）: 211-219.

［46］Sharkey PF, Hozack WJ, Rothman RH, et a1.Insall Award paper.Why are total knee arthroplasties failing today? Clin Orthop Relat Res, 2002,（404）: 7-13.

［47］Lombardi AV Jr, Berend KR, Adams JB.Why knee replacements fail in 2013: patient, surgeon, or implant? Bone Joint J, 2014, 96-B（11 Supple A）: 101-104.

［48］Fehring TK, Odum S, Griffin W L, et a1.Early failures in total knee arthroplasty.Clin Orthop Relat Res, 2001,（392）: 315-318

［49］Schroer WC, Berend KR, Lombardi AV, et al.Why are total knees failing today? Etiology of total knee revision in 2010 and 2011.J Arthroplasty, 2013, 28（8 Suppl）: 116-119.

［50］Panahi P, Stroh M, Casper DS, et al.Operating room traffic is a major concern during total joint arthroplasty.Clin Orthop Relat Res, 2012, 470: 2690.

［51］Wilson MG, Kelley K, Thornhill TS.Infection as a complication of total knee-replacement arthroplasty.Risk factors and treatment in sixty-seven cases.J Bone Joint Surg Am, 1990, 72（6）: 878-883.

［52］Malinzak RA, Ritter MA, Berend ME, et al.Morbidly obese, diabetic, younger, and unilateral joint arthroplasty patients have elevated total joint arthroplasty infection rates.J Arthroplasty, 2009, 24（6 Suppl）: 84.

［53］Esa J, Heini H, Timo P et al.Risk factors for infection after knee arthroplasty.a register-based analysis of 43, 149 Cases.J Bone Joint Surg Am, 2009, 91（1）: 38-47.

［54］Sundfeldt M, Carlsson LV, Johansson CB, et al.Aseptic loosening, not only a question of wear: a review of different theories.Acta Orthop, 2006, 77（2）: 177-197.

［55］吴海山, 吴宇黎.人工膝关节外科学.北京: 人民军医出版社, 2005: 10-266.

［56］Naudie DD, Rorabeck CH.Sources of osteolysis around total knee arthroplasty: wear of the bearing surface. Instr Course Lect, 2004, 53: 251-259.

［57］董培建, 肖鲁伟.人工关节置换术并发症防治及术后康复.北京: 人民卫生出版社, 2005: 50-63

［58］Gupta SK, Chu A, Ranawat AS, et al.Osteolysis after knee arthroplasty.J Arthroplasty, 2007, 22（6）: 787-799.

［59］Yue B, Wang J, Wang Y, et al.How the Gender or Morphological Specific TKA Prosthesis Improves the Component Fit in the Chinese Population? J Arthroplasty, 2014, 29（1）: 71-74.

［60］陈世昌, 严孟宁, 岳冰, 等.标准型和形态特异型假体全膝关节置换术早期临床疗效比较分析.国际骨科学杂志, 2013, 34（4）: 294-297.

［61］Dixon MC, Brown RR, Parsch D, et al.Modular fixed-bearing total knee arthroplasty with retention of the posterior cruciate ligament: a study of patients followed for a minimum of fifteen years.J Bone Joint Surg Am, 2005, 87（3）: 598-603.

［62］Ma HM, Lu YC, Ho FY, et al.Long-term results of total condylar knee arthroplasty.J Arthroplasty, 2005, 20（5）: 580-584.

［63］Noble PC, Conditt MA, Cook KF, et al.The John Insall Award: Patient expectations affect satisfaction with total knee arthroplasty.Clin Orthop Relat Res, 2006, 452: 35-43.

［64］Price AJ, Svard U.A second decade lifetable survival analysis of the Oxford unicompartmental knee arthroplasty.Clin Orthop Relat Res, 2011, 469（1）: 174-179.

［65］Berger RA, Rubash HE.Rotational instability and malrotation after total knee arthroplasty.Orthop Clin North Am, 2001, 32（4）: 639-647.

［66］ Potter HG，Nestor BJ，Sofka CM，et al.Magnetic resonance imaging after total hip arthroplasty：evaluation of periprosthetic soft tissue.J Bone Jt Surg Am，2004，86-A（9）：1947-1954.

［67］ Borrelli J Jr，Ricci WM，Steger-May K，et al.Postoperative radiographic assessment of acetabular fractures：a comparison of plain radiographs and CT scans.J Orthop Trauma，2005，19：299-304

［68］ Merchant AC，Mercer RL，Jacobsen RH，et al.Roentgenographic analysis of patellofemoral congruence.J Bone Joint Surg Am，1974，56（7）：1391.

［69］ Meneghini RM，Mont MA，Backstein DB，et al.Development of a Modern Knee Society Radiographic Evaluation System and Methodology for Total Knee Arthroplasty.J Arthroplasty，2015，30（12）：2311-2314

［70］ Hayter CL，Potter HG，Su EP.Imaging of metal-on-metal hip resurfacing.Orthop Clin North Am，2011，42（2）：195-205.

［71］ Vaidya SV，Gadhiya RM，Bagaria V，et al.Computed tomographic evaluation of femoral component rotation in total knee arthroplasty.Indian J Orthop，2013，47（1）：40-44.

［72］ Koff MF，Burge AJ，Koch KM，et al.Imaging near orthopedic hardware.J Magn Reson Imaging.2017.

［73］ Fritz J，Lurie B，Potter HG.MR Imaging of Knee Arthroplasty Implants.Radiographics，2015，35（5）：1483-1501.

［74］ Plodkowski AJ，Hayter CL，Miller TT，et al.Lamellated hyperintense synovitis：potential MR imaging sign of an infected knee arthroplasty.Radiology，2013，266（1）：256-260.

［75］ Sofka CM，Adler RS.Sonographic evaluation of shoulder arthroplasty.Am J Roentgenol，2003，180（4）：1117-1120.

［76］ Sofka CM，Adler RS，Laskin R.Sonography of polyethylene liners used in total knee arthroplasty.Am JRoentgenol，2003，180（5）：1437-1441.

［77］ Briedahl WH，Newman JS，Taljanovic MS，et al.Power Doppler sonography in the assessment of musculoskeletal fluid collections.Am J Roentgenol，1996，166（6）：1443-1446.

［78］ 张炅，王毅，冯建民，等.髋关节翻修术中冰冻病理切片与^{99}Tcm 三相同位素骨扫描共用诊断髋关节假体周围感染.中国组织工程研究，2014，18（31）：4921-4928.

［79］ Schneider R，Soudry M.Radiographic and scintigraphic evaluation of total knee arthroplasty.Clin Ortop，1986，205：108-120.

［80］ Manthey N，Reinhard P，Moog F，et al.The use of ［18F］fluorodeoxyglucose positron emission tomography to differentiate between synovitis，loosening and infection of hip and knee prostheses.Nucl Med Commun，2002，23（7）：645-653.

［81］ Hirschmann MT，Amsler F，Rasch H.Clinical value of SPECT/CT in the painful total knee arthroplasty（TKA）：a prospective study in a consecutive series of 100 TKA.Eur J Nucl Med Mol Imaging，2015，42（12）：1869-1882.

［82］ Suter B，Testa E，St?mpfli P，et al.A novel standardized algorithm using SPECT/CT evaluating unhappy patients after unicondylar knee arthroplasty--a combined analysis of tracer uptake distribution and component position.BMC Med Imaging，2015，15：11.

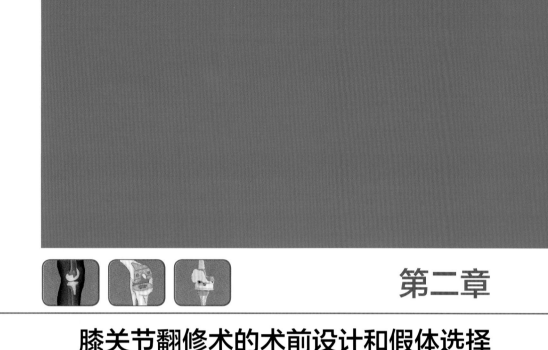

第二章

膝关节翻修术的术前设计和假体选择

成功的膝关节置换术能够有效地缓解膝关节疼痛，恢复良好的膝关节力线，并维持关节活动功能，虽然有研究显示全膝关节置换术（total knee arthroplasty，TKA）后 10 年的假体生存率可达 90%~95%，然而人工膝关节置换术后存在发生各种并发症的可能，主要包括关节感染、松动、假体周围骨折、髌股关节疼痛、关节不稳等。以上并发症可引起关节疼痛及活动功能障碍，此时需要进行人工膝关节翻修手术以解决这些问题。膝关节翻修手术中处理感染、骨缺损、软组织平衡、假体稳定性等问题存在更大的挑战，比初次 TKA 手术更复杂且难度更高，总体手术疗效也不如初次 TKA 理想。

一、术前设计

术前设计主要包括对患者一般情况的充分评估、对人工关节当前状态的评价、对翻修病因的分析以及手术方案的设计。其中手术方案的设计包括下肢力线的恢复、骨缺损的重建及软组织的平衡等方面。

（一）患者一般情况评估

TKA 翻修手术时间长、创伤大、骨缺损及软组织平衡难度高，患者的基础身体状况是决定能否耐受翻修手术的重要因素，术前应当充分评估其呼吸及循环功能，排除手术禁忌证，并请专科会诊评估控制伴发基础疾病。此外，需要重点评估感染的危险因素，若患者有营养不良或伴有相关基础疾病，都可能增加术后感染发生的风险。此外，长期使用激素史、AIDS、器官移植病史及肿瘤转移等也是感染发生的危险因素。既往感染性关节炎病史以及邻近部位的骨髓炎病史均是感染的原发性关节因素。而患者的体重、手术技术、初次 TKA 的假体设计及材料等方面都可能与术后非感染性翻修存在相关性。总体而言，患者基础身体情况及既往史中包含着许多影响翻修 TKA 预后情况的因素，如既往有类风湿关节炎、过度肥胖、糖尿病病史、糖皮质激素使用史、吸烟史、大剂量非甾体抗炎药使用史、初次手术的切口位置和血供等，均是引起切口愈合不良的危险因素。

（二）关节功能评估

患者膝关节的术前评估主要包括：下肢活动度、下肢力线、关节线、双下肢绝对长度及相对长度、髌骨轨迹等方面。一方面可通过评估以了解目前人工膝关节的功能状态，另一方面可为术前设计提供良好的基础资料。而膝关节不稳的程度、畸形、膝关节的活动度和肌力等，都影响着 TKA 术后翻修策略。翻修术前充分评估下肢的力学情况，不仅是充分评估了解患者病情的需要，也是恢复膝关节力线和功能的重要前提。在翻修术前充分评估患者的一般情况、既往手术史及膝关节功能，据此做好危险因素的控制及手术策略的拟定，对于翻修手术的成功具有重要意义。

（三）术前影像学评估

通过膝关节 X 线片，可以评估关节力线、骨缺损的程度、假体周围骨折、关节稳定性及髌骨轨迹（图 2-0-1），以及是否存在骨溶解、假体松动等情况。对比初次 TKA 术后随访的 X 线片与翻修 TKA 术前的 X 线片，有助于分析手术失败的原因。此外，负重位及应力位 X 线片可以帮助判断是否出现聚乙烯磨损、韧带松弛或假体松动。在 X 线片上可能观察到以下表现：在骨水泥与骨交界面出现宽度大于 2mm 的异常透亮区域、假体部件位置变化、骨水泥断裂、骨膜反应，或应力位 X 线片上有假体部件移动。X 线检查显示骨水泥与骨接触面进行性增宽的透亮线可作为假体松动的诊断依据，若假体下沉 ≥ 2mm；或连续的假体周围透亮带 >1mm；或生物型假体涂层逐渐脱落，可认为假体松动明确。

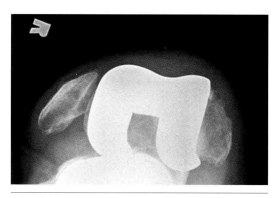

图 2-0-1　TKA 置换术后髌骨脱位

除此之外，如有条件可行 CT 扫描三维重建，相比 X 线片，CT 扫描在判断骨溶解的程度、骨缺损大小和形状及假体位置不良等情况更具优势。通过 CT 扫描获得资料进行关节的 3D 建模技术在翻修 TKA 中的应用优势明显，不仅可以准确测量解剖结构，有助于了解个体的解剖特点，还能够作为分析工具以设计个性化的假体植入物。Lucian 和 Solomon 等在 6 例解剖大体上分别进行 X 线片、CT 扫描及 MRI 扫描，比较三种检查手段在评估 TKA 术后关节骨缺损的敏感程度，发现 CT 扫描以及 MRI 扫描在敏感性及特异性方面均明显优于 X 线片，而 CT 扫描与 MRI 扫描在评估骨缺损体积的测量方面则没有明显差异。早期的 CT 扫描由于金属移植物引起成像伪影而使用受限，MRI 只能当移植物在 MRI 扫描安全时才能使用该检查，比如移植物由钛或钽构成。随着去伪影技术的普及，CT 扫描在翻修 TKA 的影像学评估中占有重要地位，尤其在骨缺损方面。

（四）病因分析

TKA 术后翻修的病因可分为感染性和非感染性因素，其中非感染性因素包括假体无菌性松动、关节不稳、假体周围骨折、髌骨轨迹不良等。根据随访时间的不同，导致翻修的主要原因有所差异。Sharkey 等对从 1997~2000 年间所实施的 212 例膝关节翻修术分析后发现，初次置换术后 2 年内失败主要是因为感染（25.4%）、关节不稳（21.2%）及假体松动（16.9%）等，术后 2 年以后失败主要是因为磨损（44.4%）、假体松动（34.4%）等。10 年后再次随访 781 例膝关节翻修病例，导致翻修的前三位病因分别为：假体松动（39.9%），感染（27.4%）以及关节不稳（7.5%）。虽然不同的文献报道导致初次 TKA 术后翻修的各病因所占比例存在差异，但最主要两个病因分别为感染和假体无菌性松动。

（五）感染性因素

在翻修手术前需结合患者的病史、查体及辅助检查，明确诊断导致翻修手术的原因。感染是 TKA 术后最严重的并发症之一，大部分出现感染的膝关节都需要进行翻修手术治疗，这也是术后感染的最佳治疗方案。相关报道显示初次 TKA 术后的感染发生率约在 0.5%~2.0% 之间，而初次 TKA 术后 2~5 年内翻修的病例中，感染占比可达 37.6%~38.0%。TKA 术后深部感染的诊断主要以临床表现为基础，综合运用实验室检查、X 线、关节腔穿刺细菌培养加药物敏感试验、骨扫描以及组织活检进行。

1. 感染临床表现   感染根据临床症状出现的时间，可分为早发感染（术后 3 个月内）、迟发感染（术后 3~12 个月）、晚发感染（术后 12 个月后），各个阶段的临床表现及致病菌的种类存在各自的特点。

（1）早发感染（术后 3 个月内）：常在假体植入期间获得，多由毒力较强的病原体引起，比如金黄色葡萄球菌、革兰阴性杆菌、厌氧菌或多种微生物感染。大多数早发感染会出现以下 1 个或多个症状急性发作：伤口渗出、关节周围皮肤红疹、硬化或水肿、关节疼痛、关节积液或发热。

（2）迟发感染（术后 3~12 个月）：也常在假体植入期间获得，多为毒力较低的病原体引起，比如丙酸杆菌种、凝固酶阴性的葡萄球菌或肠球菌。大多数迟发感染呈长期慢性病程，其特征主要为持续的关节疼痛，伴或不伴有早期植入物松动。在延误诊断时或在未治疗的患者中可能出现间歇排液的窦道。

（3）晚发感染（术后 12 个月后）：常为另一部位存在感染（比如血管导管、泌尿道或软组织感染）的情况下，由于致病菌血行播散而发生。大多数血源性感染由金黄色葡萄球菌、乙型溶血性链球菌或者革兰阴性杆菌所致。

持续性关节疼痛是感染的重要表现，而机械性松动常在关节活动和负重时引起疼痛。在怀疑感染而尚未获得致病菌培养结果时，可根据感染症状出现的时间进行经验性抗感染治疗。

2. 感染的辅助检查   感染的相关实验室检查主要包括白细胞计数、血沉及 C 反应蛋白，其中血沉和 C 反应蛋白是常用的诊断指标，而 C 反应蛋白的敏感程度要更高。对于大多数患者而言，正常的血沉值或血清 C 反应蛋白值预示着术后感染的可能性降低。C 反应蛋白通常在术后 2~3 天达高峰，3 周左右降至正常。而血沉在术后 1 周达高峰，约 3 个月降至正常。如果术后 C 反应蛋白持续在高水平或者下降后再次升高，应当仔细排除感染可能性。实验室检查对于术后感染的判断可能有价值，但通常不具诊断性。

随着感染的进展，X 线检查可见假体松动、骨吸收破坏（图 2-0-2）表现，骨吸收破坏可表现为假体周围骨质边缘不规则。感染的人工膝关节在 X 线片上可能表现出：在骨与骨水泥交界面出现宽度 >2mm 的异常透亮区域、假体位置变化、骨水泥断裂、骨膜反应或应力位片上有假体部件移动。这些表现与感染持续时间有关，可能需要经历 3~6 个月时间才出现。此外，以上影像学改变并不是感染的特异性改变，如假体位置改变也经常出现在假体无菌性松动过程中。感染与非感染性松动的影像学鉴别有较大难度，但双侧假体完全松动往往提示感染的存在。

骨核素扫描可作为诊断感染的重要辅助检查，其中 ^{99}Tc– 羟基磷酸盐骨扫描和 ^{111}In 标记的白细胞扫描均有助于发现 TKA 术后感染。Rand 等在 38 例膝关节中进行 ^{111}In 标记的白细胞扫描检查，发现该检查在感染诊断的准确率可达 84%，敏感度及特异度分别为 83% 和 85%。但也有研究认为即使依次进行 ^{99}Tc– 羟基磷酸盐骨扫描和 ^{111}In 标记的白细胞扫描，仍不推荐两者作为分辨感染与机械性失败的检查手段。

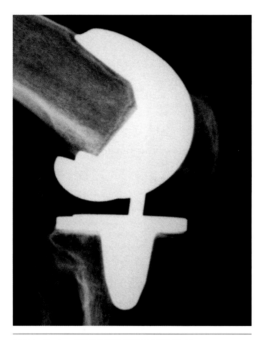

图 2-0-2　假体周围骨质溶解表现

细菌培养及药敏试验有利于选择敏感抗生素进行治疗。常见的感染细菌为金黄色葡萄球菌，而耐甲氧西林金黄色葡萄球菌是最棘手的感染菌株，混合性的菌株感染也可出现。细菌培养阴性并不能排除感染的存在，这在使用了抗菌药物的病例中更常见。而人为污染等原因可能造成培养的假阳性结果，培养阴性并不能绝对除外感染存在。为了更好地保证细菌培养的准确性，AAOS 建议在进行关节液培养前 2 周停用抗生素。

此外，在关节镜检查或翻修术中取关节内组织活检也是 TKA 术后深部感染的准确诊断方法。假体周围组织术中冷冻切片的组织病理学检查对于预测关节感染的诊断具有重要意义。组织病理学检查通常可见多形核细胞浸润，这提示急性炎症反应，但细胞数量在不同研究中的界定值不同。对于人工关节感染时，每高倍视野多形核白细胞数量的最佳诊断阈值尚未统一确定，但每高倍视野 5~10 个多形核白细胞的阈值已被使用。

近年来，有学者应用超声振荡液、16S RNA 扩增序列、α 防卫素、BD 血培养瓶等手段以辅助关节感染的诊断，并且取得一定的效果。微生物常黏附在假体表面形成生物膜，相比于组织培养，移植假体的声波处理可以提高微生物诊断的检出率，特别是在围术期抗生素治疗的情形下。一项前瞻性试验比较了移植髋关节和膝关节假体声波处理后获取标本培养和传统假体周围组织培养对假体周围感染的微生物学的诊断情况。结果显示声波处理后的关节液培养诊断假体周围感染的敏感性显著高于假体周围组织培养（79% vs. 61%）。在术前 2 周内接受过抗生素治疗的患者中，声波处理后的关节液诊断敏感性也显著升高（75% vs. 45%）。尽管声波处理在许多微生物实验室中不是常规方法，但该技术相对简单，随着进一步研究可能会有更广泛的应用。

3. 感染的治疗策略

（1）抗生素治疗：人工关节假体周围感染的明确诊断对于手术设计的主要影响是决定治疗的方案，主要包括抗感染治疗和手术治疗。抗感染治疗主要为应用敏感抗生素控制感染。抗生素的选择应根据细菌培养的药敏结果进行选择，并至少持续使用 4~6 周。由于感染的人工关节作为异物，随着细菌的生长与繁殖可在假体表面形成生物膜。因此，单纯抗生素治疗通常无效，除非采用外科手段破坏或清除生物膜。

（2）清创与保留假体：在假体固定良好、无窦道形成的急性人工关节感染（如假体植入约 30 日内或症状发作 <3 周）的情况下，进行清创、聚乙烯衬垫置换和保留假体可能是合适的策略。有研究显示早期（<90 天）的外科清创后保留假体，并进行平均 1.5 年的抗生素治疗，82% 的病例 3 年内未再发感染。由于高风险而不能接受翻修手术的患者，也可考虑对其进行清创和保留假体策略，在这种情况下，其感染复发的风险高于进行关节翻修术的患者。

（3）一期翻修手术：人工关节感染的外科治疗主要分为一期翻修手术和二期翻修手术。一期翻修手术（也称直接置换）在同一次手术中进行假体移除、骨和软组织清创，以及新假体再植入。这种手术主要适用于软组织状态良好、微生物感染易于治疗、初次 TKA 术后 3 周以内的关节置换术后急性感染的患者，且术后推荐口服 3 个月的特异性抗生素联合利福平。一期翻修的手术操作与非感染性翻修类似，不同的是要求手术清创更彻底。骨水泥、感染的组织或移植的骨组织均需要彻底清除。若使用带延长杆的假体，推荐在杆上粘足抗生素骨水泥，以防髓腔中残留无效腔。

（4）二期翻修：一期翻修主要适用于抗生素治疗敏感的急性菌株感染，但是治疗的有效率不及二期翻修，TKA 的二期翻修成功率高达 87%~90%。二期翻修手术的成功率高，并且在美国是首选手术方式，是 TKA 术后翻修的标准手术方式。二期翻修手术的第一阶段主要包括假体切除、对骨和软组织清创，以及置入关节间隔器。运用含抗生素的关节间隔器进行抗生素局部给药治疗人工关节感染是二期手术的标准操作，保留时间通常在 6~8 周。间隔器分为关节型和静态型（非关节型），使用关节型占位器可以让患者较早活动，而使用静态型占位器会限制关节活动度并导致肌肉萎缩和关节纤维化。在抗生素治疗 4~6 周后就可重新植入新的假体。

二期翻修的第二阶段手术前需要严格评估感染是否残留，同时满足无发热症状、切口愈合良好、切口周围无皮温升高或发红、C 反应蛋白水平降至正常时即可考虑进行假体再植。术中取不同部位关节组织送冰冻病理，若高倍镜下平均每个视野所见多形核白细胞数目超过 5 个，提示可能存在感染残留，此时可谨慎选择再次清创或行关节融合术。是否延长两期手术的间隔时间，应当在确定无感染复发与可能发生关节纤维化和功能减退风险之间充分权衡。若植入间隔器后持续抗感染治疗超过 10 周的时间仍未达到第二期手术标准，纤维组织增生及异物反应将增加手术的难度，此时可谨慎考虑再次清创或进行关节融合术。

（5）关节融合术：适用于伸膝装置功能丧失、不能耐受多次手术操作、翻修术后再次感染、皮肤或软组织存在感染风险、合并严重内外科疾病、不能接受长期抗生素治疗等情况。通过外固定、内固定或髓内钉的方式都能实现关节融合，其中髓内钉是常用的方法（图 2-0-3）。严重的骨缺损、持续的感染或固定不充分等因素都可能引起融合失败。在关节融合后，也应进行 4~6 周针对病原体的静脉抗生素治疗或口服生物利用度高的药物。

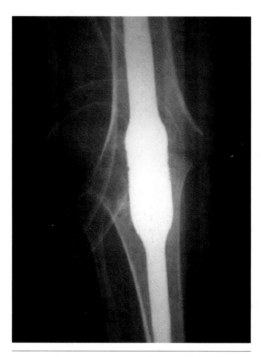

图 2-0-3　适用髓内钉进行关节融合，复查 X
线示两断端骨连结良好

（6）截肢手术：在广泛骨髓炎、全耐药菌株感染、严重的感染威胁生命安全、多次手术治疗失败、严重骨缺损无法使用同种异体骨移植或肿瘤假体等情况下，可考虑进行截肢术。

（六）非感染性因素

排除感染因素后，引起 TKA 术后非感染性翻修的因素可包括：假体松动；关节不稳；假体周围骨折；关节僵直；膝前疼痛；髌骨半脱位或脱位；垫片脱位等。其中松动是最常见的非感染性翻修原因，若假体选择不当或轨迹异常，易于发生髌骨部件的松动。

1. 假体无菌性松动　假体无菌性松动（图 2-0-4）是 TKA 术后非感染性翻修的主要原因。松动的机制可能为聚乙烯磨损诱发的骨质溶解而导致假体松动。导致假体松动的原因包括患者肥胖、骨质疏松、关节过度使用、下肢力线异常，也可能是因为假体所受应力过大、假体固定不牢、假体设计缺陷及使用限制型假体等其他原因引起。X 线检查显示骨水泥与骨接触面进行性增宽的透亮线可作为诊断依据，若假体下沉 ≥ 2mm；或连续的假体周围透亮带 >1mm；或生物型假体涂层逐渐脱落，可认为假体松动明确。明确假体松动后应首先排除感染，可通过关节液抽吸行细胞计数、革兰染色和培养来排除。血沉和 C 反应蛋白的升高也应注意排除感染存在。排除感染后，对于仅影像学检查提示假体松动，但无症状和持续骨丢失的患者，可选择密切随访观察。而有疼痛、关节不稳等症状的无菌性假体松动患者可选择行全膝关节翻修成形术。术前应当充分分析导致松动的原因，如力线不良、骨质疏松等，以做好应对翻修术中间隙不平衡或骨缺损的准备。

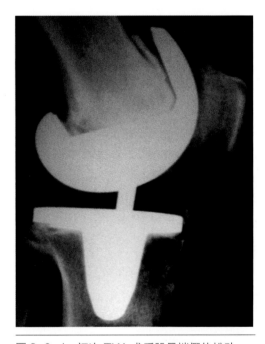

图 2-0-4　初次 TKA 术后股骨端假体松动

2. 关节不稳　　关节不稳可在膝关节屈曲或伸直时发生。基于不稳的方向，可分为三个基本类型：冠状面不稳（侧副韧带不稳，伸直间隙不稳）；矢状面不稳（前后向不稳，屈曲间隙不稳）；整体不稳。导致关节不稳的原因包括：初次手术时软组织平衡失败、截骨不精确导致关节间隙失衡；创伤引起急性韧带撕裂；假体的类型、尺寸或旋转也可影响韧带的稳定性。在评价关节不稳时，应仔细检查伸膝装置功能，因伸膝装置功能减退可在韧带支持良好的情况下引起关节不稳表现。

冠状面不稳可根据步态、内 / 外翻应力试验以及负重位 X 线检查来诊断。单纯的冠状面内 / 外翻不稳，可通过软组织修复或重建、垫块更换甚至 TKA 翻修来处理，严重时可能需选用限制型翻修假体。处理侧副韧带失衡时，主要为恢复关节机械轴力线，避免支持韧带的异常应力，并在限制性最小的情况下重建关节稳定性。Naudie 等推荐外侧支持韧带功能正常的前提下，在内侧副韧带完整时使用限制型垫片或者 PS 垫片；在内侧副韧带可重建时使用内 / 外翻限制型垫片；在内侧副韧带不可重建或者缺失时使用铰链型假体。

屈曲不稳是屈曲间隙大于伸直间隙的结果，这可能由股骨后髁截骨量过大、胫骨平台截骨后倾角度过大或 TKA 术中保留的后交叉韧带损伤导致。严重的屈曲不稳可能表现为关节前脱位。手术治疗的方法主要有：更换更匹配的垫片、后稳定型假体翻修或限制型假体翻修。垫片更换只适用于明确的因垫片较小而引起的屈曲不稳。对于保留后交叉韧带的 TKA 术后后交叉韧带损伤引起的屈曲不稳，适用后稳定型假体进行翻修。仅在屈曲间隙过大以致不适用后稳定型假体进行翻修时，才考虑选择限制型假体。

3. 假体周围骨折 假体周围骨折（图 2-0-5）可发生于股骨假体周围、胫骨假体周围或者髌骨假体周围。骨质疏松症是发生假体周围骨折的重要危险因素，可能发生于长期糖皮质激素使用或类风湿关节炎的患者，术中暴力操作也可能引起不易察觉的微骨折，并在术后出现明显的骨折。若 X 线检查怀疑假体骨折，可进一步行 CT 扫描检查以明确诊断。

（1）股骨假体周围骨折：发生部位有股骨内侧髁、股骨外侧髁、股骨髁上以及股骨内（外）上髁，其中股骨髁上骨折是常见的膝关节假体周围骨折类型，期发生率可达 0.3%~2.5%，这可能与手术中股骨前部开槽有关。轻度移位、对位对线良好且假体固定牢靠的骨折可使用石膏或支具固定、制动、延迟负重时间等非手术方法治疗。移位性骨折需复位，并用接骨板和螺钉或者髓内针固定。伴有假体松动时需要再次翻修。

（2）胫骨假体周围骨折：相对少见，其治疗与股骨侧假体周围骨折类似，根据骨折移位程度、对位对线情况和假体稳定情况来决定。

（3）髌骨假体周围骨折：发生可能与假体的设计和位置、髌骨轨迹不良、髌骨缺血性坏死、膝关节过度屈曲或创伤有关。治疗取决于骨折的严重程度、髌骨假体的状态以及伸膝装置的状态，假体固定良好、骨折移位极小、伸膝装置完整时可选择非手术治疗，否则可行切开复位内固定，联合或不联合髌骨假体翻修手术。

4. 关节僵直 关节僵直是指 TKA 术后关节活动范围受限，其可能导致关节功能受损。虽然目前没有公认的诊断标准，但研究发现膝关节屈曲度需要达到一定的标准才能完成不同的活动：以 67° 完成步态的摆动期、以 83° 上楼梯、以 100° 下楼梯、以 93° 从一个标准的椅子上起身，以及最多 105° 从一个较低的椅子上起身。患者术后康复锻炼的依从性差、关节感染、异位骨化、疼痛、肌肉损伤等均可能是术后关节僵直的原因。其治疗主要包括麻醉下手法松解、关节镜下粘连松解及膝关节翻修术。若在术后 3 个月内实施，可以尝试麻醉下手法功能锻炼结合后续的积极功能锻炼。

5. 不明原因疼痛 不明原因持续性疼痛也是 TKA 术后非感染性翻修的重要病因，具体的发病原因及机制仍有待研究明确，可能与患者对手术效果期望过高、疼痛应对能力较差有关。对于主诉疼痛就诊的患者，应当充分评估，排除感染、假体松动、髌股关节异常、假体周围骨折等常见的引起术后疼痛的原因。针对 TKA 术后不明原因的疼痛，因再次手术效果较差而不被推荐。Mont 报道了因无法解释的疼痛而行膝关节探查手术的患者中，59% 的效果一般或者较差。

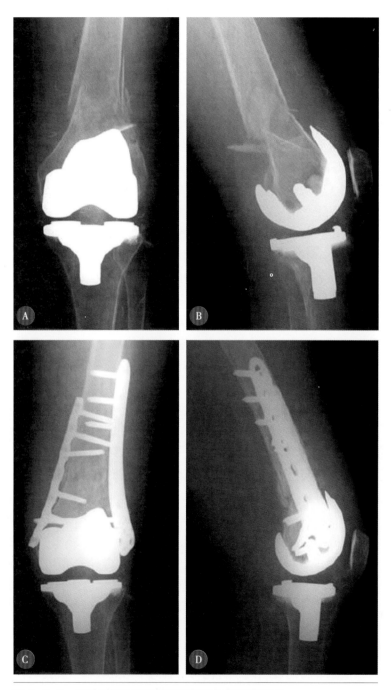

图 2-0-5 股骨侧假体周围骨折行切开复位内固定术
A、B. 术前膝关节 X 线；C、D. 内固定术后膝关节 X 线

6. **髌股关节相关的并发症**　髌股关节相关的并发症是导致全膝关节置换术后再次手术的常见原因。主要并发症包括髌股关节不稳定、髌骨假体松动、髌骨假体失效、髌骨骨折、髌骨弹响综合征和伸膝装置断裂。髌股关节不稳定表现为髌骨半脱位或脱位，标准的膝关节X线片结合髌骨轴位片可做诊断；治疗方法包括侧面紧缩软组织的松解术、髌股关节重建术或异位假体翻修术。

伸膝装置断裂（图2-0-6）主要表现是不能主动伸膝，是膝关节置换的一种罕见并发症。该病首选外科治疗，可选择使用自体、同种异体或人工肌腱移植行外科手术修复。推荐在等待再次手术期间进行物理治疗，以维持膝关节的伸展能力，从而最大限度降低膝关节发生不可逆性屈曲挛缩的风险。

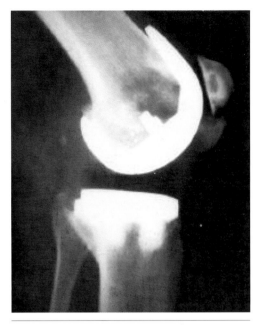

图2-0-6　TKA术后髌骨骨折

7. **聚乙烯磨损**　聚乙烯磨损（图2-0-7）可在股骨假体与聚乙烯垫片之间，或股骨假体与髌骨假体的聚乙烯之间摩擦产生，属于正常现象。但是，过度肥胖、激烈运动、力线不良以及低交联聚乙烯材料等因素均可能加速磨损。磨损早期可无症状表现，晚期可能引起膝关节疼痛、肿胀、假体松动以及关节畸形加重。负重位X线片检查可发现关节间隙变窄。治疗可选择持续观察、更换聚乙烯衬垫，或在有假体松动时行全膝关节翻修成形术。

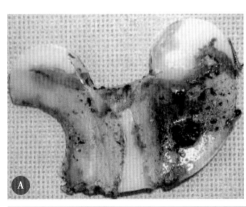
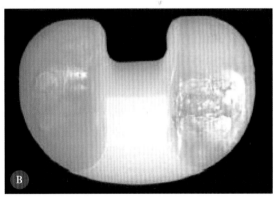

图2-0-7　翻修术中取出磨损的聚乙烯垫片
A.聚乙烯垫片严重磨损；B.聚乙烯垫片轻度磨损

8. **骨溶解**　骨溶解（图2-0-8）被认为是由假体磨损产生的颗粒引起机体一系列炎症反应导致的，主要表现为假体周围的骨量丢失。磨损颗粒的来源可包括：聚乙烯垫片、胫骨假体后方、聚乙烯髌骨假体以及松动产生的骨水泥颗粒。力线不良、假体旋转不良等手术因素，超重或者运动程度过大等患者因素均可增加假体的磨损，从而促进骨溶解的发生。骨溶解的主要影像学检查手段为 X 线检查，且在 X 线片上有特定的好发部位：固定良好的股骨假体周围骨溶解常发生于后髁，或在侧副韧带止点的下方，可分别从侧位与正位 X 线片发现；胫骨侧的骨溶解常发生于假体周围或沿着延长杆周围；髌骨骨溶解则主要发生在假体边缘的骨与骨水泥或骨与假体界面上。骨溶解并不是翻修 TKA 的绝对指征，可在出现大范围的或者渐进性骨量丢失、假体出现明显松动时考虑行翻修手术。

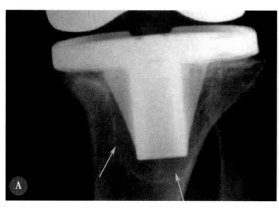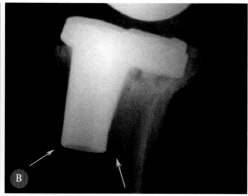

图 2-0-8   假体周围骨质溶解表现
术后膝关节正位（A）、侧片（B）在假体远端箭头所指部位均可见骨溶解表现

（七）手术设计

对各种原因导致的膝关节置换术后翻修，术前设计需考虑到以下几方面：最佳手术入路选择、假体移除方式、骨缺损程度及重建方案、软组织平衡、假体类型选择、假体固定方式等。

1. 手术入路选择   TKA 翻修手术设计的首要步骤就是选择入路。若术前评估存在皮肤缺损、大片皮肤坏死、软组织覆盖差等问题，应提前请整形科会诊协助指导处理，必要时可行关节周围皮下组织球囊扩张以减小皮肤切口张力，或术中行皮瓣移植以修补严重的软组织缺损（图 2-0-9）。切口的选择应根据前次手术采用的入路、软组织覆盖情况、膝关节畸形和活动度来决定，但通常推荐使用与前次 TKA 手术相同的切口，并清理残留的缝合材料。若膝关节前方存在多处手术瘢痕，一般推荐采用最外侧的手术瘢痕入路，避免因前次手术切口破坏血运而影响切口愈合。若考虑沿着既往瘢痕的切开可能影响手术显露，应选择在

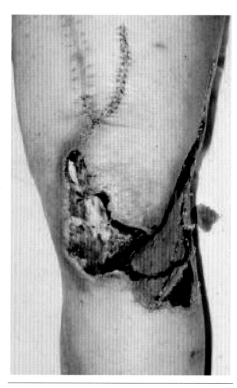

图 2-0-9   TKA 术后严重感染引起软组织缺损

原切口外侧切开，并距离原切口至少 7cm 或计划切口长度的一半。术后切缘的坏死和伸膝装置的缺陷是翻修 TKA 的严重并发症，因而手术入路在追求充分显露的同时，应当尽可能地保护血供及伸膝装置。

伸膝装置的保护在翻修 TKA 术中重要且具有难度，手术的显露、髌骨轨迹、假体的移除、骨折及软组织损伤等问题，都将影响手术的最终效果。关节囊的切开对于手术显露至关重要，且影响着伸膝装置的功能，而良好的伸膝装置功能是翻修 TKA 手术成功的重要影响因素。关节囊的充分切开至少需要延长至髌骨近端 4~5cm。翻修术前膝关节活动度较好时，常规的切开显露步骤即可使髌骨外翻而充分显露膝关节。但当术前膝关节活动度明显受限时，由于膝关节周围形成大量挛缩的瘢痕组织，则需进行广泛的软组织松解。如内侧韧带组织挛缩明显，术中可能需要整体松解内侧副韧带、鹅足及半膜肌腱。如果入路选择不合适，且髌骨侧方的牵拉或外翻未得到及时矫正，翻修 TKA 术后则很可能出现髌骨轨迹不良，引起翻修失败。若上述软组织松解方法不能满足显露的要求，可采用其他如股直肌斜切术、股四头肌 V-Y 成形术（V-Y quadricepsplasty）、股四头肌翻转切开术、胫骨结节截骨术等方法来充分显露。

股直肌斜切术（quadriceps snip）（图 2-0-10）是 TKA 翻修手术中最常用于松解关节囊并保护伸膝装置的切开方法，其特点是在股直肌的肌腱与肌肉交界区向外上方斜型切断肌腱。股直肌腱近端锐性切断可以避免过度破坏髌骨的血供。股四头肌 V-Y 成形术（图 2-0-11）则是由 Sott 和 Siliski 改良的切开式式，特点是股直肌腱上的斜型切口向着外下方。他们认为此举有助于保护膝外上动脉的血供，同时可通过切口长度调整切缘与外侧支持韧带的距离，并在必要时转换成股四头肌翻转术以充分显露关节囊。

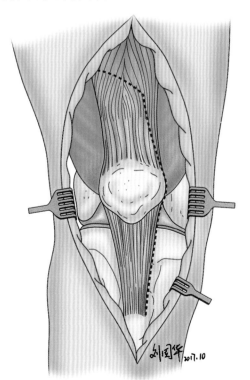

图 2-0-10　股直肌斜切术示意图
如图中虚线所示，在股直肌的肌腱
与肌肉交界区向外上方斜型切断
肌腱

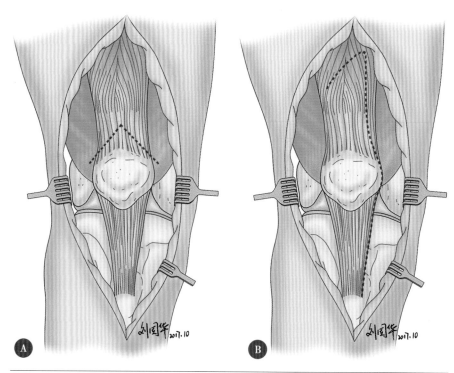

图 2-0-11　股四头肌 V-Y 成形术示意图

A. 传统四头肌 V-Y 成形术；B. 由 Sott 和 Siliski 改良的切开术式

　　股四头肌翻转切开术（quadriceps turndown）（图 2-0-12）的使用需要严格把握指征，建议仅在最严重的僵直膝关节翻修中进行。在股直肌斜切术后，即使充分松解了外侧支持带仍不能显露满意或获得满意的膝关节屈曲度时，可进行股四头肌翻转切开术或行胫骨结节截骨术。若关节的屈曲受限主要由于外侧支持带的广泛挛缩，可选择股直肌翻转切开术；若关节的屈曲受限主要由于髌骨韧带的近端或者远端挛缩，则选择胫骨结节截骨术。股四头肌翻转切开术后要求必须缝合股直肌腱最高点，并沿着内侧切口关闭关节囊。术后患者常需要伸直位制动至少 2 周，且术后 6 周内屈曲不超过 60°，因而患者术后 6 个月内易出现伸直迟滞表现。

　　胫骨结节截骨术（tibial tubercle osteotomy）（图 2-0-13）指沿着胫骨结节内侧骨皮质做一长条形截骨，通过把胫骨结节、髌韧带及髌骨外移达到充分显露的目标。为了早期重建膝关节的功能，可综合使用钢丝捆扎、螺钉固定等方法加强骨折固定。相比股直肌斜切手术，胫骨结节截骨的显露条件更好，且对伸直肌的损伤较小，更利于术后伸膝装置的功能的恢复。该手术操作的缺点主要包括：增加了骨创面渗血；由于胫骨结节前方缺乏皮下组织，常常仅由皮肤覆盖，在该区放置引流可能引起术后窦道形成，甚至引发感染；围术期存在胫骨结节固定失败和撕脱骨折的风险。

　　2. 假体移除方式　保留假体不仅可以减轻翻修手术的难度，且能有效地避免骨量丢失，因而翻修术前应尽可能地评估保留假体的可能性，并严格把握指征。非感染性翻修是保留假体的前提条件，此外，假体固定牢靠、表面无严重磨损、不影响关节力线纠正及关节稳定性是保留假体的重要评估要点。在感染性翻修、假体松动、假体周围骨折、髌骨轨迹不良、股骨假体明显内旋等情况下，往往需要行假体的更换。

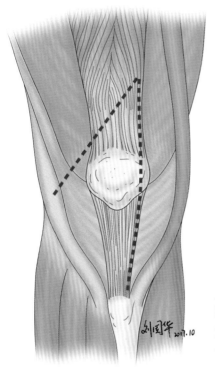

图 2-0-12　股四头肌翻转切开术示意图

如图中虚线所示，在股直肌斜切术后，进一步延长股直肌外上方切口可进行股四头肌翻转切开术

　　膝关节假体的移除是为了提供良好的翻修假体固定条件，其主要风险是导致骨折或骨缺损，进而增加翻修手术的难度。在取出假体的过程中，需要注意尽可能地保留骨量。通常首先取出垫片，再依次取出股骨侧、胫骨侧以及髌骨侧的假体。髌骨侧假体最后移除，是为了避免接下来操作中发生髌骨骨折。取出垫片前，需要评估垫片是否有固定装置并予以去除。对于固定牢靠的假体，应综合借助线锯和微锯等工具松解骨水泥，然后使用拔出器来取出假体。而对于带柄的假体，为了避免暴力导致的假体周围骨折，充分清除骨水泥、滑膜组织，可以通过股骨前皮质的开窗或胫骨结节的截骨，以取出假体。

　　在假体取出之后，应当充分清理骨面残余的骨水泥，尤其是在感染性翻修中。值得注意的是，在非感染性翻修 TKA 中允许骨水泥残留，以避免彻底清理骨水泥而导致大量的骨量丢失。去除髓腔内的骨水泥后，还需刮除骨和髓腔内面的纤维膜，充分暴露正常的骨组织，以增加假体的固定的可靠性。

　　若初次 TKA 术中行了髌骨表面置换，感染性翻修术中必须移除髌骨假体，但在非感染性翻修中仍有争议。若翻修术中的髌骨假体与翻修的股骨假体滑车相匹配，且表面无明显磨损改变，可选择保留髌骨假体。若翻修术中髌骨假体出现松动或严重磨损，应当移除假体，但移除方法不当时，容易造成髌骨的骨质丢失甚至骨折发生。

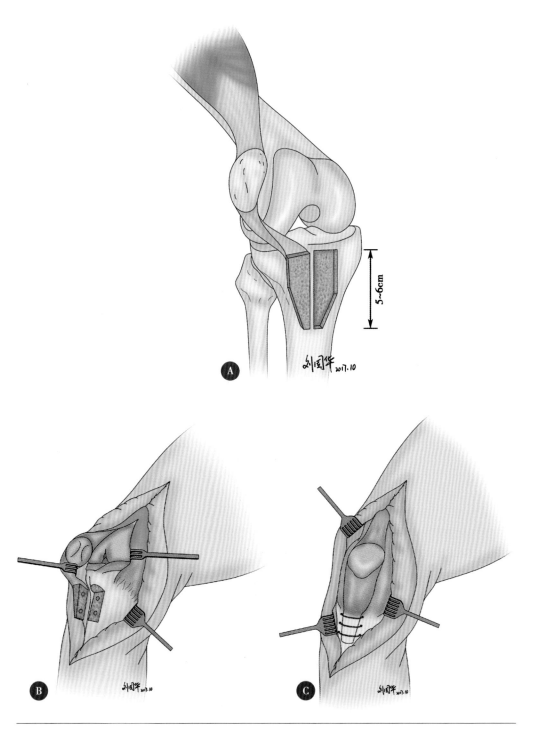

图 2-0-13 胫骨结节截骨术示意图

A.沿着胫骨结节内侧骨皮质做一长条形截骨，把胫骨结节、髌韧带及髌骨外移；B、C.胫骨结节截骨术后使用钢丝捆扎方式加强截骨块固定

3. 骨缺损评估与分型　翻修术前通过影像学检查可以评估膝关节有无骨缺损的情况，拟定修复策略，并提前准备骨缺损的修复材料。虽然术前可通过 X 线检查做出骨缺损的分型，但术中操作可能引起骨缺损分型的改变。此外，需要注意的是 X 线片为二维图像，检查时的投射方向和骨缺损的部位均可能导致术者对缺损程度的误判。相比 X 线片，CT 扫描在判断骨缺损大小、形状及解剖位置不良等情况上更具优势。Lucian 和 Solomon 等在 6 例解剖大体上比较 X 线片与 CT 扫描在评估 TKA 术后关节骨缺损的敏感程度，发现 CT 扫描在敏感性及特异性方面均明显优于 X 线片。随着 CT 去伪影技术与三维重建技术的普及，骨缺损的精确评估与测量得到进一步的保证。

骨缺损的分类方法有很多，但翻修术中骨缺损的形态与初次关节置换不同，目前还没有针对翻修术中骨缺损特有的分型系统。目前常用的骨缺损分型是美国 Anderson 骨科研究所的 AORI 分型（图 2-0-14），该分型包括 I、Ⅱ 及 Ⅲ 型，累及股骨侧的骨缺损可分为 F I、F Ⅱ 和 F Ⅲ，累及胫骨侧的骨缺损可分为 T I、T Ⅱ 和 T Ⅲ 型。I 型指虽然存在骨缺损，但骨皮质完好，不影响假体固定的稳定性；Ⅱ 型指干骺端存在骨皮质及骨松质的骨缺损，其中单纯累及股骨侧或者胫骨侧为 Ⅱ A 型，累及双侧为 Ⅱ B 型；Ⅲ 型指骨缺损导致干骺端缺失，可能引起侧副韧带或髌韧带的附着点骨不连，或韧带因骨缺损而受损。根据这一分型系统，对 I 型骨缺损采用骨水泥填充或颗粒骨加压植骨进行重建；对 Ⅱ 型骨缺损采用组配式金属垫块、加压植骨或结构植骨进行重建；对 Ⅲ 型骨缺损常采用异体骨 – 假体组合、限制型假体或定制假体进行重建。

4. 骨缺损的处理　为了恢复关节的稳定和平衡，必须要重建骨缺损。单纯骨缺损的常用修复材料主要包括以下几类：①自体或异体骨移植技术；②骨水泥填充技术；③金属垫块、cones、sleeves 等。在胫骨平台骨缺损的重建中，小的骨缺损优先选择自体骨植骨，或采用螺钉结合骨水泥修补缺损（图 2-0-15），当自体骨骨量不足时，可采用同种异体骨或金属垫块填充，必要时联合髓腔延长柄技术以分散局部的应力，加强假体固定。处理好胫骨平台骨缺损之后再进行股骨侧骨缺损的处理，此时需要同时处理伸直和屈曲间隙的缺损。若缺损较大，应当首先填充干骺端骨松质缺损，此时可选用同种异体骨、cones 或者 sleeves 重建骨松质床，然后根据需要使用金属垫块来重建干骺端的骨皮质缺损，最后安装股骨假体。

（1）骨移植：在翻修 TKA 中，由于假体移除或假体周围骨折等原因，更容易造成影响假体固定的骨缺损。面对影响假体固定的骨缺损，植骨的优点体现在可以重建骨量、根据骨缺损设计移植骨的形状、远期骨融合后更好的力传导作用，但术中进行骨塑形将延长手术时间，而同种异体骨移植存在排异反应、移植骨吸收、感染等风险，同时骨皮质的缺失将增加骨松质承受的压力，后期容易出现塌陷、假体松动等并发症。结构性植骨主要适用于 AORI 分型 I 型的骨缺损重建，Ⅱ 型骨缺损可选择大块植骨以修复较大的骨缺损问题，而干骺端的植骨重建（图 2-0-16）虽然可用于重建 Ⅲ 型的骨缺损，但移植骨的来源大大限制了该手术技术的临床应用。

（2）组配式垫块：相比采用骨移植修复骨缺损，组配式垫块的采用能够提供即时的假体支撑和稳定性，且没有传播疾病或移植骨吸收风险。组配式垫块能够有效解决翻修 TKA 术中骨缺损的问题，主要包括各种与股骨或胫骨假体匹配的金属垫块（图 2-0-17）。其主要适用于 AORI 分型中的 II 型骨缺损，也可选择与限制型假体组合进行 III 型骨缺损的重建。术者可以选择恰当的组配式垫块与模块化假体进行组合，根据患者的个体情况修复骨缺损、重建关节线及调整软组织平衡。

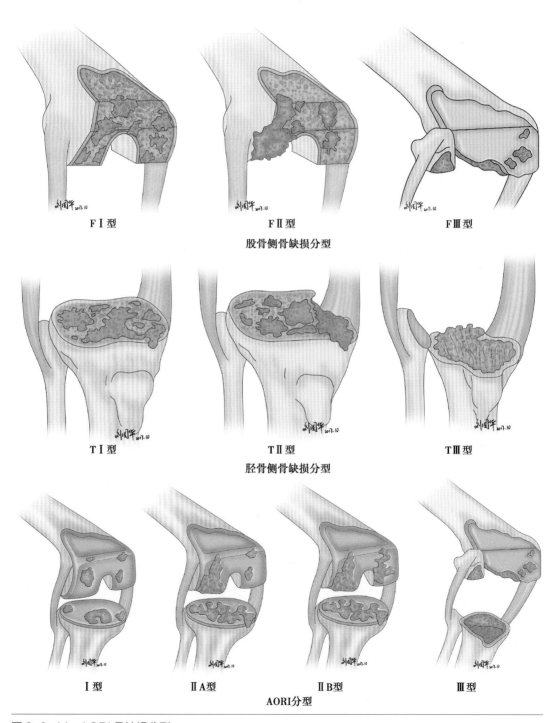

F I 型　　　　　F II 型　　　　　F III 型

股骨侧骨缺损分型

T I 型　　　　　T II 型　　　　　T III 型

胫骨侧骨缺损分型

I 型　　　II A 型　　　II B 型　　　III 型

AORI 分型

图 2-0-14　AORI 骨缺损分型

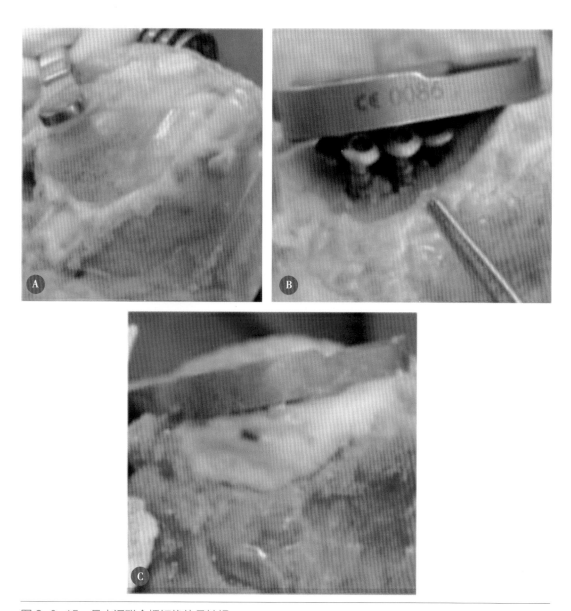

图 2-0-15 骨水泥联合螺钉修补骨缺损

A. 评估骨缺损范围和程度；B. 螺钉支撑骨缺损处胫骨假体；C. 骨水泥填充局部骨缺损

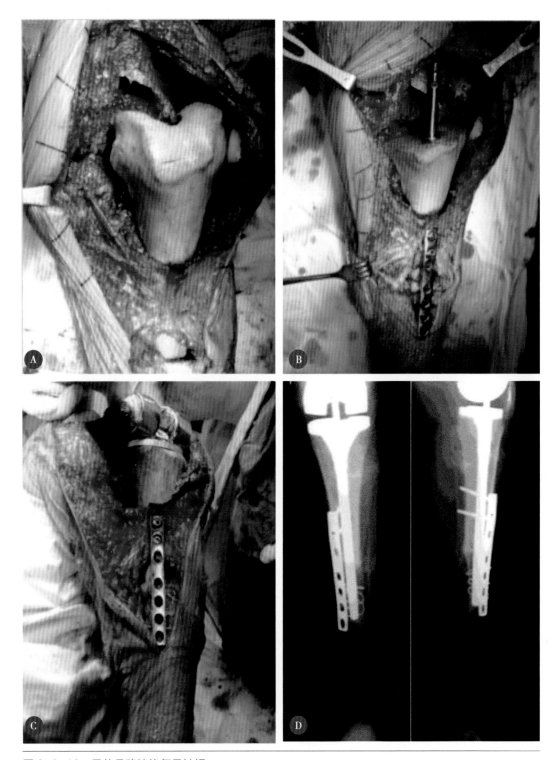

图 2-0-16　异体骨移植修复骨缺损

胫骨侧巨大骨缺损，使用同种异体股骨修复骨缺损

A. 异体股骨逆向放置于移植区；B. 去除股骨髁，异体股骨远端作为"胫骨平台"，股骨干与自体胫骨
相固定；C. 安装膝关节假体；D. 术后 X 线显示异体移植骨、内固定物和假体位置良好

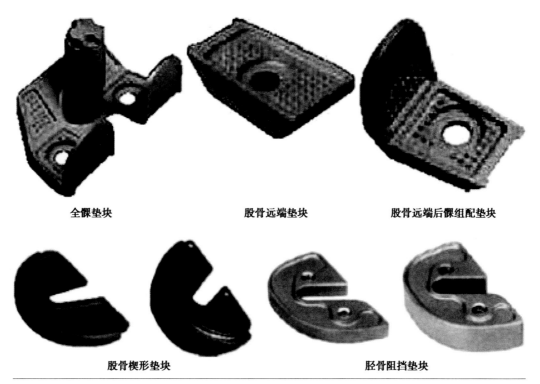

全髁垫块　　　　　　　　　股骨远端垫块　　　　　　股骨远端后髁组配垫块

股骨楔形垫块　　　　　　　　　　　　胫骨阻挡垫块

图 2-0-17　各种类型的组配式金属垫块

　　组配式垫块在修复骨缺损的同时，还能改善假体安装的精准程度，以获得良好的关节稳定性。如翻修 TKA 中常由于股骨侧的骨缺损而影响假体安装时的外旋，而垫块的使用，尤其是后髁垫块能够有效地解决这一难题，从而获得良好的股骨假体外旋角度。虽然面对胫骨侧骨缺损，可通过加深截骨面到达骨缺损深度并选用小一号的胫骨假体来解决，但这将影响到关节线、垫片厚度以及股骨假体的选择。当胫骨平台缺失厚度达 5~20mm，特别是缺损面积超过了平台面积的 1/4 时，应当考虑选择垫块进行加强固定。组配式垫块可以使用于股骨的远端、股骨前髁或后髁截骨面，也可应用于胫骨平台，以修复骨缺损，并调整出适宜的伸屈间隙平衡和关节线。通过组配式垫块的使用，能够增加关节活动度、传递负重到假体 - 骨接触面、帮助患者早期负重，并获得长期的假体稳定性。

　　（3）cones 与 sleeves：cones（图 2-0-18）和 sleeves（图 2-0-19）可应用于填充股骨或胫骨中心型骨缺损。AORI 分型中的 Ⅱ 型或者 Ⅲ 型均可使用适当型号的 cones 或 sleeves 进行骨缺损的重建。支持者认为这些组配材料不仅重建了干骺端骨质缺损，且能够增强干骺端假体稳定性，增加负荷能力。cones 作为一种多孔钽金属，是有效地处理胫骨大块结构性骨缺损的选择。钽金属是一种生物相容性非常高的材料，具备了对宿主极低的免疫反应，同时拥有良好的抗腐蚀性能，其多孔结构能够为骨长入提供条件，达到稳定的生物固定。但是，有时候往往需要清除更多的宿主骨以植入 cones，从而增加了骨量丢失。

　　sleeves 是另一种处理干骺端骨缺损的有效手段，其主要材料为钛金属或钛合金金属，同样具有非常好的生物相容性和生物固定的多孔结构（图 2-0-19）。除了在胫骨近端，

sleeves 也可以为股骨远端骨缺损提供一个稳定的生物固定界面。有研究显示，股骨端及胫骨端 sleeves 的 5 年生存率可分别达 96.0% 和 99.5%，且该研究结果提示 sleeves 的固定方式在可靠性方面并无差异。

骨缺损的处理涉及膝关节的内外翻畸形、软组织张力失衡及膝关节力线等诸多问题，是翻修 TKA 中不可忽视的环节。如果单纯骨缺损而没有软组织失平衡，则只需进行骨缺损重建。若骨缺损伴随软组织失平衡，应首先判断软组织失衡是否可通过软组织平衡技术来纠正，如果可以纠正，则可按照单纯骨缺损技术处理；如果无法纠正，则应选择半限制型假体或固定铰链型假体进行翻修（详见假体选择）。

5. 软组织平衡计划　在膝关节感染性翻修的过程中，需要评估软组织情况并尽可能地彻底清除滑膜组织以较少术后感染的风险。在非感染性翻修中，关节周围的滑膜和软组织可因金属磨损产生的碎屑而染色，这些组织往往很难完全清除，此时的清理应当以避免损伤关节周围的重要韧带、血管为前提，不追求完全清除染色的组织。

与初次 TKA 类似，翻修 TKA 的软组织平衡主要通过对股骨假体和股骨远端的处理，以及对关节内外侧软组织的松解、紧缩或者重建来达到关节间隙的平衡。翻修 TKA 的软组织平衡计划应首先明确是否存在关节不稳及其原因（参考非感染性因素中的关节不稳）。对于关节周围支持韧带功能良好的翻修 TKA，如果伸直间隙大于屈曲间隙，我们可以通过

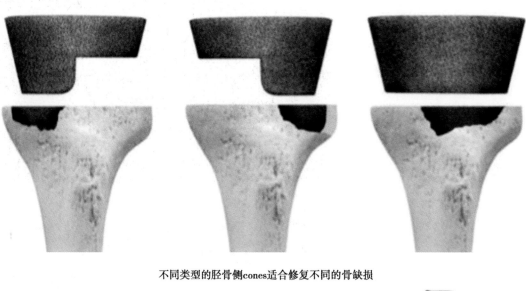

不同类型的胫骨侧cones适合修复不同的骨缺损

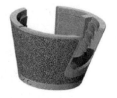 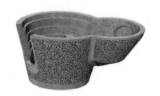 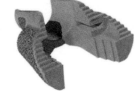

不同类型的胫骨侧cones金属块

图 2-0-18　cones 应用示意图

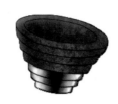

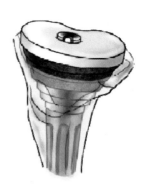

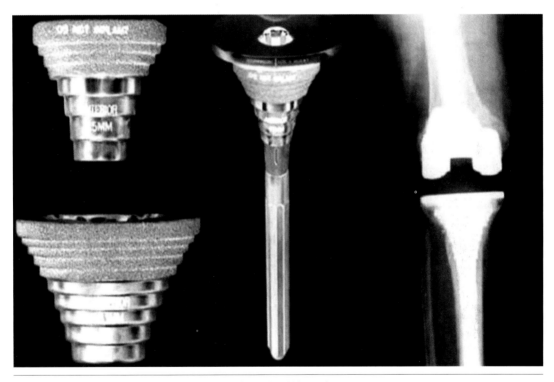

图 2-0-19　sleeve 结合延长杆修复胫骨非包容性骨缺损示意图

在股骨远端使用金属垫块以增加远端股骨的厚度来调整，也可以使用一个更小的股骨假体进行间隙平衡。如果屈曲间隙大于伸直间隙，可以通过增加股骨远端的截骨量来增加伸直间隙，或者使用一个型号更大的假体，同时用金属填充块弥补股骨后方的空隙以减小屈曲间隙。关节内外侧间隙的平衡处理在关节屈伸时各有差异。

6. **髌骨轨迹**　在翻修 TKA 手术，髌骨轨迹不良的发生主要与关节线上移、股骨假体位置不良有关。髌骨轨迹不良在冠状面上主要表现为半脱位或脱位，其影响因素主要包括患者因素（股骨髁发育不良、高位髌骨）、假体设计（股骨滑车过浅）、手术技术（假体过度外旋、髌骨截骨厚薄不均匀）等。如选用股骨假体型号过大（图 2-0-20），可引起髌骨外侧支持带而引发髌骨轨迹异常。髌骨半脱位或脱位主要可通过对紧张侧支持带的恰当松解来改善。矢状位上的髌骨轨迹不良主要表现为髌骨撞击。翻修术中股骨远端骨丢失过多时，若使用加厚垫片可导致关节线的上移，从而引起髌骨撞击，此时可选择股骨远端假体垫块，以更好地维持关节线，避免髌骨撞击。在膝关节部分屈曲约90°使伸膝装置紧张时，测量髌骨假体到胫骨平台聚乙烯平面的高度（图2-0-21），若此高度在10~30mm之间，可有效避免髌骨撞击。此外，通过胫骨结节截骨可以重建髌股轨迹，但由于截骨后的血供支配及疼痛等问题，临床应尽量避免行截骨操作。如果上述过程都无法很好地处理髌骨，可以考虑髌骨切除术。

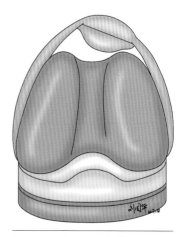

图2-0-20　股骨假体型号过大引起髌骨外侧支持带张力升高

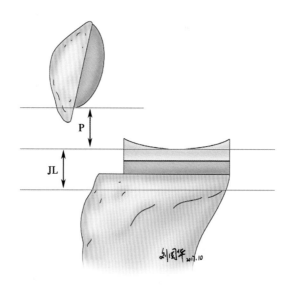

图2-0-21　髌骨假体距胫骨平台聚乙烯平面的高度测量

P：膝关节屈曲约90°时，髌骨假体到胫骨平台聚乙烯平面的距离；JL：膝关节屈曲约90°时，胫骨平台聚乙烯平面到胫骨结节的距离

二、假体选择

进行TKA术后翻修前，患者关节的活动度、稳定性、骨缺损程度、下肢力线、髌骨轨迹及初次TKA使用的假体等，都是影响翻修假体类型选择的因素。以上信息可通过查体、影像学检查和查阅既往手术记录获得，作为翻修手术假体选择的参考。翻修假体本身的活动度和限制程度是假体选择最重要的考虑因素。通常在保证膝关节稳定和假体固定牢靠的

前提下，翻修时应尽量选用限制性小的假体。因为假体限制性越小，传递到假体固定界面上的应力越小，假体远期松动率越低，关节活动度更好，但是在早期关节稳定性方面不如限制型假体。

（一）非限制型假体

TKA 所使用的假体可分为非限制型及限制型两类假体。CR 及 PS 假体是目前临床上最常用的两种非限制型假体。

1. CR 假体 CR（cruciate retaining）假体设计保留了后交叉韧带，以尽可能地保持膝关节的正常运动学特征。在单髁关节置换翻修、前期为后交叉韧带保留型关节的单间室翻修、后交叉韧带保留型关节手术失败但骨量丢失较少且韧带稳定性令人满意的情况下，可考虑采用 CR 型假体进行翻修手术。使用这种类型假体的优点是可以减少骨量的丢失，但在纠正畸形和关节平衡方面的难度较大。如果患者后交叉韧带功能欠佳，翻修术后出现关节屈曲不稳或出现关节活动度受限的风险增加。

2. PS 假体 PS（posterior stabilized）假体，又称后稳定型假体，为后交叉韧带替代型人工膝关节假体，主要通过在聚乙烯垫片上增加立柱和股骨侧假体凸轮设计以替代后交叉韧带（posterior cruciate ligament，PCL）的功能。鉴于翻修 TKA 术中 PCL 的功能往往已经受损，PS 假体是最常用 TKA 翻修假体。相比 CR 假体，PS 假体在矫正畸形时的软组织平衡方面操作更简单，不需要保护后交叉韧带。PS 假体主要适用于屈曲与伸直间隙的平衡在可接受范围的膝关节翻修手术。翻修术中使用 PS 假体的优点体现在关节线调整方面具有较大的灵活性，在翻修术中利于随时搭配各种假体柄、垫块以及模块，以应对各种骨缺损、调整间隙平衡。这类假体的不足主要是截骨量增加，骨折风险升高；关节间隙增大引起关节线上移；力线不良时立柱磨损或断裂风险增大；髌骨撞击几率加大等。

（二）限制型假体

当有严重的侧副韧带缺陷或有中到重度的屈伸间隙不平衡时，翻修术后膝关节容易出现不稳，在这种情况下，限制型假体是更好的选择。限制型膝关节假体有两种类型可以选择：VVC（varus-valgus control）型和铰链型（hinged implants），其中有些铰链型假体允许旋转运动，即旋转铰链型假体（rotating hinged implants）。应当根据膝关节不稳定的程度来选择适当类型的限制型假体。

1. 非铰链式限制型假体 VVC 型为非铰链型限制性膝关节假体，如 TC3 假体、髁限制型人工膝关节（constrained condylar knee，CCK）（图 2-0-22），主要限制了关节在冠状面上的内外翻活动，同时能够限制关节的旋转运动。VVC 型假体相较于 PS 假体具有更深的髁间凹，垫片立柱呈矩形，立柱与髁间凹之间的间隙更窄，从而限制了内外翻与旋转活动。VVC 假体虽然在稳定性方面有所提高，但是伸直间隙与屈曲间隙差异过大时有可能发生关节脱位。非铰链型限制性假体主要适用于单纯内侧或外侧韧带不稳而对侧软组织套袖完整，且关节无过伸的情况，能获得满意的屈曲稳定性以避免凸轮 - 中柱脱位。

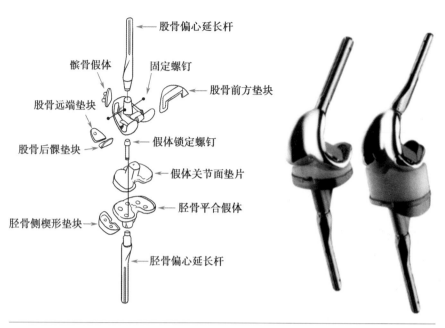

股骨偏心延长杆

髌骨假体　　　　固定螺钉

股骨远端垫块　　　　　　　股骨前方垫块

股骨后髁垫块　　　　假体锁定螺钉

　　　　　　　　　假体关节面垫片

胫骨侧楔形垫块　　　胫骨平合假体

　　　　　　胫骨偏心延长杆

图 2-0-22　髁限制型人工膝关节

2. 铰链式限制型假体　铰链型限制性假体在翻修术中采用，主要适用于严重的侧副韧带功能不全、关节周围骨折预计愈合需要较长的时间或愈合后功能不能达到预期的标准、屈曲间隙过大可能引起非铰链式限制型假体脱位等严重关节不稳的情况。有报道对使用旋转铰链型膝关节假体（rotating hinged knee，Zimmer）（图 2-0-23）进行翻修的中期治疗效果进行 49 个月随访，未发生机械性失败。作者总结认为采用组配式、旋转平台和铰链系统对存在严重骨缺损及软组织功能不全的翻修手术具有重要意义。因而在选用铰链型翻修假体时，推荐选用旋转平台的假体。旋转铰链型关节假体的优点是能够减少限制型假体的聚乙烯垫片磨损、减少应力传导到固定界面、改善髌骨轨迹，但该类型假体的长期数据仍较少。总体来说，铰链型假体比 VVC 型假体可以提供更高的稳定性，但同时活动度也被更多地限制，传导到固定界面的应力相对更大，因而铰链型假体也伴有更高的远期松动率。

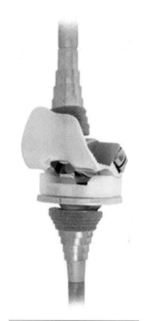

图 2-0-23　Rotating hinged knee 组配式旋转铰链型膝关节假体

（三）假体固定方式

关节假体的固定方式主要包括骨水泥固定、压配固定和生物固定，应根据翻修原因、骨质量和骨缺损程度等确定最佳的固定技术。在感染性翻修，推荐使用含抗生素的骨水泥固定假体。干骺端骨缺损的翻修 TKA 最好使用骨水泥型延长杆或生物型垫块延长杆以加强固定。对于合并干骺端严重骨缺损的非感染性翻修，可采用髁或干骺端骨水泥固定并髓腔延长杆的技术（图2-0-24）。有学者认为胫骨近端存在影响假体固定的骨缺损时，推荐使用延长杆填充髓腔可以保证胫骨假体的稳定性。一般认为，若术中评估延长杆已获得适当压力的压配时可不使用骨水泥固定，但若延长杆过短而没有连接到骨干或延长杆髓腔填充不满意则需要采用骨水泥固定。

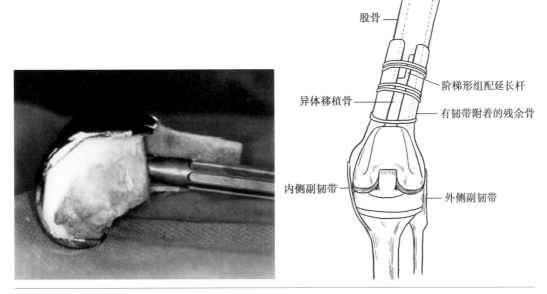

图2-0-24　干骺端骨水泥固定结合髓腔延长杆技术

（四）延长杆的使用

目前延长杆的固定方式主要包括压配固定和骨水泥固定两种类型。骨水泥固定延长杆的优点包括：在较宽的骨质疏松的髓腔中可获得满意的固定效果；在干骺端或者骨干畸形时可调整髁假体的位置；骨水泥可以加载和释放抗生素。骨水泥固定方式的缺点则是再次翻修时假体取出困难，易造成较大的骨量丢失或术中假体周围骨折等。压配式延长杆的优点是假体安放及取出均较方便，缺点是存在假体柄远端肢体疼痛、骨裂或骨折风险，且受骨干畸形影响导致髁假体位置改变，引起力线不良。早期的临床研究显示骨水泥固定要比非骨水泥固定的延长杆更少发生松动。Fehring等研究发现骨水泥型假体柄的影像学松动率为7%，明显低于生物型假体柄29%的松动率。但最新的meta分析认为两种假体柄的固定方式在少于60个月的随访中，在手术失败、感染、假体松动等发生率方面并无统计学差异。

延长杆在翻修TKA中有助于分散应力，减少假体的松动，但髓腔延长杆的使用不当，可引起下肢力线不良的出现，如在胫骨干骺端外翻畸形的病例中选用延长杆固定假体，可能导致下肢力线外翻；股骨侧假体加用延长杆固定可能引起假体的前移而影响髌股关节间隙及膝关节的活动度，因此不同长度的延长杆及偏心距延长杆的设计为翻修手术提供了更多更精准的选择。此外，胫骨假体突出于胫骨平台前内侧可引起术后膝前痛的并发症。为了避免以上延长杆引起的关节线不良等情况，可选用偏心距延长杆（图2-0-25）或窄的骨水泥固定延长杆。

（五）个性化定制假体

翻修 TKA 手术中，面对患者严重的骨缺损、解剖畸形或假体周围骨折，选用模块化生产的关节假体在力线调整、假体稳定性及恢复关节稳定性方面往往面临巨大的挑战，手术效果往往不理想。此时，可考虑采用个性化定制假体。个性化定制假体要求术前完善影像学检查，以充分评估骨缺损的程度、测量骨干髓腔直径、准确量化异常解剖结构。此外，术前应充分评估患者关节周围韧带的功能，若预期需要重建侧副韧带，可考虑个性化定制翻修假体并使用金属螺钉重建韧带附着点。随着技术的进步与成熟，个性化定制的股骨假体、胫骨假体、甚至全股骨型假体逐渐见于临床使用（图2-0-26~图2-0-29）。

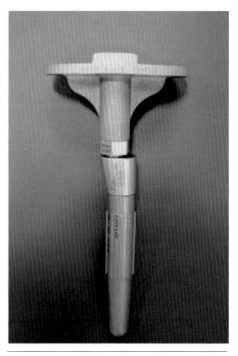

图 2-0-25　带偏心距延长杆的胫骨侧膝关节假体

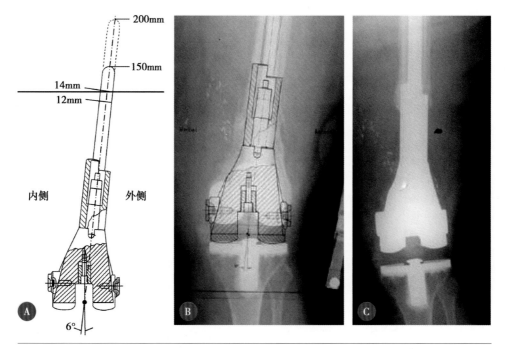

图 2-0-26　病例 1：TKA 术后 2 年半随访发现移植骨不愈合伴骨吸收，使用个性化设计的股骨髁假体配合标准化金属模块进行膝关节翻修手术

A. 个性化股骨假体设计图；B. 假体安放术前设计；C. 术后 X 线评估示假体位置良好

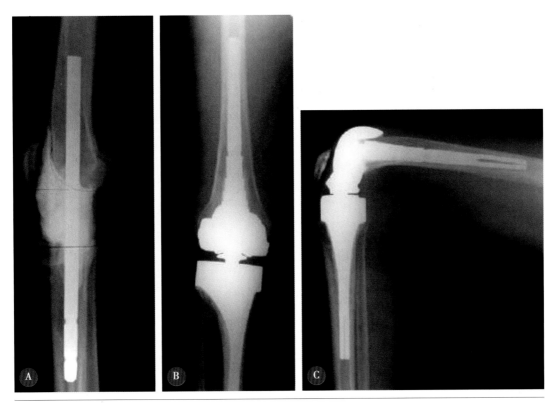

图 2-0-27 病例 2：TKA 二期翻修前检查发现胫骨侧骨缺损严重，使用带内侧偏心距延长杆的个性化胫骨侧假体进行翻修手术，配合标准化的股骨侧假体进行关节重建

A. 二期翻修术前膝关节侧位 X 线片；B. 二期翻修术后膝关节伸直位正位 X 线片；C. 二期翻修术后膝关节屈曲位侧位 X 线片

　　虽然个性化定制假体有利于解决翻修手术中面临的巨大骨缺损、解剖异常等问题，但个性定制假体的临床应用仍然面临着挑战：术前需要全面的评估及假体设计；4~6 周的假体制作周期；缺乏与个性化定制假体相匹配的手术器械，而配套设计的手术器械实际需求小；高昂的费用限制了其在当前医疗环境下的应用。

（六）3D 建模技术

　　3D 建模技术在 TKA 手术中的应用是近年来关节领域的研究热点。目前已有专用软件可根据患者 CT 扫描结果进行膝关节的三维重建（图 2-0-30），并可在电脑上进行模拟截骨的操作，更利于术者进行术前设计。有研究显示，相比传统的截骨模块，初次 TKA 术中以患者关节解剖为基础设计的 3D 打印截骨模块可增加截骨的精准程度，这可能使下肢力线更理想。这体现出了 3D 建模技术在个性化领域的良好应用前景。

　　感染、骨质吸收、假体松动等原因引起的 TKA 翻修手术中，可能出现严重的干骺端骨松质缺损，除了使用传统的结构性植骨或组配式金属垫块外，还可选择 sleeves 或多孔 TM 金属 cones 进行骨缺损重建。cones 在干骺端骨松质缺损的修复早期临床效果优异，但

cones 的形状和大小与骨的解剖特点和骨缺损的情况不匹配将限制其临床应用。而通过 3D
建模技术，可以根据患者关节解剖特点设计出更适合的 cones，使其更匹配骨缺损，负重
下微动更小。

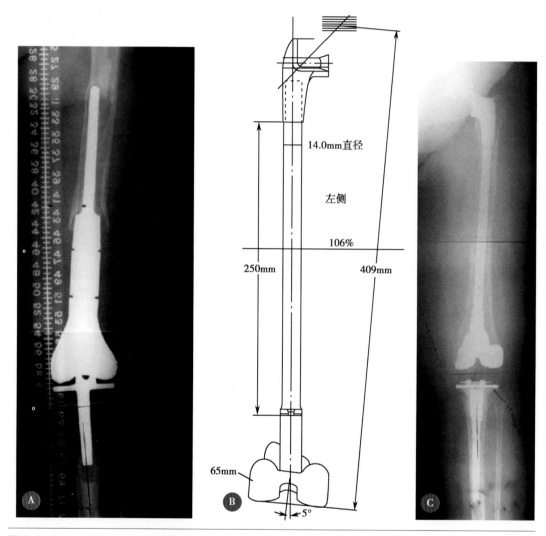

图 2-0-28   病例 3：使用肿瘤型假体关节置换手术失败，影像学检查提示股骨侧假体松动伴有骨质吸收，
使用个性化定制的全股骨假体进行翻修手术
A.肿瘤型假体关节置换失败，股骨侧假体松动伴骨质吸收；B.个性化定制的全股骨假体术前设计图；C.翻
修术后 X 线评估示假体位置良好

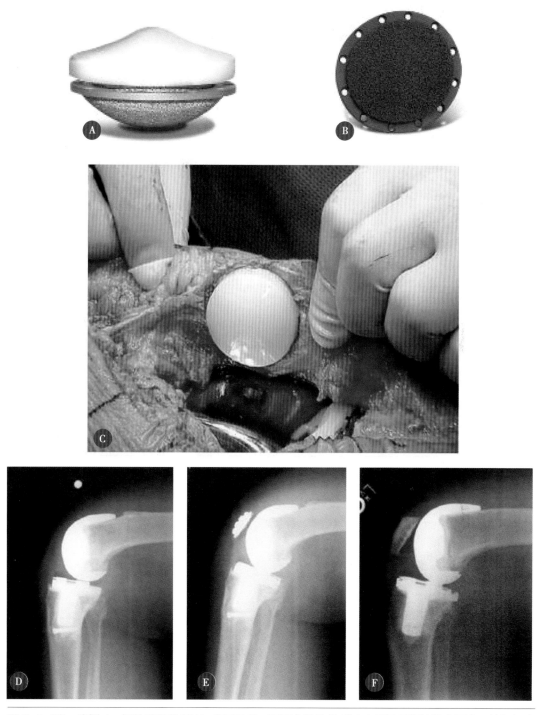

图 2-0-29　病例 4：切除髌骨的 TKA 术后患者，采用个性化的 TM 金属髌骨假体缝合固定于软组织中
进行髌股关节重建
A. TM 金属髌骨假体侧面观；B. TM 金属髌骨假体底面观（第一行右）；C. 髌骨假体安放完毕；D. 切除
髌骨的全膝关节置换患者术后 X 线表现；E. 采用个性化 TM 金属髌骨假体进行髌股关节重建；F. 常规全
膝关节置换术后患者髌股关节 X 线表现

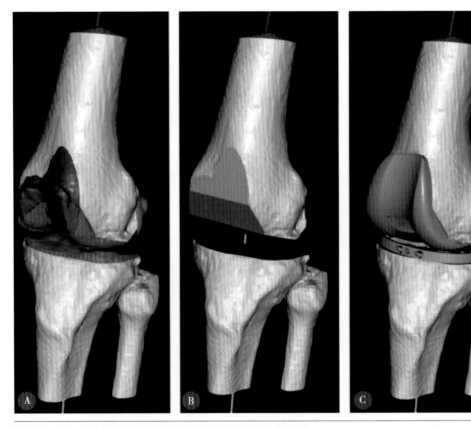

图 2-0-30   3D 重建膝关节进行模拟截骨及假体安装操作
A. 设计截骨范围；B. 截骨后股骨胫骨示意图；C. 假体安放完成

三、小结

　　TKA 翻修术前设计与假体选择对于手术成功具有重大的意义，主要包括了患者基础情况的评估、影像学评估、初次 TKA 手术失败的病因分析、假体的选择、固定方式选择等方面。术前设计的核心是寻找上次手术失败的原因，针对失败原因制定翻修手术方案，避免再次失败。假体类型的选择与固定方式需要综合评估下肢力线、骨缺损、软组织覆盖程度，在假体的稳定性与限制性之间权衡，根据需要选择使用骨移植或组配式垫块等修复骨缺损，利用延长杆加强假体固定稳定程度。当软组织的覆盖以及功能导致关节的不稳时，可选择限制型假体维持关节的稳定性。3D 打印技术和个性化定制的假体可以为应对各种严峻的 TKA 翻修难题提供更多选择。

（钱文伟）

参 考 文 献

［1］ Khan M，Osman K，Green G，et al.The epidemiology of failure in total knee arthroplasty：avoiding your next revision.Bone Joint J，2016，98-B（1 Suppl A）：105-112.

［2］ Parvizi J，Cavanaugh PK，Diaz-Ledezma C.Periprosthetic knee infection：ten strategies that work.Knee Surg Relat Res，2013，25（4）：155-164.

［3］ Abdel MP，Bonadurer GF，Jennings MT，et al.，Increased Aseptic Tibial Failures in Patients With a BMI >/=35 and Well-Aligned Total Knee Arthroplasties.J Arthroplasty，2015，30（12）：2181-2184.

［4］ Longo UG，Ciuffreda M，D'Andrea V，et al.All-polyethylene versus metal-backed tibial component in total knee arthroplasty.Knee Surg Sports Traumatol Arthrosc，2017，25（11）：3620-3636.

［5］ Tigges S，Stiles RG，Roberson JR.Appearance of septic hip prostheses on plain radiographs.AJR Am J Roentgenol，1994，163（2）：377-380.

［6］ 孙水，李伟，王先泉，等译.人工髋膝关节翻修术/［美］巴里等主编.山东科学技术出版社，2015：461.

［7］ Faizan A，Bhowmik-Stoker M，Kirk AE，et al.Development and Verification of Novel Porous Titanium Metaphyseal Cones for Revision Total Knee Arthroplasty.J Arthroplasty，2017，32（6）：1946-1953.

［8］ Banerjee S，Meneghini RM.Innovations in hip arthroplasty three-dimensional modeling and analytical technology（SOMA）.Surg Technol Int，2014，24：288.

［9］ Solomon LB，Stamenkov RB，MacDonald AJ，et al.Imaging periprosthetic osteolysis around total knee arthroplasties using a human cadaver model.J Arthroplasty，2012，27（6）：1069-1074.

［10］ Tsaras G，Maduka-Ezeh A，Inwards CY，et al.Utility of intraoperative frozen section histopathology in the diagnosis of periprosthetic joint infection：a systematic review and meta-analysis.J Bone Joint Surg Am，2012，94（18）：1700-1711.

［11］ Sharkey PF，Hozack WJ，Rothman Im，et al.Insall award paper：Why are total knee arthroplasties failing today? Clin Orthop Relat Res，2002，（404）：7-13.

［12］ Peter F，Sharkey MD，Paul M，et al.Why Are Total Knee Arthroplasties Failing Today—Has Anything Changed After 10 Years? J Arthroplasty，2014，29（9）：1774-1778.

［13］ Wooshin Cho，Knee Joint Arthroplasty，2014 3rd edition.Springer-Verlag Berlin Heidelberg，2014：246.

［14］ Del Pozo JL，Patel R.Clinical practice.Infection associated with prosthetic joints.N Engl J Med，2009，361（8）：787-794.

［15］ Maderazo EG，Judson S，Pasternak H.Late infections of total joint prostheses.A review and recommendations for prevention.Clin Orthop Relat Res，1988，（229）：131-142.

［16］ Rodríguez D，Pigrau C，Euba G，et al.Acute haematogenous prosthetic joint infection：prospective evaluation of medical and surgical management.Clin Microbiol Infect，2010，16（12）：1789-1795.

［17］ Rand JA，Brown ML.The value of indium 111 leukocyte scanning in the evaluation of painful or infected total knee arthroplasties.Clin Orthop Relat Res，1990，（259）：179-182.

［18］ Teller RE，Christie MJ，Martin W，et al.Sequential indium-labeled leukocyte and bone scans to diagnose prosthetic joint infection.Clin Orthop Relat Res，2000，（373）：241-247.

［19］ Tsaras G，Maduka-Ezeh A，Inwards CY，et al.Utility of intraoperative frozen section histopathology in the diagnosis of periprosthetic joint infection：a systematic review and meta-analysis.J Bone Joint Surg Am，2012，94（18）：1700-1711.

［20］ Trampuz A，Piper KE，Jacobson MJ，et al.Sonication of removed hip and knee prostheses for diagnosis of infection.N Engl J Med，2007，357（7）：654-663.

［21］Osmon DR，Berbari EF，Berendt AR，et al.Diagnosis and management of prosthetic joint infection：clinical practice guidelines by the Infectious Diseases Society of America.Clin Infect Dis，2013，56（1）：e1-e25.

［22］Byren I，Bejon P，Atkins BL，et al.One hundred and twelve infected arthroplasties treated with 'DAIR'（debridement，antibiotics and implant retention）：antibiotic duration and outcome.J Antimicrob Chemother，2009，63（6）：1264-1271.

［23］Sia IG，Berbari EF，Karchmer AW.Prosthetic joint infections.Infect Dis Clin North Am，2005，19（4）：885-914.

［24］Kim YS，Bae KC，Cho CH，et al.Two-stage revision using a modified articulating spacer in infected total knee arthroplasty.Knee Surg Relat Res，2013，25（4）：180-185.

［25］Salgado CD，Dash S，Cantey JR，et al.Higher risk of failure of methicillin-resistant Staphylococcus aureus prosthetic joint infections.Clin Orthop Relat Res，2007，461：48-53.

［26］Naudie DD，Rorabeck CH.Managing instability in total knee arthroplasty with constrained and linked implants.Instr Course Lect，2004，53：207-215.

［27］周一新，黄德勇，张洪.膝关节假体周围骨折的分型与治疗.中华骨科杂志，2003，23（4）：248-250.

［28］Kettelkamp D，CV Mosby，St.Louis .Gait characteristics of the knee：Normal，abnormal，and post-reconstruction.In：American Academy of Orthopaedic Surgeons Symposium on Reconstructive Surgery of the Knee，1978：47.

［29］Laubenthal KN，Smidt GL，Kettelkamp DB.A quantitative analysis of knee motion during activities of daily living.Phys Ther，1972，52（1）：34-43.

［30］Mont MA，Serna FK，Krackow KA，et al.Exploration of radiographically normal total knee replacements for unexplained pain.Clin Orthop Relat Res，1996，（331）：216-220.

［31］李晓辉.膝关节翻修术中骨缺损的处理.中华骨科杂志，2015，35（3）：284-291.

［32］James V.Bono，Richard D.Scott，et al.Revision Total knee arthroplasty.Springer Science+Business Media，Inc.2005：99.

［33］Chalmers BP，Desy NM，Pagnano MW，et al.Survivorship of Metaphyseal Sleeves in Revision Total Knee Arthroplasty.J Arthroplasty，2017，32（5）：1565-1570.

［34］Figgie H，Goldberg V，Figgie M，et al.The effect of alignment of the implant on fractures of the patella after condylar total knee arthroplasty.J Bone Joint Surg，1989，71A：1031-1039.

［35］Ho FY，Ma HM，Liau JJ，et al.Mobile-bearing knees reduce rotational asymmetric wear.Clin Orthop Relat Res，2007，Sep；462：143-9.

［36］Jones RE，Barrack RL，Skedros J.Modular，mobile-bearing hinge total knee arthroplasty.Clin Orthop Relat Res，2001，（392）：306-314

［37］Conditt MA，Parsley BS，Alexander JW，et al.The optimal strategy for stable tibial fixation in revision total knee arthroplasty.J Arthroplasty，2004，19（7 Suppl 2）：113-118.

［38］Jazrawi LM，Bai B，Kummer FJ，et al.The effect of stem modularity and mode of fixation on tibial component stability in revision total knee arthroplasty.J Arthroplasty，2001，16：759-767.

［39］Fehring TK，Odum S，Olekson C，et al.Stem fixation in revision total knee arthroplasty：a comparative analysis.Clin Orthop Relat Res，2003，（416）：217-224.

［40］Wang C，Pfitzner T，von Roth P，et al.Fixation of stem in revision of total knee arthroplasty：cemented versus cementless-a meta-analysis.Knee Surg Sports Traumatol Arthrosc，2016，24（10）：3200-3211.

［41］Bono J，Scott R.Revision Total Knee Arthroplasty.Springer New York，2005：106-115.

［42］ Qiu B，Liu F，Tang B，et al.Clinical Study of 3D Imaging and 3D Printing Technique for Patient-Specific Instrumentation in Total Knee Arthroplasty.J Knee Surg，2017，30（8）：822-828.

［43］ Kamath AF，Lewallen DG，Hanssen AD.Porous tantalum metaphyseal cones for severe tibial bone loss in revision knee arthroplasty：a five to nine-year follow-up.J Bone Joint Surg Am，2015，97（3）：216.

［44］ Faizan A，Bhowmik-Stoker M，Kirk AE，et al.Development and Verification of Novel Porous Titanium Metaphyseal Cones for Revision Total Knee Arthroplasty.J Arthroplasty，2017，32（6）：1946-1953.

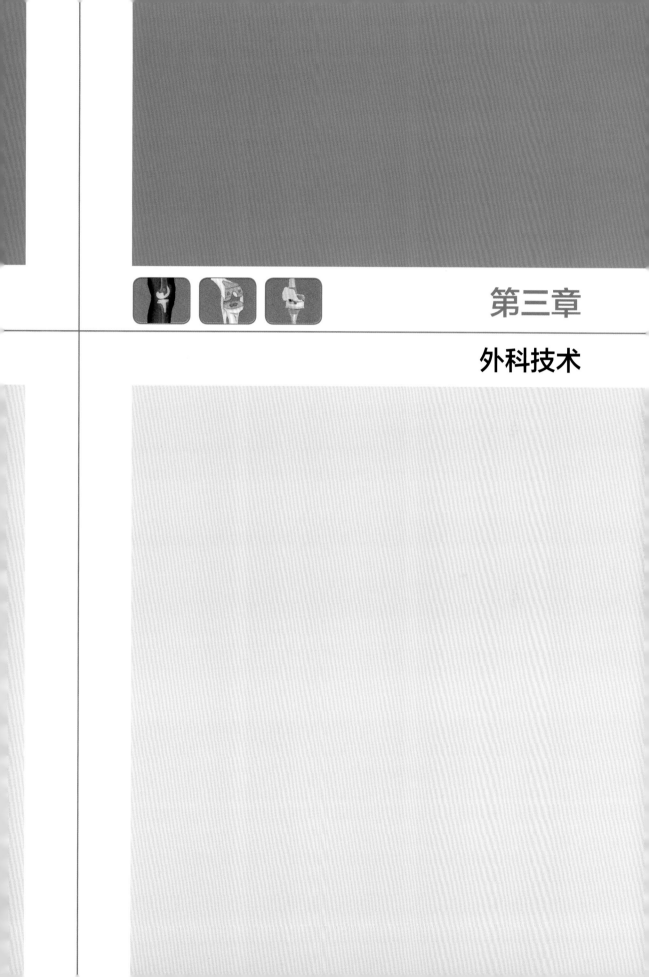

第三章

外科技术

第一节 膝翻修的显露

膝关节置换（knee arthroplasty）是治疗终末期膝关节疾病（如骨关节炎、类风湿关节炎）的有效方式，既往研究报道膝关节假体 15 年生存率超过 90%。目前关节置换手术技术及假体设计均取得了巨大进步，但随初次膝关节置换需求的增加，膝翻修率也在逐年上升。膝翻修时术野显露很是关键，采用充分合理的显露方法不仅有利于术中顺利取出失败假体及安全植入翻修假体，同时还可有效减少术中术后并发症的发生。多数膝翻修的显露可采用常规内侧髌旁入路，但既往手术瘢痕、感染、严重内/外翻畸形及屈/伸装置（extensor mechanism）挛缩等常导致膝关节屈伸活动受限，此时常规入路很难达到膝翻修手术所需要的术野显露范围，这种情况下就需要根据具体情况选择性使用股四头肌斜切术（quadriceps snip）、V-Y 股四头肌成形术（V-Y quadricepsplasty）、胫骨结节截骨术（tibial tubercle osteotomy）或其他特殊技术来增加术野显露。

一、膝翻修皮肤切口原则

膝翻修时，应尽可能利用以前的皮肤切口。如存在多个既往切口，由于膝内侧表浅血供更为丰富，应优先利用最外侧纵向切口。

如果既往皮肤切口的位置不适合膝翻修显露，可采用新的手术切口，但为了保证新切口能够得到足够的血供以防止切口边缘皮肤坏死，新、旧切口间的距离须为新切口长度的一半以上或 > 7~8cm。

为了达到充分的显露，有些情况下需要将新、旧切口连在一起或交叉，此时新、旧切口应尽量呈直角交汇；若呈锐角交汇，紧邻两个切口交叉部位的皮肤容易因血供不足而出现坏死。

此外，直切口通常比弧形切口愈合更好。

二、常规膝翻修的显露

大多数膝翻修的显露可采用常规内侧髌旁入路，包括膝前正中皮肤切口及内侧髌旁关节囊切口，该入路可减少对膝内侧淋巴管及隐神经分支的损伤。

（一）皮肤切口

屈曲膝关节，沿膝前正中做纵行皮肤切口，直接切开皮肤和皮下组织（图 3-1-1A），沿皮下组织分离显露股四头肌肌腱至胫骨结节。因既往手术后瘢痕组织形成常导致解剖结构不清楚，皮肤切口可以超越既往切口，从而以正常组织来确定解剖层面。为了最大限度地降低皮肤坏死风险，需尽量多地保留皮瓣厚度、减少破坏皮下筋膜和真皮层。

近年来，微创技术在初次膝关节置换中得到广泛应用，但这些微创切口在大多数膝翻修中并不适用。一旦初次置换失败，术者应该采用足够长的、能够达到充分术野显露的切口来进行翻修手术，而不应该冒着髌韧带损伤或假体位置安放不良的风险来一味地追求微创。

（二）关节囊切口

维持膝关节屈曲位，沿股四头肌内侧缘纵向切开股四头肌肌腱，向下紧贴髌骨内缘切开髌旁支持带及关节囊，然后向远端与髌腱内缘平行延长至胫骨结节内侧缘（图3-1-1B）。关节囊切口也可先沿髌骨内侧缘切开然后向近端和远端延长，无论采取哪种方式，均需注意股内侧肌和髌骨的内缘应保留足够的软组织以利于切口缝合。

对于僵直膝还有另外一种方法，当切口向近端延长时，切口向外侧偏移，切开一部分股四头肌，这样可增加髌骨外翻和外移的活动度。这种方法又被称为"住院医师彷徨入路（wandering resident's approach）"，这也暗示了低年资关节外科医生在训练膝关节置换手术技巧时如果对解剖结构理解不够透彻容易造成切口近端向外侧偏移。

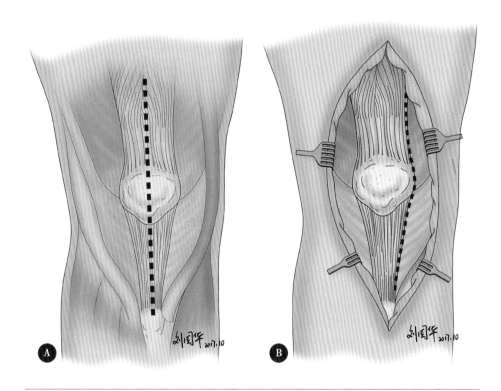

图 3-1-1　常规膝翻修的显露

A.膝前正中皮肤切口；B.内侧髌旁关节囊切口

（三）股骨髁上方滑膜隐窝重建

对于多数膝翻修手术，在股四头肌肌腱下方、股四头肌扩张部与股骨间、股骨内外髁上方的关节囊壁间均有广泛粘连。这些粘连将限制术野的显露，需要通过锐性分离或电烧分离将其充分松解，同时切除多余的滑膜组织及脂肪垫。必要时还需对增厚的关节囊进行减容修整。

（四）侧方松解

将内侧关节囊从胫骨髁上剥离至胫骨内侧髁中点以后，对广泛瘢痕形成者可能还需要松解至胫骨内侧髁后角。胫骨内侧松解时需要注意保持组织的完整性，内侧副韧带的深层组织较薄且很容易从胫骨上撕脱，一旦损伤可能会导致关节内侧松弛。

内侧松解后，如果髌骨向外侧半脱位或翻转仍困难，需进一步松解外侧支持带，这也有利于改善关节外侧间室的显露。将膝关节置于完全伸直或过度伸直位，在距离髌骨外侧 2~3cm 处，纵向切开滑膜和外侧支持带，近端可延伸至股外侧肌汇入股四头肌肌腱水平或以上，远端则可至胫骨外侧平台以下（图 3-1-2）。在松解外侧支持带时，应尽可能保留膝上外侧动脉，但此血管常难以准确认出，很多情况下会被拉断、切断或撕破，此时通过电凝将其闭塞即可。

（五）髌骨翻转或滑移

初次膝关节置换中对髌骨的处理通常是直接外翻，而翻修时为了降低髌韧带张力并预防其从胫骨结节处撕脱，常用一个弯霍夫曼拉钩将髌骨

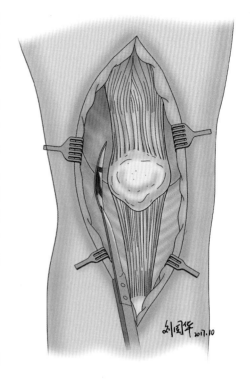

图 3-1-2　松解外侧支持带

向外侧牵拉使其沿着股骨外侧髁边缘向外侧滑动至半脱位即可。与初次置换一样，在髌骨脱位前仍需在髌韧带附着点内侧 1/3 处插入一骨针以保护髌韧带。在尝试屈膝之前，必须切除内外侧沟的瘢痕组织及充分松解胫骨平台内侧软组织，然后向外牵拉或翻转髌骨，外旋胫骨，缓慢屈膝。屈膝过程中时刻注意观察髌韧带止点，如果屈膝受限或髌韧带附着点内侧纤维面临自胫骨结节上撕脱危险时，应停止屈膝及牵拉髌骨，进一步采用合适的方法充分松解紧张处以放松伸膝装置。屈膝显露关节假体后，如为组合式平台假体，取出垫片，增加屈伸间隙，关节显露更为充分。

在既往有髌骨置换的膝翻修手术中，在髌骨假体边缘及髌韧带全长常可见到一层致密瘢痕组织形成，这层组织直接影响伸膝装置的弹性，术中应该将其切除。一般情况下在这些瘢痕组织与髌韧带之间存在一层脂肪组织，在切除瘢痕时需小心辨别，避免损伤髌韧带。此外，采用髌骨半脱位的方法时，胫骨外侧平台的显露往往略显不足，为了保证截骨的准确性，可使用胫骨髓内定位导向系统协助引导从前内向后外方截骨。

三、膝翻修时增加术野显露的技术

在严重膝关节僵直、屈/伸装置及侧副韧带挛缩、高位/低位髌骨等情况下，前述入路很难达到充分的术野显露。如果伸膝装置没有得到充分的松解，在外翻或滑移髌骨时容易导致髌韧带从胫骨结节止点处撕脱或断裂，这将是一个很棘手的术中并发症，直接缝合、内固定或韧带重建的失败率都较高，而且术后制动也不利于膝翻修术后关节活动的恢复。

为了增加术野的显露，在充分软组织松解的基础上，需要进一步对伸膝装置进行松解，根据情况可采用股四头肌斜切术、改良 V-Y 股四头肌成形术、胫骨结节截骨术或其他特殊技术。

（一）股四头肌斜切术

常规入路难以满足膝翻修手术显露时，股四头肌近端斜切术是使用最为广泛的伸膝装置松解方法，可以用于显露大多数的僵直膝。采用常规内侧髌旁入路打开关节，切口向近端延长，在股直肌和股四头肌肌腱连接处以 45° 角斜形向外上方部分或完全切断股四头肌肌腱，该断面与股外侧肌肌纤维平行（图 3-1-3）。然后将髌骨向外侧滑移或翻转，缓慢屈膝，显露关节。

该方法最先由 Insall 描述和推广，最初采用横切口切断股四头肌肌腱，但随着技术不断改进，发现平均约 45° 的斜切术可以在显露的全程保留股外侧肌和股四头肌肌腱附着部分的完整性及膝外上血管，进而保留了股四头肌肌腱和髌骨的血供以及伸

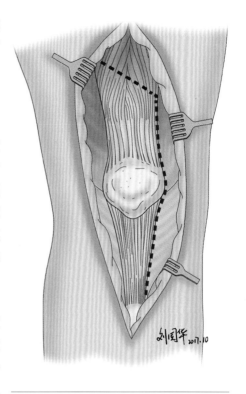

图 3-1-3　股四头肌斜切术

膝装置外侧部分的完整性。术毕时将股直肌与股四头肌肌腱缝合，术后康复锻炼无特殊。虽然术后股四头肌功能的完全恢复将被延迟，但远期的功能恢复是满意的，Garvin 及 Meek 等研究证实膝翻修时采用股四头肌切断术和常规内侧髌旁入路的患者术后伸膝肌力并无显著差异。

（二）V-Y 股四头肌成形术

Scott 与 Siliski 对股四头肌斜切术进行了改良，在内侧髌旁切口顶端采用向外下的斜形切口切开股四头肌肌腱，称为 V-Y 股四头肌成形术（modified V-Y quadricepsplasty）（图 3-1-4A）。常规内侧髌旁入路打开关节囊，切口向近端延长，在股直肌和股四头肌肌腱连接处以 45° 角呈倒 V 字形向外下切开股直肌，根据术中需要决定切口长度，可延长至外侧髌旁支持带。向外侧翻开股四头肌肌腱及髌骨后可充分显露膝关节。

膝外上动脉走行于股外侧肌下缘，应注意识别并尽可能保护，同时避免过度清理髌骨周围脂肪垫瘢痕，以免进一步损害髌骨血供。在修补股四头肌肌腱时，若将 V 形切口改为 Y 形（图 3-1-4B、C），可延长伸膝装置，使髌骨及其附着的股四头肌肌腱向肢体远端移动，这有助于因长期缺少屈曲活动而导致股四头肌挛缩患者术后屈膝功能恢复。术毕时呈 V 形或 Y 形牢固缝合，术中依靠重力屈膝来检查缝合情况并确定屈膝安全范围内，以便术后早期进行膝关节被动活动锻炼，防止缝合处产生过大张力。

V-Y 股四头肌成形术后 3 个月内，须佩戴锁定在伸直位的铰链支具方可练习行走。术后 3 周开始在安全活动范围内进行主动屈膝、被动伸膝及等长股四头肌收缩训练，术后 6

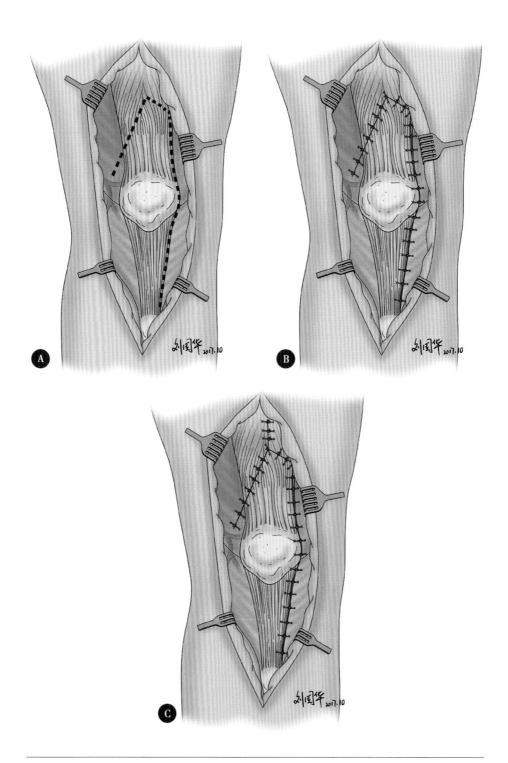

图 3-1-4 V–Y 股四头肌成形术

A 图 V–Y 股四头肌成形术；B 图缝合修补成形后的股四头肌肌腱；C 图缝合修补时若将 V
形切口改为 Y 形，可延长伸膝装置

周开始允许对抗重力主动伸膝，同时渐进性增加主/被动屈伸活动范围。术后3个月开始常规肌力、屈伸及行走锻炼。V-Y股四头肌成形术后多数患者会出现伸直迟滞，但通常可在6个月以内可缓解并逐渐消失，手术侧股四头肌肌力在术后早期较对侧正常肌力减弱，但远期可恢复至接近正常水平。

（三）胫骨结节截骨术

胫骨结节截骨术（tibial tubercle osteotomy）由Dolin在1983年提出，后来由Whiteside改良并推广，可用于重建伸膝机制、显露僵直膝、调整错位的胫骨结节、显露复杂胫骨平台及移除骨水泥等。常规内侧髌旁入路打开关节囊，切口向远端延长至关节线下12~20cm，沿着胫骨结节内侧缘从内向外撬起一块长6~10cm、包含胫骨结节与部分胫骨前棘的骨块，将骨块和附着的髌韧带向外翻转，显露关节（图3-1-5）。结合Whiteside等的描述及作者的经验，截骨时可先将截骨范围的各个角作标记，然后用小钻头钻孔，用薄摆锯或弯骨刀沿着标记的边界打开胫骨干骺端皮质，最后将截下的骨块通过骨膜和软组织合页向外侧翻转。截下的骨块宽度至少应为胫骨结节宽度的1.0~1.5倍，近端呈台阶状、远端呈斜形（与纵向截骨线成角45°左右），可增加复位后骨块稳定性。

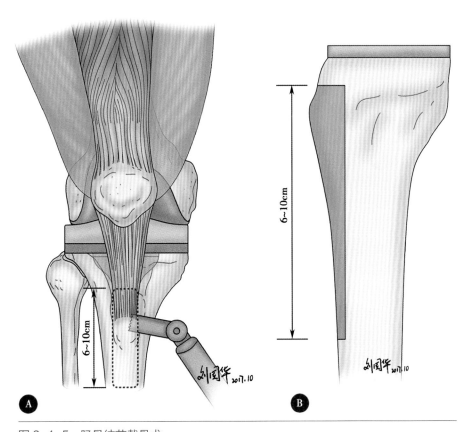

图3-1-5　胫骨结节截骨术
A.胫骨结节截骨术正位示意图；B.胫骨结节截骨术侧位示意图

复位截骨块后，可使用缝线、钢丝或螺钉固定，选用螺钉固定时应慎重选择螺钉的固定方向，以防止其阻碍假体植入或与假体发生碰撞。胫骨结节截骨块与胫骨之间的稳定性对术后早期膝关节屈曲锻炼很重要，固定后应在术中通过被动屈膝来检查固定的稳定性。术后 6 周内可在 90° 范围进行主 / 被动屈膝、被动伸膝及伸直位支具保护下行走锻炼，6 周后循序渐进地开始主动伸膝锻炼。

胫骨结节截骨术对膝翻修术野的显露效果最好，与股四头肌斜切术及 V-Y 股四头肌成形术相比，由于伸膝装置保持完整，术后伸肌功能可迅速和完全恢复。但是，采用胫骨结节截骨术，骨出血的几率增加，而且由于覆盖胫骨结节的软组织通常只有皮肤而没有实际意义上的软组织，术后伤口渗液可能会增加切口皮肤坏死、窦道形成及感染发生率。胫骨结节截骨术后并发症还包括截骨块不连或向近端移位、胫骨干骨折及金属固定突起等。Wolff 等报道在胫骨结节骨块较短的情况下用螺钉固定失败率可高达 11%，Whiteside 报道延长胫骨结节截骨术以及用钢丝代替螺钉固定可以显著降低固定的失败率，且无骨块不愈合及严重并发症发生；同时还发现延长胫骨结节截骨术后康复与初次置换相比并无差别，但前者发生了 3 例胫骨干骨折。Ritter 在 9 例膝翻修术中采用长 10cm 的胫骨结节截骨术，2 例发生胫骨干骨折。Barrack 等在膝翻修术中比较了标准内侧髌旁入路、股直肌斜切术、股四头肌 V-Y 成形术和胫骨结节截骨术等几种显露方法，结果发现：标准内侧髌旁入路和股四头肌斜切术临床效果无显著差异；股四头肌 V-Y 成形术会造成关节伸直迟滞，但患者满意度增加；而采用胫骨结节截骨术，患者术后下跪及下蹲更加困难。总的来说，膝翻修术中采用股四头肌 V-Y 成形术和胫骨结节截骨术的临床效果均比采用标准内侧髌旁入路和股直肌斜切术的临床效果差。

（四）其他增加术野显露的技术

在极少数复杂的膝翻修手术中，当前述方法均不能达到充分术野显露时，可考虑采用股骨剥离术、股骨上髁截骨术及股四头肌肌皮瓣成形术等技术来增加术野显露。

股骨剥离术是在股骨远端将所有软组织通过骨膜下从股骨上剥离下来，使膝关节失去屈曲稳定性，从而便可将阻碍屈膝的瘢痕组织切除。股骨剥离术多用于广泛、坚实的瘢痕组织形成导致掀开伸膝装置后仍不能充分屈膝者，通常是根据翻修术中的具体情况而临时选用的，目前少有临床研究报道该方法的术后疗效。广泛的软组织剥离可能会使股骨的远端失去血供，因此，施行此术须谨慎。

股骨上髁截骨术和股骨剥离术相似，也是通过使膝关节在屈曲位失去稳定性而显露后方结构，但不同的是股骨上髁截骨并不将包括侧副韧带在内的所有软组织从股骨髁上分离，而是将股骨上髁连同一大块骨组织从股骨分离，并在翻修假体植入后将其复位固定以恢复稳定性。此方法一般只涉及内上髁，但在特殊情况下也可行双侧股骨上髁截骨术。

此外，Kerry 等还描述了一种利用股四头肌 U 形肌皮瓣来增加术野显露的技术，该技术可用于膝翻修和肿瘤切除手术。沿股骨干内外缘各作一纵向切口，然后通过一横向切口将两者连接，通过向下翻折股四头肌肌腱，显露整个股骨远端。

四、总结

多数膝翻修可通过常规内侧髌旁入路得到充分显露。对显露困难者，可根据具体情况选择行股四头肌斜切术、V-Y股四头肌成形术、胫骨结节截骨术或其他增加术野显露的技术（图3-1-6）。膝翻修的显露方法虽多，但各有利弊，术前计划应个体化分析，术中有逻辑、有次序地实施最合适和最擅长的方法。

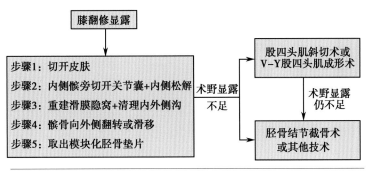

图3-1-6　膝翻修显露策略

（沈　彬）

第二节　全膝关节翻修术中的假体取出

假体取出是所有关节翻修手术中所必须经历的重要环节，其操作的复杂程度取决于不同的假体翻修原因及假体类型。尽管有着相对标准化的操作法则，假体取出却并不总是翻修术中最容易完成的步骤，需要手术医生具备足够的耐心与细心。熟练的假体取出操作将有助于提高翻修手术的效率，而任何欠缺细致计划及充分准备的术中操作都可能对本就脆弱的骨质造成不必要的伤害，甚至增加翻修手术进行的难度。几十年来，随着假体取出工具与技术不断地发展改进，如今，假体取出已可以在最小限度地损失骨量的情况下迅速完成。

一、假体取出的指征

假体取出的指征即引起膝关节翻修的原因，最常见的原因包括骨溶解导致的假体无菌性松动、术后假体感染、假体移位，有时在一些假体周围骨折或膝关节僵硬的病例中也需要将假体取出。

对于膝关节翻修手术而言，在大多数情况下，即使是单一假体因素引起的翻修，另一侧的假体也需要一同取出，否则会出现假体的不匹配，造成翻修手术的失败。但对于一些特殊的翻修原因如单侧假体的磨损，移位，膝关节不稳，甚至经济因素等，术者也可以只将单侧的假体取出。需要注意的是，单侧假体的取出常常比双侧更加困难，由于另一侧假体的遮挡，假体界面的显露不够充分，不够仔细的操作极易造成不必要的医源性损伤。一些老款或术者不熟悉的假体设计也需要手术医生在术前做足功课。

如果患者在前一次手术中做过髌骨置换，髌骨假体并不一定需要在翻修手术中取出。手术医生必须在术前及术中全面评估髌骨的厚度、髌骨假体的状态及与再植入胫股假体的兼容度。在没有感染的情况下，如果髌骨假体固定良好无磨损，并且与准备再植入的假体匹配，可以考虑保留髌骨假体。需要注意的是髌骨假体与新植入的胫股假体并不需要达到精确匹配，微小的几何形态差异可以被假体周围的软组织及假体的冷流现象弥补。

二、术前计划与准备

在任何翻修手术实施前都应拟定详细周密的手术计划，做好相关准备。在可能的情况下，手术医生应当调阅前一次手术中的假体记录，确认假体类型，了解前一个手术者是否采用了额外的固定方式等关键信息。特别是在仅仅对单侧的胫骨或股骨假体进行翻修时，获得假体信息显得尤为重要。手术医生应当提前对一些自己不熟悉的或者有着特殊锁定机制的假体进行学习，甚至可以在脑海中事先模拟一下取出过程，尽量避免发挥术中的创造性。有时会面临术前假体信息难以获取的情况，此时手术医生在术中的操作就应更加谨慎。

术前影像学检查有助于手术医生对术中可能出现的情况做出预测。应当仔细评估包括 X 线片在内的患者所有影像学检查，明确所有存在骨质缺失、骨质疏松及畸形的区域，确认假体位置，对术中可能出现的困难环节做出判断。经验丰富的手术者甚至可以直接在 X 线片上辨认出假体的类型，从而在术中假体取出时做出更合理的尝试。若在连续的 X 线片上观察到假体松动，术中假体往往可以直接取出。

在手术计划阶段手术医生就应充分做好假体取出相关的器械准备。如能知道假体的类型和厂家，最好能联系假体的生产厂商提供相应的假体配套取出器械。一些用于固定的手术器械如环扎钢丝、螺钉等也应准备好备用以预防术中意外情况的发生。

三、假体取出的原则

假体取出的最佳策略目前并没有绝对的标准或共识，手术操作可因个人的经验和理解不同而出现差异，文献中也缺乏相关的数据支持。但一些基本的原则仍然需要手术医生严格遵守。

由于当假体取出后，翻修手术中的骨与软组织条件便已形成，因此假体及骨水泥取出时最为核心的原则是尽可能保留骨质，避免在手术操作中对假体周围骨及软组织造成额外的损伤。这要求手术医生在对假体 – 骨水泥界面（骨水泥假体）或假体 – 骨界面（非骨水泥假体）进行分离时尽量使用薄而窄的手术器械紧贴着假体下缘进行分离，力求尽可能多地破坏假体而减少对假体下方骨质的伤害。

良好的术野显露往往是假体安全取出的前提，应尽量尝试在直视下分离假体界面。合适的手术入路选择是手术医生术前应该考虑的内容。当关节切口无法提供假体取出所需的足够视野时，可以考虑额外地切除髌旁软组织及切除瘢痕组织。必要时，可以尝试对关节周围软组织进行适当的松解以增加股骨假体及胫骨假体的显露，使手术易于进行。此外，遵循一定的假体取出顺序也有利于每一步操作时更好的显露，这一顺序为：①取出聚乙烯垫片，②取出股骨假体，③取出胫骨假体，④取出髌骨假体。需要提醒的是，在显露的过程中也应注重对伸膝装置、侧副韧带、腘窝等假体周围重要软组织的保护。

假体取出依假体翻修原因及固定类型的不同处理原则稍有差异。对于骨水泥型松动假体来说，只要显露充分，术中取出通常并不困难。但非骨水泥型的松动假体与骨界面之间常常存在一些纤维连接，需要术中使用骨刀等器械仔细清理。对于固定良好的骨水泥型假体最好的取出方式是先将假体与下方骨水泥壳完全分离开来，然后再将骨水泥从下方骨表面剥离（图3-2-1）。若假体柄固定过于牢靠难以取出，应该大胆考虑进行胫骨结节截骨或股骨开槽来增加固定界面的显露并进行分离（图3-2-2），暴力操作所导致的并发症的危害远远大于有计划的显露措施带来的损伤。应当注意在分离假体的过程中尽量避免撬动动作，因为这很可能导致假体周围骨质的塌陷及变形。

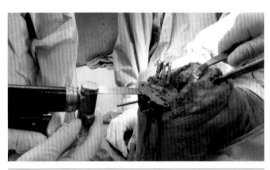

图3-2-1　使用摆锯清除假体取出后胫骨侧残余的骨水泥

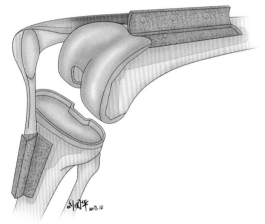

图3-2-2　使用胫骨结节截骨或股骨开槽来增加固定界面的显露，特别是在分离带柄假体时，翻转下来骨片的血供在可能的情况下应尽量保留

四、假体取出工具

假体取出的工具可以分为手动工具、电动工具及超声工具。其中，手动工具包括骨刀、线锯、打击器等，电动工具包括电锯、高速磨钻、金属切割装置等，超声工具主要是超声工具。手术医生可按照自己的经验和术中的判断选择自己最为熟悉的手术器械。

（一）手动工具

1. **骨刀**　假体取出时应尽量选择薄骨刀，宽度范围在7.5~40.0mm之间，骨刀是分离假体－骨水泥界面及假体－骨界面时十分有效的工具，具有灵活、方向易控制等特点，可以在一些不方便使用的位置对假体进行分离。使用骨刀时应当注意仔细操作不要损伤周围的软组织。

2. **gigli线锯**　线锯同样可以在摆锯作用不到的位置发挥作用，尤其是在分离股骨假体时一度十分流行。由于线锯的移动方向难以控制，使用技术不熟练时极易造成额外的骨质丢失，目前使用有减少的趋势。

3. 滑锤 滑锤通常在假体界面完全分离后取出假体时使用，可以提供纵向的牵拉力量使假体与下方界面脱离开来。使用滑锤时应注意控制力度，避免对分离不完全的假体进行暴力操作。

4. 打击器 击打顶在假体上的打击器有助于松动固定良好的假体，同时也可以通过击打取出已经分离完全的假体。

5. 厂商配套特殊取出器械 一些假体生产厂商对自己生产的假体配套有特殊的取出工具，如螺丝刀、把持器等，对于一些特殊类型的假体，这些工具相当实用。

（二）电动工具

1. 摆锯 假体取出时所使用的锯片宽度常常在 15~20mm 之间。应使用尽可能薄的锯片以减少骨量的丢失。在一些显露不佳的假体界面上摆锯的使用有一定局限性。

2. 电动磨钻 电动磨钻常常用来去除骨水泥以取出残留的假体部件或取出骨水泥，细磨钻也可以用来分离假体界面。

3. 金属切割装置 对于固定过于牢靠的金属假体而言，一种常用的手术技巧便是使用金属切割装置直接贯穿切割假体，之后再使用其他工具取出残余的假体部分，对于带柄假体这一技巧尤其适用。

（三）超声工具

超声手术器械可以用来切割分离骨水泥型假体界面及清理残留的骨水泥。是否使用主要取决于手术医生的使用习惯，与其他工具相比并无明显的优劣之分。

五、假体取出具体操作

（一）聚乙烯衬垫的取出

聚乙烯衬垫的取出并不复杂。大多数组配式固定的假体都可以使用骨刀、Hohmann 拉钩等置入到垫片和胫骨基板中间将衬垫撬下来（图 3-2-3）。某些厂商生产的衬垫具有螺钉或金属短钉等辅助固定装置，因此最好在术前准备好相应的特殊取出工具如螺丝刀等来辅助衬垫的取出。对于一些非组配式固定或非拆卸性锁定机制固定的衬垫，如果取出困难，可以直接使用电锯或骨刀将其切碎，然后将碎裂下的小块衬垫取出。

（二）股骨假体的取出

当聚乙烯垫片取出后，膝关节可以轻松获得大于 90° 的屈曲，从而增加胫股假体的显露。股骨假体的内侧通常都能得到充分显露，但在外侧由于伸膝装置的存在显露稍有困难，可以将髌骨向一侧移动达到半脱位状态以增加股骨外侧的显露，必要时延长关节切口，例如斜切股直肌。为使骨 - 骨水泥界面显露清晰，应该将覆盖这一界面上的所有骨及软组织尽量清理干净。

若假体翻修时已松动，常常仅需使用打击器击打股骨假体前翼就可将假体取出（图 3-2-4）。但对于固定良好的假体，最佳的方案仍是在假体取出前将假体 - 骨水泥界面或假体 - 骨界面完全分离。

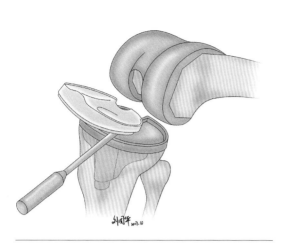

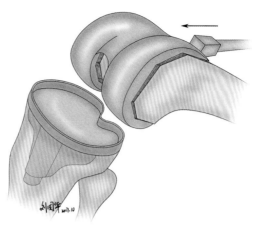

图 3-2-3 使用骨刀伸入到聚乙烯垫片和胫骨基板之间将垫片撬拨下来

图 3-2-4 若假体已松动，使用打击器击打在股骨假体前翼就可将假体取出

分离假体界面时常用的工具包括骨刀、摆锯和高速磨钻，对于骨水泥假体而言，还可以使用超声工具。gigli 线锯在分离前方假体界面时十分实用。然而，在使用时也须注意不要误入股骨前方的骨质。一种可供参考的器械使用技术是先使用电锯再使用薄骨刀来进行分离操作。不论使用何种技术，使用的器械都应紧贴假体 – 骨水泥界面进行操作，避免伤及下方的骨质（图 3-2-5）。分离时应首先处理股骨假体的前方，可以使用 15~20mm 宽的摆锯由内向外、由近至远进行切割。锯片应尽可能向远端推进直到接触到假体突出的短柱或凸轮盒子。股骨远端假体部分可与假体前翼同步进行处理。应尽可能牵开软组织充分显露关节，防止锯片在操作时损伤周围的皮肤及软组织。

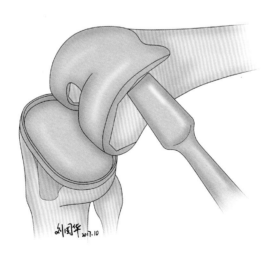

图 3-2-5 使用薄骨刀分离假体 – 骨水泥界面或假体 – 骨界面，注意尽量贴近于假体底面分离，避免造成医源性骨质缺失

非骨水泥假体的取出技术与骨水泥假体相似，但应尽量使用薄一点的骨刀或锯片减少骨量的丢失。必须注意的是务必充分凿开假体与下方长入骨质的交界面，减少假体牵拉分离时被假体带出的骨量。

股骨假体的后髁关节面很难触及，但通常情况下这里覆盖的骨水泥也少或者存在骨溶解现象，不需要单独进行分离。如需分离时，使用传统的骨刀或摆锯通常很难靠近，此时弧形骨刀就会派上用场。使用薄骨刀（7.5mm 左右宽）可以对假体短柱、凸轮盒子及髁间区域的假体界面进行分离。

当分离的假体界面足以使假体产生活动时，就可以使用轴向的打击力将假体整个取出。这一步可以通过滑锤或普通的锤子完成，也可以使用打击器轴向击打显露完全的股骨假体边缘完成。对于后稳定型假体取出时应加倍小心，由于后方立柱的存在，极易造成股骨髁的骨折。之后，股骨上残留的骨水泥就能在直视下被去除，可以使用骨刀或摆锯，甚至配合截骨器使用（图 3-2-6）。在无菌性松动假体翻修时，将固定良好的骨水泥取出的风险往往大于其收益，因而可以被保留下来。但当遇到感染原因引起的翻修时，骨水泥必须全部取出，尤其是残留在股骨钻孔和股骨凸轮孔道中的骨水泥。可以使用骨水泥凿或高速磨钻一点一点碎裂残余的骨水泥将其取出，注意谨慎操作不要过多地伤及骨质。撬动骨水泥时容易造成进一步的骨损伤，应予避免。

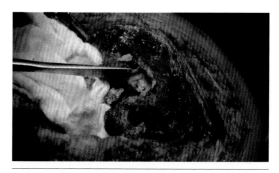

图 3-2-6   使用骨刀去除股骨槽内残余的骨水泥，仔细操作尽量避免损伤骨床

假体及骨水泥取出后应仔细检查遗留下的股骨界面，评估医源性损伤的程度。对关节面剩余骨量的评估将有助于手术医生决定是否需要垫块及需要何种垫块以恢复膝关节远端及后方的关节线。

（三）胫骨假体的取出

胫骨假体取出的大致操作与股骨相同：尽量将固定界面分离完全，取出假体，必要时清除残留骨水泥。同股骨假体一样，胫骨假体的前方及内侧显露良好，而后方和外侧的显露不足。外旋小腿，高度屈曲膝关节，将一把 Hohmann 拉钩放置于胫骨假体后方将胫骨推向前方（应注意在股骨远端及拉钩间垫一块棉垫以防止损伤股骨远端骨质）有助于胫骨假体的进一步显露（图 3-2-7），同时避免胫骨假体取出时对股骨髁的撞击。胫骨假体取出时髌韧带撕裂的风险相对于股骨假体更大。因而当翻修术中髌韧带短小紧张时，应尽量谨慎操作，减少对髌韧带的牵拉。

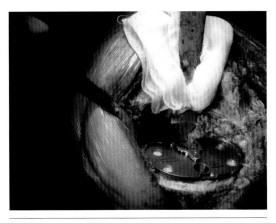

图 3-2-7　术中高度屈曲膝关节，外旋小腿，于胫骨后方放置一把 Hohmann 拉钩将胫骨推向前可使胫骨假体充分显露

　　松动的胫骨假体大多数情况下都可以直接通过通用或厂商特制的假体把持器轴向击打抽离。应注意假体在取出过程中尽量远离股骨侧，以防误伤股骨骨质。在分离固定良好的骨水泥或非骨水泥股骨假体界面时，可以使用电锯或薄骨刀从胫骨平台内侧开始逐步向后方及外侧分离，很多胫骨基板与下方骨或骨水泥之间的界面都可以直接贯穿。但当胫骨假体存在龙骨、短柱等结构时，就必须分别对胫骨的前内侧和后外侧进行处理。先充分分离内侧平台的假体面有利于手术医生进一步对外侧平台的假体面进行处理。推荐使用 1~2mm 宽的带或不带角度的薄骨刀来分离后外侧的假体界面。应当注意在使用骨刀接近假体后方时仔细操作以避免损伤腘窝内的重要结构。同时在处理后外侧界面时应足够耐心，分离得不够将导致假体取出时胫骨后外侧这一重要区域的骨量丢失。同样不能忽视的原则是在分离操作时应尽量贴近于胫骨假体底面。

　　若胫骨假体通过多孔涂层的胫骨固定柱固定，则往往固定十分牢靠，当采用轴向牵拉的方法试行分离不成功时，应考虑使用金属切割装置或摆锯直接将假体截断。全聚乙烯材质的一体化胫骨假体或者一些具有特殊锁定装置的胫骨假体取出也可以采用直接截断的方法，之后可用磨钻或骨刀松解残留的短柱或龙骨并取出。多孔钽金属的一体化垫块的取出应尽量避免使用电动工具，否则将可能会导致大量钽金属碎屑产生难以清理。注意严禁暴力牵拉分离操作。

　　一旦假体界面被完全分离开来，假体就可以通过滑锤或冲击器轴向施加应力抽出。骨水泥龙骨通常很容易从骨水泥中分离，从而取出假体并进行随后的残余骨水泥清理。在某些情况下，特别是当使用了骨水泥短柄进行固定时，尽管胫骨假体面已经完全破坏，取出仍不是那么容易。这时就可以使用叠层骨刀技术（图 3-2-8）。首先，使用大约 4cm 宽的薄骨刀插入到胫骨与假体之间。随后，在骨刀与假体之间的缝隙插入稍小一些的骨刀（3cm

宽），然后再次插入更小一些的骨刀（2cm宽）直到插入的骨刀足以将胫骨假体完全抬起。有时使用叠层骨刀技术后假体仍难以取出，需要额外地在假体取出的过程中逐步游离后方的软组织。

与股骨假体相同，在胫骨假体取出后，也应仔细评估胫骨近端遗留的骨质情况（图3-2-9），为下一步翻修手术的进行做好准备。

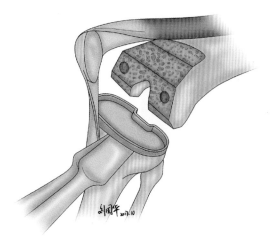 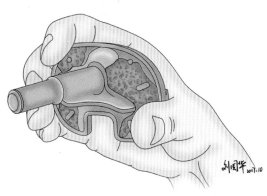

图3-2-8　使用叠层骨刀技术取下胫骨平台假体，注意避免暴力撬动操作而损伤下方骨床，贴近骨质面处应使用最宽的骨刀

图3-2-9　胫骨假体取下后，可以根据胫骨假体上附着的骨量评估骨床医源性损伤的程度

（四）髌骨假体的取出

如前所述，第一步是彻底清除假体－骨水泥或假体－骨界面上的软组织覆盖以便后续操作。固定良好的全聚乙烯假体可以直接使用大号薄锯片（髌骨大小）沿聚乙烯－骨水泥界面截断底柱轻松取出（图3-2-10）。随后可使用高速钻头或刮匙取出聚乙烯底柱及残留的骨水泥。在处理由于感染引起的翻修时，所有的骨水泥均应被取出。在一些病例中确认出所有的残余骨水泥非常困难，需要反复仔细地评估。对于金属底座的非骨水泥髌骨假体而言，使用摆锯取出就显得困难得多，此时就需要使用小号骨刀谨慎耐心地松动髌骨假体－骨交界面，再行取出，最后用电钻或刮匙取出残余的骨水泥。由于髌骨的骨量有限，因此在试图取出固定良好的髌骨假体时应格外地耐心，尽量避免损失过多的骨质使随后的翻修环节难以进行，甚至造成假体周围骨折。

当假体取出后，应再一次评估剩余的髌骨厚度，决定是否进行髌骨假体的再植入。如果髌骨的厚度超过10~12mm，可以考虑进行植入。如果剩余髌骨厚度小于10~12mm，则置换后有髌骨骨折及无菌性坏死的风险。手术医生应当选择进行髌骨修整术代替假体植入。

（五）带柄股骨假体的取出

带柄股骨假体的取出为翻修手术的进行增加了难度。手术医生可以通过术前的X线片

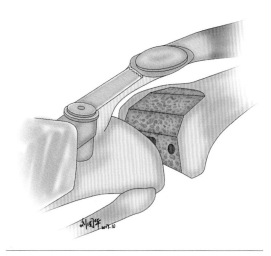

图 3-2-10 使用大号薄锯片（约髌骨大小）沿假体－骨水泥界面直接截断髌骨假体底柱，残留的底柱及骨水泥可随后取出

判断出前一次植入的假体采用的是骨水泥柄还是非骨水泥柄。大多数非骨水泥柄的取出都可以采用与不带柄假体相同的方式完成。这些非骨水泥长柄的表面光滑，尽管可以提供假体固定额外的稳定性，常常不能实现骨整合。因此，在分离髁假体界面后，轴向施加应力通常就可以将假体及柄击打出来。假体难以取出时，应考虑到在股骨的干骺端或髁间区域可能存在大量的骨水泥，在没有对这些区域进行充分显露分离的情况下，应避免强行拆除假体。可以使用高速磨钻将上述区域的骨水泥碎裂，从而使假体取出变得更加容易。

骨水泥假体柄的取出对手术医生而言常常是一大挑战。大多数的假体柄－骨水泥交界面都难以够到，假体的取出须根据假体柄设计及固定程度的不同采用不同的处理方式。可以先尝试使用与非骨水泥假体相同的方案取出假体，即先分离假体髁界面再使用轴向打击力取出假体。Mastri 等描述了这一取出方案可能出现的 3 个结果：①假体从骨水泥鞘中完全拔出，并遗留下完整的骨水泥鞘。②骨水泥鞘在骨面上的局部剥离，并与假体相连随轴向施加的应力整体被带出。③假体柄－骨水泥界面的固定十分牢靠，在没有额外进行显露分离的情况下难以被取出。

在第一种情况下手术医生可以很顺利地取出带柄假体，保留下的完整骨水泥鞘可待进一步取出。取出残留骨水泥有多种方式可以完成。薄骨刀、高速磨钻在取出固定良好的骨水泥时都非常好用。也可以尝试在骨水泥鞘上钻孔，然后使用丝锥或带倒钩的手动工具取出骨水泥。此外，使用超声工具也是取出骨水泥鞘安全高效的方式。高速切割工具很容易造成骨干穿孔，应尽量避免在非直视的情况下使用。

在第二种情况下就需要手术医生在尝试取出假体的过程中提高警惕，轴向施加的冲击力可以顺着假体柄－骨水泥的连接传递至股骨面导致髁间骨折的发生。在这种情况下，应尽量用骨刀仔细将假体柄－骨水泥界面间的连接完全分离开来以便像第一种情况下那样取出假体和骨水泥。

最后一种情况最富有挑战性，常常需要额外增加对骨水泥鞘的暴露。常用的方法是在股骨前方邻近假体柄的骨皮质开窗（宽度大约 10~15mm，长度可接近于柄长），使用器械分离假体柄－骨水泥界面并在股骨远端使用滑锤或打击器不断敲击松动假体柄。一旦假体柄在骨水泥鞘中松动开来，假体就可以通过前述两种情况中提及的方法取出。注意在假体柄－骨水泥界面充分分离之前，应避免频繁地对股骨远端进行轴向击打而导致可能出现的大量骨质丢失。开窗时翻转骨片的血供在可能的情况下应尽量保留。

（六）带柄胫骨假体的取出

翻修手术中带柄胫骨假体的取出同样困难。与带柄股骨假体相似，非骨水泥胫骨柄可以采用与不带柄假体相同的方式取出，骨水泥胫骨柄的取出则通常需要额外的显露技术支持，以使器械能够直接到达胫骨孔道。胫骨结节截骨是常用的方式之一。截骨后，可以实现假体柄－骨水泥界面的分离及假体的取出。一旦假体柄界面被分离开来，就可以使用轴向施加的应力牵离假体。

某些胫骨托或股骨假体的长柄设计并不利于假体的安全取出，例如一些形状不规则假体柄或者假体柄使用了多孔涂层。在这些假体柄固定牢靠时，可以考虑直接使用高速金属切割装置将假体横行截断，充分显露出假体柄的固定界面，之后便可使用高速磨钻松动假体柄周围的骨水泥或采用环锯辅助假体柄的取出。

六、小结

在全膝关节翻修术中，假体取出的宗旨是尽可能为后续的翻修操作提供良好的骨与软组织条件，有条不紊的操作有助于假体取出的高效率。通常的顺序为胫骨垫片——股骨假体——胫骨假体——髌骨假体。假体取出的关键点包括充分显露假体以便直接在假体－骨水泥界面上进行操作；紧贴假体骨水泥界面下方使用薄的手术器械进行分离；确保在取出假体前尽可能地破坏假体骨水泥结合；在取有良好固定的延长柄假体时，考虑胫骨结节截骨或股骨开槽。固定良好的假体会给手术者带来一些挑战。但只要做好周密的术前计划，准备好合适的手术器械并在术中耐心仔细地操作，绝大多数假体都可以被安全无创地取出。切忌在没有充分松解的情况下粗暴操作，这可能带来严重的医源性骨缺损甚至骨折，给后续的翻修带来不必要的困难。

（陈云苏）

第三节　全膝关节翻修术中软组织平衡原则

全膝关节翻修术获得牢固固定、关节稳定、力线良好和关节线准确的目标是极具挑战的，精湛的手术技术和准确的选择假体有助于获得满意的手术结果。随着手术器械和假体设计的改进，模块化垫块、干骺端锥和延长杆能够帮助达到全膝关节翻修手术的目标。然而，获得平衡的屈曲／伸直间隙仍然是膝关节翻修手术成功的基石。

无数膝关节置换术早期失败的病例表明，屈曲／伸直间隙不平衡导致的关节不稳是手术失败的常见原因。有报道称术后膝关节不稳导致关节翻修的发生率高达 13%~33%。假体位置和旋转对位不正会进一步影响翻修术后膝关节的稳定。因此，屈曲/间隙的平衡决定了翻修手术的成败和假体的使用寿命。术后无法获得平衡的屈曲/伸直间隙可能会导致灾难性并发症，如关节反复不稳，甚至膝关节脱位。

全膝翻修手术需要重建膝关节的运动学性质，主要是通过平衡软组织和处理留存骨量实现的。在初次置换中，在规范的股骨胫骨截骨后，主要通过松解膝关节周围韧带以调节软组织张力，达到屈曲/伸直间隙平衡；而在翻修手术中，膝关节周围软组织已经历过初次置换手术的松解，为避免过度松解，我们首先通过填充骨缺损和调整假体位置适应软组织的张力，平衡屈曲/伸直间隙。但是，在确定胫骨和股骨重建正确仍无法获得屈曲/伸直间隙平衡的情况下，可考虑膝关节软组织再平衡，或者改用限制性更高的假体。

一、膝关节重建

取出假体，彻底清创，随后是重建膝关节。全膝关节翻修术的目标是重建胫骨平台和股骨远端解剖，在三维平面获得良好的下肢力线，牢固的假体和平衡的软组织，其关键在于屈伸间隙的平衡。为了达到这个目标，在术中需要对股骨、胫骨和屈伸间隙进行适当的修正。

全膝关节翻修术的挑战在于胫骨和股骨保存骨量的多少和侧副韧带是否完整。胫骨和股骨的留存骨量是膝关节重建的基础。许多原因会引起胫骨平台和股骨远端骨缺损，例如假体下沉、松动和假体周围骨折。但是值得注意的是，医源性骨丢失也是原因之一，因此翻修时取出固定牢固假体的过程中应尽量避免骨丢失。假体移除后，需评估骨缺损的程度，以便决定是否需要使用填充块重建关节线和胫股骨机械轴。在处理骨缺损时，股骨侧的调整可以影响屈曲间隙或者伸直间隙，而胫骨侧的调整能够同等的影响屈伸间隙（图3-3-1）。

膝关节翻修术的关键是获得相等且对称的屈曲/伸直间隙，常常需要修复胫骨股骨缺损，纠正固有的成角畸形，重建膝关节软组织袖套的张力以维持膝关节稳定。在膝关节翻修术中，膝关节软组织往往比较松弛，这与初次置换时膝关节软组织挛缩有明显不同，因此翻修术中处理屈伸间隙不平衡时，需谨慎行膝关节周围软组织松解。在膝关节翻修术中，通过调整胫骨和股骨的假体型号和位置以及填充块的大小以重建膝关节软组织张力，平衡屈曲/伸直间隙。

膝关节翻修重建的基本原则可以分为三步（图3-3-2）：第一步：处理胫骨，重建一个平坦且稳定的垂直于机械轴（冠状面和矢状面）的胫骨平台，胫骨侧操作能同时影响屈伸间隙；第二步：确定股骨假体型号和旋转定位，重建股骨后髁，确定屈曲间隙；第三步：调节股骨假体的远近，确定关节线水平和伸直间隙。

（一）胫骨平台重建

胫骨平台重建是膝关节翻修术的基石，因此在假体取出和彻底清创后，优先重建胫骨平台，为接下来的膝关节重建和软组织平衡奠定基础。胫骨平台既能影响屈曲间隙，又能影响伸直间隙（图3-3-3），因此翻修术中必须确保胫骨平台在矢状面和冠状位均与胫骨机械轴垂直。采用带延长杆（骨水泥杆或非骨水泥压配干骺端杆）胫骨假体能够为平台重建提供准确的导向，延长杆的固定方式取决于留存的骨量，但应确保髓内杆垂直于平台。当胫骨存在骨缺损时，需用各种填充块（如金属垫块、楔形块、干骺端锥、

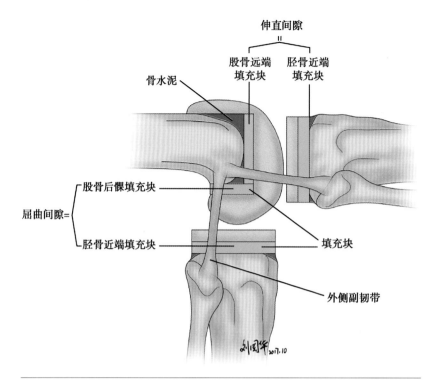

图 3-3-1 全膝关节翻修术中，屈伸间隙的平衡

屈曲间隙 = 骨后髁填充块 + 股骨假体后髁 + 胫骨假体 + 胫骨近端填充块；伸直间隙 = 股骨远端填充块 + 股骨假体远端 + 胫骨假体 + 胫骨近端填充块。股骨假体影响屈曲间隙或者伸直间隙，胫骨假体能同时影响屈曲 / 伸直间隙

block 或结构性植骨）修复缺损，尽可能在原始平台的高度重建平整且与机械轴垂直的胫骨平台，这能够为术者提供选择更合适的聚乙烯衬垫平衡屈伸间隙的机会。当胫骨存在严重缺损时，可以使用模块化胫骨锥重建胫骨平台。

　　胫骨近端骨缺损修复及胫骨假体型号确定后，需要注意胫骨假体的旋转定位。在安装胫骨假体时，参考胫骨结节和胫骨平台前内侧定位假体的旋转对位。通过以上步骤，可以重建一个稳定的胫骨平台，以便后续的操作。

（二）股骨重建

　　1. 假体型号　股骨重建，首先需要确定股骨假体型号，股骨假体能够重建股骨前后径和后髁偏距，主要影响屈曲间隙（图3-3-4）。翻修术前可以通过了解患者初次置换所用假体型号和拍摄对侧膝关节 X 线片来帮助术中确定股骨假体型号。股骨假体取出后，在矢状平面测量留存骨量的前后径，以决定原型号是否合适。翻修时股骨后方骨缺损是常见情况，因此仅凭术中测量前后径存在导致假体型号偏小的风险，这会使股骨后髁偏距丢失，屈曲间隙增大，造成膝关节屈曲不稳。股骨上髁的宽度对选择假体型号也有一定的帮助。

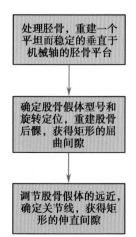

处理胫骨，重建一个平坦而稳定的垂直于机械轴的胫骨平台

↓

确定股骨假体型号和旋转定位，重建股骨后髁，获得矩形的屈曲间隙

↓

调节股骨假体的远近，确定关节线，获得矩形的伸直间隙

图 3-3-2　膝关节翻修术的基本原则流程图

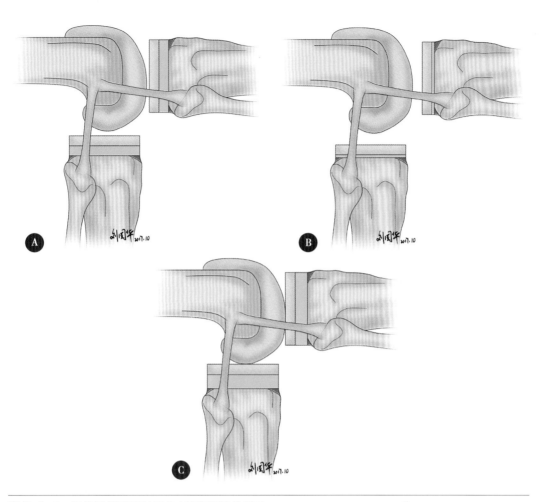

图 3-3-3　胫骨近端重建对屈曲 / 伸直间隙的影响

A.胫骨近端骨缺损，填充块修复缺损，关节线位置合适，屈曲 / 伸直间隙平衡；B.胫骨近端骨缺损，填充块过小，关节线位置偏远，屈曲 / 伸直间隙松弛；C.胫骨近端骨缺损，填充块过大，关节线位置偏近，屈曲 / 伸直间隙紧张

　　股骨后髁区域的骨缺损是最明显的，但是股骨前方发生骨缺损也会影响假体大小，特别是前后径。股骨假体型号过小，会导致重建股骨后髁偏距和屈曲间隙失败，因此，建议选择稍大号的股骨假体并填充股骨后髁以维持股骨前后径。

　　2. 假体旋转对位　股骨假体的旋转对位对膝关节的运动学和髌骨轨迹有重要影响，同时会影响屈曲间隙。股骨假体旋转定位不佳会导致屈曲间隙不对称，影响膝关节稳定和髌骨轨迹。确定股骨假体旋转对位的最好方法是参考通髁线（股骨内外上髁连线），在翻修术中常常可以找到。在骨缺损严重的病例中，股骨上髁也可能缺损，此时可将膝关节屈曲90°，以胫骨平台为股骨假体旋转力线的参考。根据股骨远端留存骨量调节假体旋转对位，如果初次置换假体存在内旋，则需要加截股骨前外侧和后内侧的骨面，纠正假体内旋，同时常常需要对股骨后外髁进行适当填充。如果使用后稳定或者相似的假体，准备髁间切迹时，需确保与上髁轴线垂直。

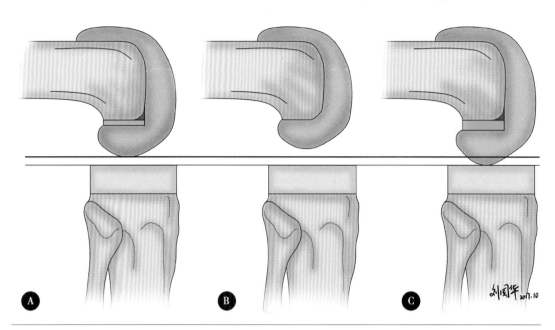

图 3-3-4   股骨后髁重建对屈曲间隙的影响

A.股骨后髁骨缺损，填充块重建后髁偏距适当，屈曲间隙平衡；B.股骨后髁骨缺损，后髁未重建，偏距过小，屈曲间隙松弛；C.股骨后髁骨缺损，填充块重建后髁偏距过大，屈曲间隙紧张

（三）关节线重建

确定股骨假体型号和旋转定位后，需要重建股骨远端和后方的关节线。股骨上髁是一个有助于定位关节线的标志，正常膝关节中，关节线距离外上髁25mm，距离内上髁30mm。在人工膝关节中，胫骨平台截骨面垂直于机械轴，因此关节线一般距离内外上髁30mm。半月板瘢痕和腓骨头结节（关节线上1cm）也可以作为关节线的参考标志。股骨后侧的骨缺损也会影响关节线，股骨后髁可能需要厚度相等的或者不等的填充块。这步骤目的在于重建股骨假体远端位置和确定关节线，获得矩形的伸直间隙（图3-3-5、图3-3-6）。关节线位置会影响髌骨的高度和术后临床结果。

当患者股骨远端和后髁均存在骨缺损且后方的关节囊挛缩时，需要加大股骨远端的切骨量，才能获得膝关节完全伸直，这样必然导致关节线抬高。在开始屈膝时，膝关节既得不到后关节囊支持也得不到侧副韧带的支持而出现不稳定。研究表明，屈曲中松弛会导致软组织被过度牵拉并最终导致不稳定。为避免这种松弛，术中应避免股骨远端切骨量过多，适当松解后关节囊和恢复正常的关节线。

一旦确定合适的关节线，可以临时安装上股骨试模假体，重建股骨远端关节线。如果股骨远端内外侧有对称性缺损或者初次置换时关节线提高了，则需要对称性的股骨远端填充块；而遇到股骨远端不对称骨缺损，则需要单侧或者不对称填充块。股骨骨缺损的处理取决于缺损的程度，术中可采用骨水泥、金属填充块、模块化锥、结构性植骨和股骨假体修复缺损。股骨上髁到后关节线的距离与到远端关节线基本相等，可以帮助确定股骨假体型号。值得注意的是，本步骤是临时的，因此不需要为适应填充块加截骨，直到确定股骨假体最终的位置和型号。而且，在平衡屈伸间隙的过程中，可能需要额外调节股骨假体的位置和型号，使伸直间隙与屈曲间隙相等。

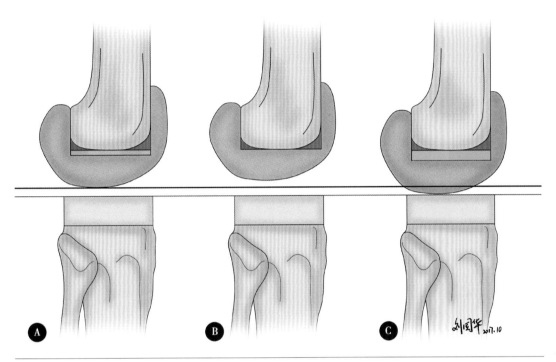

图 3-3-5　股骨远端重建对伸直间隙的影响（矢状位）

A. 股骨远端骨缺损，填充块修复骨缺损，股骨假体位置合适，伸直间隙平衡；B. 股骨远端骨缺损，填充块修复骨缺损，股骨假体位置偏近，伸直间隙松弛；C. 股骨远端骨缺损，填充块修复骨缺损，股骨假体位置偏远，伸直间隙紧张

二、间隙平衡

（一）屈曲间隙平衡

获得平衡的伸直间隙后，屈膝 90°，评估膝关节的屈膝稳定性。如果初次置换术中切除了后交叉韧带，屈曲间隙大于伸直间隙的情况并不少见。髓腔内插入髓内定位杆，安装合适的股骨远端截骨模具。和胫骨侧一样，股骨远端只需微量的截骨以获得"新鲜的"截骨面。经常有人采用小一号的股骨试模假体，认为它能和宿主骨更好地匹配，但是应该考虑已经取下的假体型号和骨缺损程度，小一号股骨假体减少了股骨的前后径，会导致关节的不稳定，尤其是屈膝不稳。这时可采用股骨后髁垫块来填充间隙恢复股骨后髁的偏心距。另外，也可以采用大一号的股骨假体，增加股骨的前后径来填充屈曲间隙。有些带偏心距的股骨翻修系统允许股骨假体后置。

另一个对屈曲间隙有重要影响的因素是伸膝装置。将伸膝装置复位后评估膝关节屈曲位的稳定性非常重要。过紧的伸膝装置（瘢痕化等）可导致屈膝时虚假的稳定感；当膝关节伸直，伸膝装置松弛后依然存在关节的不稳定。同样，虽然恢复了适当的屈曲间隙，如

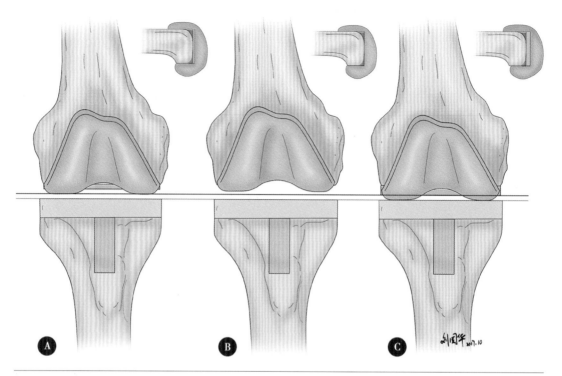

图 3-3-6　股骨远端重建对伸直间隙的影响（冠状位）

A.股骨远端骨缺损，填充块修复骨缺损，股骨假体位置合适，伸直间隙平衡；B.股骨远端骨缺损，填充块修复骨缺损，股骨假体位置偏远，伸直间隙紧张；C.股骨远端骨缺损，填充块修复骨缺损，股骨假体位置偏近，伸直间隙松弛

伸膝装置过松也会出现屈膝不稳。

（二）伸直间隙平衡

伸直间隙平衡需要对股骨远端进行填充或增加股骨远端截骨，但应充分理解这些操作对关节线的影响。安装股骨假体试模后，如果膝关节能够完全伸直并且稳定，说明关节线重建满意，不需做进一步的伸直间隙平衡；如果膝关节伸直时膝关节松弛或存在膝关节过伸，说明关节线位置升高，为获得稳定伸直间隙，需应用不同厚度的股骨远端垫块，直至获得伸直间隙稳定。单纯增加胫骨聚乙烯垫片的厚度能够使伸直间隙稳定，但是会导致关节线上移，屈曲间隙紧张。

当遇到伸膝位时关节线位置重建良好，但是存在屈曲挛缩的情况时，首先应从股骨侧松解后关节囊，如果膝关节仍不能完全伸直，应选择合适的截骨模具适当增加股骨远端截骨。这种方法能使膝关节伸直，代价是关节线轻度上移。不应寄希望于术后通过功能锻炼"拉伸"后关节囊，以获得膝关节完全伸直。这种情况下，轻度升高关节线是更好的选择，避免术后膝关节残留屈曲挛缩。

（三）间隙不平衡的处理原则

选择合适厚度的聚乙烯衬垫是平衡屈伸间隙的关键，当安装好股骨试模假体，屈曲膝关节 90°，将聚乙烯衬垫安装在胫骨试模托上，插入屈曲间隙，选择允许插入的最厚的衬垫。保留胫骨试模托及衬垫，全范围活动膝关节，检查膝关节力线、髌骨轨迹和冠状面及矢状面的稳定性。

如果膝关节能够完全伸直，而且屈伸间隙平衡、稳定，说明聚乙烯衬垫厚度合适，此时对股骨假体的位置和型号进行最后的调整及确定。亦可对衬垫进行微调以达到上述要求。当屈曲间隙和伸直间隙不平衡时，则需要进行额外的调整，可按照基本的操作流程（表3-3-1）进行调整。需要注意的是，翻修术中平衡屈曲和伸直间隙，不是通过松解膝关节周围韧带和关节囊实现的，而是通过调节垫块和假体的位置和大小以及加截骨来实现的。

几种常见情况及可采用的方法列举如下：

1. 如果屈曲间隙和伸直间隙都太紧，减少胫骨衬垫厚度可以平衡屈伸间隙。

2. 如果屈曲间隙紧，伸直间隙正常，那么有两种情况：

A. 检查股骨假体矢状位位置（图3-3-7），如果假体位置偏后，使用加延长杆股骨假体，调整股骨假体矢状位向前移（图3-3-8）。避免过度填充髌股关节间隙，以防影响膝关节活动和髌骨轨迹。

B. 如果股骨假体位置适当，则选择小一号的股骨假体。

3. 如果屈曲间隙紧，伸直间隙松，则需考虑以下三种情况：

A. 检查股骨假体矢状位位置，如步骤 2A，考虑使用一个更厚的胫骨衬垫。

B. 如果股骨假体位置适当，则选择小一号的股骨假体，并使用更厚的胫骨衬垫。

C. 如果股骨假体大小合适，增大股骨远端填充块直到伸直间隙与屈曲间隙相等；可能需要更换一个更薄的胫骨衬垫。注意不要将关节线过于向远端移，以免影响髌骨轨迹。

4. 如果屈曲间隙合适，伸直间隙紧，则考虑以下两种情况：

A. 减小股骨远端填充块或者加截股骨远端骨量，这会使股骨假体向近端移，增加伸直间隙。

B. 如果术前膝关节有屈曲挛缩，需要松解后关节囊，尤其是从股骨侧松解。

5. 如果屈曲间隙和伸直间隙均合适，不需要进行额外调整。

6. 如果屈曲间隙合适，伸直间隙松，解决方法是增大股骨远端填充块，使伸直间隙和屈曲间隙相等。

7. 最常见的问题是屈曲间隙大于伸直间隙，如果屈曲间隙松，伸直间隙紧，那么需要进行以下的检查和调整：

A. 检查股骨假体矢状位位置，如果位置偏前，考虑使用加延长杆股骨假体，这能使股骨假体向后移从而减小屈曲间隙（图3-3-9）。

B. 检查股骨假体远端，考虑减小股骨远端垫块或者加截股骨远端骨量。

C. 检查股骨假体型号，如果假体偏小，选择更大号的假体，但注意不要使用过大的假体。

D. 如果初次置换时没有做好屈伸间隙的平衡，则需考虑使用 CCK 假体。

E. 根据手术医生的经验，适度松解膝关节侧副韧带。

8. 如果屈曲间隙松，伸直间隙合适，首先检查股骨假体的型号和位置，如果已选择大号的假体，可移除股骨远端垫块或者加截股骨远端骨量，将股骨假体向近端移，增加伸直间隙，使用更厚的胫骨衬垫；如果仍不能平衡屈伸间隙，则考虑步骤 7 的检查。

9. 如果屈曲间隙和伸直间隙同等程度的松，更换更厚的胫骨衬垫可以解决这个问题。

表 3-3-1　全膝关节翻修术中平衡屈曲 / 伸直间隙的基本原则

	伸直间隙紧	伸直间隙合适	伸直间隙松
屈曲间隙紧	1. 使用更薄的胫骨衬垫 2. 移除或减小对称性胫骨填充块（如果有）	1. 更换一号股骨假体（图 3-3-10） 2. 使用加延长杆股骨假体，矢状面调节假体向前移	1. 增大股骨远端填充块 2. 减小股骨假体，使用更厚的衬垫 3. 如果可能，使用加延长杆假体在矢状面调节假体向前移，使用更厚衬垫
屈曲间隙合适	1. 中度屈曲挛缩：骨膜下后关节囊松解 2. 重度挛缩： A. 减小远端股骨填充块 B. 加截股骨远端骨量	平衡的间隙	增大股骨远端填充块
屈曲间隙松	1. 检查股骨假体远端位置： A. 减小股骨远端垫块 B. 加截股骨远端骨量 2. 调节股骨假体矢状位位置，使用加延长杆假体调节假体向后移 3. 如果股骨假体偏小，选择更大号的假体	1. 调节股骨假体矢状位位置，使用加延长杆假体调节假体向后移 2. 如果股骨假体偏小，使用更大号假体（图 3-3-11）	1. 使用更厚的衬垫 2. 加用对称性胫骨垫块

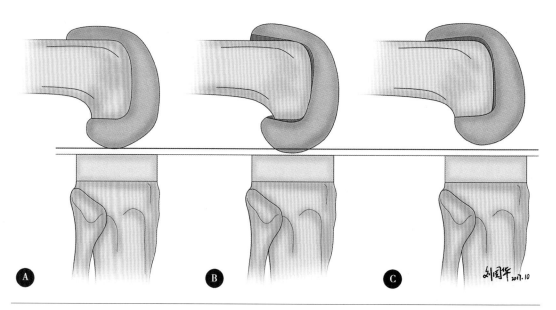

图 3-3-7　股骨假体矢状面定位对屈曲间隙的影响

A. 股骨假体矢状位定位正确，屈曲间隙平衡；B. 股骨假体矢状位定位靠后，屈曲间隙紧张；C. 股骨假体矢状位定位靠前，屈曲间隙松弛

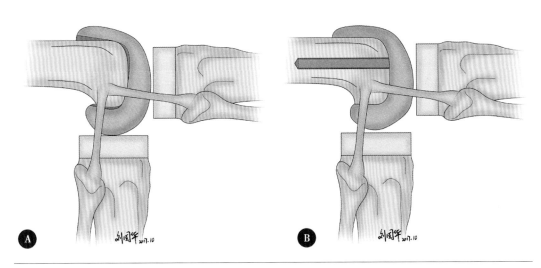

图 3-3-8　加延长杆股骨假体纠正股骨假体矢状位对位靠后，平衡屈曲间隙
A. 翻修前股骨假体矢状位靠后；B. 加延长杆翻修后股骨假体矢状位恢复正常

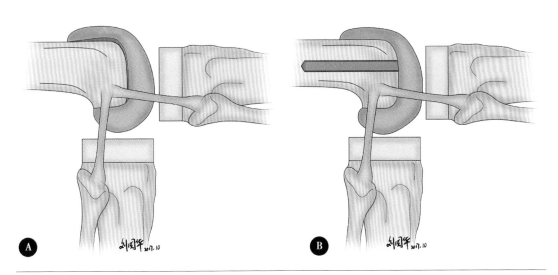

图 3-3-9　加延长杆股骨假体纠正股骨假体矢状位对位靠前，平衡屈曲间隙
A. 翻修前股骨假体矢状位靠前；B. 加延长杆翻修后股骨假体矢状位恢复正常

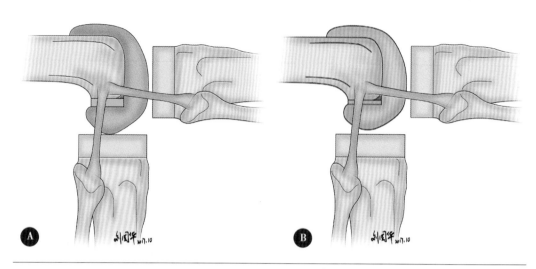

图 3-3-10   减小股骨后髁填充块，调整股骨后髁偏距，更换小号假体，平衡屈曲间隙
A. 翻修前伸直间隙合适，屈曲间隙紧张；B. 减少股骨后髁填充块，调整平衡屈曲间隙

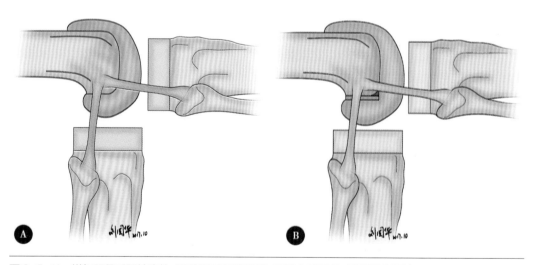

图 3-3-11   增加股骨后髁填充块，重建股骨后髁偏距，更换大号假体，平衡屈曲间隙
A. 翻修前伸直间隙合适，屈曲间隙松弛；B. 增加股骨后髁填充块，调整平衡屈曲间隙

三、假体限制性对屈伸间隙平衡的影响

翻修时另一重要问题是假体的限制性。软组织的平衡不仅包括屈伸间隙的稳定性，也包括内翻和外翻的稳定性，这些因素是相互关联的。冠状面的稳定性需要完整的侧副韧带，或者限制性更高的假体来代替侧副韧带的作用。然而限制性假体并不能解决软组织平衡不良带来的问题。如果屈伸间隙不平衡，即使应用限制性假体也会出现膝关节的不稳定。

建议使用限制性尽可能小的假体，避免骨水泥界面或者假体骨界面发生应力集中。在大部分情况下，膝关节的软组织袖套和侧副韧带都是完整的，如果术中能获得满意的屈伸间隙平衡，可以使用常规的 PS 假体。如果膝关节有间接的不稳定，轻微的屈曲 / 伸直间隙不匹配或者严重的畸形，则需要考虑使用髁限制性假体。大多数的膝关节翻修假体系统都允许根据膝关节稳定性选择使用 PS 的或者无铰链限制性的衬垫。只有在膝关节整体不稳定，内侧副韧带缺失，明显的屈曲 / 伸直间隙不匹配，伸膝装置功能不全，无法控制的反屈或者骨肿瘤或骨折引起的严重骨缺损情况下，才考虑使用旋转铰链膝关节假体。

四、骨缺损修复对屈伸间隙的影响

翻修时处理骨缺损有不同的选择，都可以影响屈伸间隙平衡。术者可选择骨水泥填充，不同类型的骨移植或金属垫块来重建及填充骨缺损。选择哪种方式由患者年龄、活动量、手术医生偏好及骨缺损的程度和类型来决定。应根据患者的具体情况选择合适的填充方式来重建骨缺损，以获得良好的软组织平衡并重建关节线位置。

小的骨缺损可用骨水泥来填充，包括胫骨和股骨侧小的包容性、腔隙性缺损。然而骨水泥受到非压缩性应力时容易碎裂，所以不能用骨水泥来填充较大的骨缺损，特别是会受到剪切和张力性应力时。大的骨缺损（>5mm）一般需要植骨或者金属垫块；大面积的骨缺损，可能需要应用结构性同种异体骨。应通过术前对缺损的评估来选择恰当的手术方式。植骨能够重建骨量，但能否和宿主骨完美结合并不可预期，且对手术技术要求较高；应用金属垫块填充骨缺损，在术中应用灵活、方便并有多种选择，但应用组配式垫块的远期问题是磨损、松动和垫块脱位。

五、小结

全膝关节翻修的目标和初次置换手术一样，获得一个力线良好、假体牢固和软组织平衡的膝关节。翻修术中，平衡屈曲 / 伸直间隙的方案应根据每个患者的具体情况而分析。初次置换失败的机制、骨缺损的程度和侧副韧带的完整性都能影响最后的决定，但是在平衡膝关节软组织张力的过程中应遵循基本的操作流程，即先重建胫骨平台，选择合适的股骨假体尺寸和位置平衡屈曲间隙，此时应尽可能选择较薄的聚乙烯垫片和接近原来股骨尺寸的假体以恢复股骨后髁偏距，最后通过伸直膝关节找到与屈曲间隙平衡的伸直位股骨假体位置，股骨远端的缺损使用植骨或金属垫块重建。

对于软组织平衡，膝关节翻修术中，膝关节软组织往往比较松弛，这与初次置换时膝关节软组织挛缩有明显不同，因此翻修术中处理屈伸间隙不平衡时，需谨慎行膝关节周围

软组织松解，而是通过调整胫骨和股骨的假体型号和位置以及填充块的大小以重建膝关节软组织张力，以获得平衡的屈曲/伸直间隙。

（陈云苏）

第四节　骨缺损的处理

随着全膝关节置换术（total knee arthroplasty，TKA）的广泛应用和接受关节置换术患者的年轻化，全膝关节翻修术的数量也在不断增加。无菌性松动（29.8%）、感染性松动（14.8%）、疼痛（9.5%）、磨损（8.2%）是导致初次关节置换失败的主要原因。膝关节翻修术中骨缺损的处理与重建始终是对术者极大的挑战。导致骨缺损的原因很多、骨缺损的类型、程度各异，因此选择合理有效的重建方法是保障翻修术后假体长期稳定和恢复无痛、功能关节的重要环节。既往处理骨缺损的方法有骨水泥、螺钉、植骨等方法。近些年来，随着新型的材料开发与应用，以及采用 3D 打印等方法生产出满足不同程度缺损重建需求的金属块、袖套等，特别是对严重的骨缺损，这些材料的使用使得骨缺损的重建更加简单、安全、有效。

一、骨缺损的病因学

（一）原发原因

翻修的最初原因就是因为初次置换时已有骨缺损没有很好地处理，它可以造成假体周围骨折或假体下沉而导致的失败，在这些病例常常很难确定是生物性的还是力学失败造成。

（二）机械松动

机械性松动是最常见的全膝置换失败的原因。机械性松动常常是由假体力线不良、假体不稳、髌股运动轨迹不良等引起。这些因素都会导致聚乙烯磨损加快从而产生假体周围的骨溶解，假体松动或下沉或应力遮挡。当然日常生活中的运动、下蹲、下跪等也会加剧聚乙烯的磨损而产生机械性松动。有研究表明大量的磨损颗粒会诱发颗粒病，即关节腔炎性反应、巨噬细胞聚集，在骨与假体界面大量破骨细胞聚集，阻止成骨细胞分化。机械应力和关节液的产生加重骨吸收而导致假体下沉。

（三）慢性假体周围感染

假体周围的感染仍然是全膝关节置换失败的第二大主要原因，骨溶解发生的细胞机制既可以是微生物直接引起，也可以是宿主的炎性反应造成。不同细菌产生的大量酶和其降解产物与毒素会激活纤溶活性、血管损伤继发骨坏死。进而细菌的内毒素激活巨噬细胞、中性粒细胞、B 淋巴细胞等分泌出大量的 IL-1、IL-6、肿瘤坏死因子 α，促进破骨细胞和巨噬细胞的分化成熟，造成骨溶解和骨吸收，致使假体松动与下沉。

（四）磨损与骨溶解

由于假体和工具的设计与制造工艺的进步，假体的大小尺寸更能满足更换关节的需求，而且手术技术不断提高，导航技术在置换中的应用使得全膝关节置换更能够获得假体位置精确安放、正确力线对线和合适的软组织平衡，因而使得聚乙烯磨损颗粒导致的骨溶解不再是骨缺损的主要因素。然而，聚乙烯磨损仍然是导致 TKA 失败的常见原因。聚乙烯磨损是多因素所致，如假体设计、关节面形合度、膝关节力线、假体固定、三体磨损、假体制造与消毒、聚乙烯衬垫本身厚度。聚乙烯磨损颗粒的出现会导致由巨噬细胞诱发的炎性反应，从而激活破骨细胞活性促进骨吸收，导致假体周围骨溶解和假体松动。胫骨平台的金属背托产生的金属颗粒其生物学行为与聚乙烯颗粒相同，细胞内释放炎性介质（包括 IL-1、IL-6、IL-8、TNF），关节内产生慢性滑膜炎、骨吸收和假体周围骨溶解。

（五）假体与骨水泥的取出

假体与骨水泥的取出应是导致骨量丢失的一个重要原因，特别是在取出固定良好的假体时如果没有合适的工具和方法很容易导致骨缺损。因此在取假体时应先从骨水泥与假体界面之间开始，当取出假体后，再仔细分离骨水泥与骨界面，取出骨水泥。然而在取出感染的假体时，对坏死和感染的骨组织也因一并去除方能根除感染，这样也会带来更多的骨量丢失。

（六）复合抗生素的占位器

采用二期翻修治疗感染膝关节时，取出假体后就必须使用复合抗生素的占位器来控制感染和占据关节空间。骨水泥的占位器会释放骨水泥微颗粒进入关节腔，刺激滑膜产生炎症反应，其结果对骨与软组织都是有害的。再者在膝关节屈伸活动中骨水泥与骨界面产生的剪切力会增加占位器与骨之间的摩擦而导致骨量丢失。这种情况更容易发生在使用静态占位器时。还有就是如果选用的占位器过小，在关节活动中占位器会发生位移，这种位移和负重的结果会导致干骺端严重骨缺损。因此在二期翻修旷置术应尽可能选用可活动的占位器，会减少骨量丢失，也便于在植入假体时取出。

（七）占位器取出和假体再植入

二期翻修取出活动占位器较静态占位器相对简单且不会造成更多的骨缺损，一旦取出占位器后就会对骨面做清创修整，有时会再切除不整骨面以利于新的假体安放。因此再植入假体时必须准备不同形状的金属垫块和延长杆备用。

二、骨缺损的评估

（一）临床评估

术前评估的目的是充分了解前次置换失败的原因，避免重复前次错误的发生，降低翻修手术失败的风险。由于翻修手术患者最不满意的结果就是术后疼痛，因此要求术前应清楚失败机制和骨及软组织缺失情况，那些需要重建。术者因充分了解患者症状和体征与失败的膝关节相关，同样要排除膝关节以外因素导致的疼痛，如脊柱或髋关节疾病引起的疼痛。要排除感染、Charcot 关节病、神经肌肉疾患和其他禁忌证。

患者的术前评估包括详细的病史、既往史和临床查体。特别是对以往手术史要充分了解，包括手术切口与入路、软组织松解的程度、所用假体的生产厂家、型号、大小。

（二）实验室评估

实验室检查，包括白细胞计数、分类、血沉、C- 反应蛋白。术前膝关节穿刺是必要的诊断措施，要对关节液进行培养及细胞计数。如果滑液白细胞计数达到 500/mm³ 且中性粒细胞超过 60%，高度提示感染。

（三）影像学评估

术前影像学检查非常重要，每一个患者术前都要行负重位下肢全长片（含髋、踝）、前后位片、侧位片、髌骨麦氏位片（Merchant patellar views）来评估假体大小、位置、固定状况，骨的评估含对股骨、胫骨骨量和骨的质量、髌骨的高度和位置作出判断。但值得注意的是影像学对骨缺损的判定往往会低估实际骨缺损的程度。CT 扫描可以用来更准确的判定骨缺损的状况和假体的旋转异常。

三、骨缺损分类

骨缺损分为包容型骨缺损和非包容型骨缺损。前者骨缺损周围有完整的骨皮质包裹，而后者骨缺损周围的骨皮质部分或全部丢失。

（一）AORI（anderson orthopaedic research institution）分型

Engh 等依照骨缺损严重程度分为：股骨远端骨缺损（F1，F2，F3）以及胫骨近段骨缺损（T1，T2，T3）。1 型骨缺损（F1，T1）特征为：干骺端完整，仅有骨松质轻度缺损，无骨溶解及假体下沉；2 型骨缺损（F2，T2）特征为：干骺端短缩，单侧（F2A，T2A）或者双侧（F2B，T2B）干骺端股骨髁或胫骨髁骨缺损，股骨端的假体下沉或关节线上移，股骨上髁远端小的溶骨性缺损，而胫骨端假体下沉至腓骨头以下；3 型骨缺损（F3，T3）特征为：干骺端的大段缺损，影响到周围韧带等结构的附着，缺损达到或超过股骨髁上水平，缺损或假体下沉至胫骨结节水平（图 3-4-1）。

但是 AORI 分类也有缺陷，不能区别包容性缺损和非包容性缺损。腔隙性缺损是在骨缺损的四周有完整的骨皮质环，而非包容性缺损即结构性缺损缺乏完整的骨皮质环，这对骨缺损的重建和翻修假体的选择非常重要。因此有作者提出了其他分类方法。

（二）SOFCOT 2000 symposium（法国骨科协会）分类

该分类基于三个参数：

1. 新的假体安放平面，分 A、B、C。如果假体由内侧支撑则为 M（A、B、C），由外侧支撑则为 L（A、B、C），如果是包容性缺损则为 ML（A、B、C）。

2. 依据骨面状况，包容性缺损或中央型缺损为 1 分，偏心性缺损为 2 分，非包容性缺损为 6 分。

3. 非包容性缺损深度指数，如果缺损与所在区域基本参照所在区域缺损分为 A、B、C，如果缺损延伸到骨干部则深度指数为 D。

对骨骼来说还要考虑后髁缺损状况。0：无缺损；1：非包容性缺损；2：非包容性缺损伴有股骨远端缺损。（图 3-4-2）

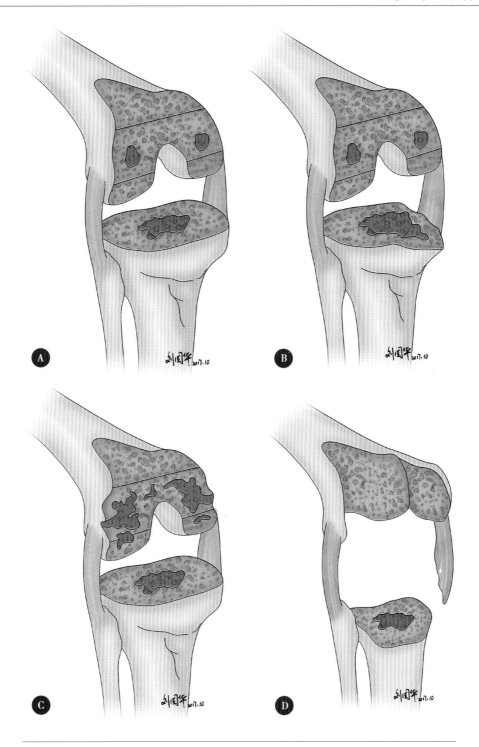

图 3-4-1 AORI 分型

A. 1 型骨缺损（F1，T1）干骺端完整，仅有松质骨轻度缺损，无骨溶解及假体下沉；
B. 2A 型骨缺损（F2A，T2A）干骺端短缩，单侧干骺端股骨髁或胫骨髁骨缺损；C. 2B 型骨缺损（F2B，T2B）干骺端短缩，双侧干骺端股骨髁或胫骨髁骨缺损；D. 3 型骨缺损（F3，T3）干骺端的大段缺损，影响到周围韧带等结构的附着，缺损达到或超过股骨髁上水平，缺损或假体下沉至胫骨结节水平

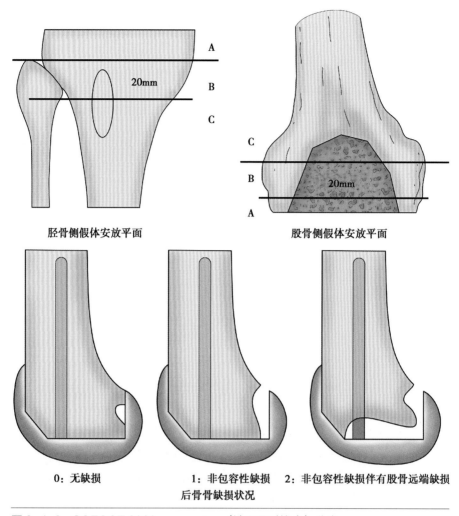

图 3-4-2 SOFCOT 2000 symposium（法国骨科协会）分类

（三）Rand 分类

Rand 参考骨缺损的对称性、位置和范围进行分类。在胫骨侧假体过小、下沉导致的骨缺损往往是对称性缺损，而假体安放成角畸形易导致非对称性缺损。根据缺损的位置和骨皮质的完整性又可有中央型和周边型。在股骨侧通常会在股骨远端或股骨后髁以及两者都可出现缺损。根据骨缺损的范围分成轻Ⅰ、中Ⅱ、重Ⅲ、严重Ⅳ缺损。在完成胫骨和股骨截骨后对骨缺损的评估与分类如下：

轻（Ⅰ型）：缺损小于 50% 单髁，缺损深度 < 5mm；

中（Ⅱ型）：缺损累积单髁的 50%~70%，缺损深度 5~10mm；

重（Ⅲ型）：缺损大于单髁的 70%，缺损深度达 10mm；

严重（Ⅳ型）：单髁和内外侧髁破坏，又分两种情况：①有完整的外周骨皮质缘；②外周骨皮质缘消失。

四、骨缺损的处理方法

（一）增量截骨和假体位移

胫骨近端和股骨远端增量截骨理论上讲是最简单的消灭骨缺损的方法。但是必须认识到在初次置换时已经行截骨，同时由于假体失败又造成进一步的骨量丢失。因此增量截骨会导致能够支撑假体的骨松质减少，从而减弱骨水泥的固定效能。同时也会减小假体型号，带来界面固定面积减小。Harada 等研究显示在胫骨第一次 5mm 下的截骨，其胫骨强度就明显减小，胫骨平台往下截骨 15mm 其载荷是截骨 5mm 的 2~3 倍，而且小号假体会导致胫骨平台与骨的接触面积减小，增加单位面积内的载荷，假体更向后移位。尽可能避免胫骨侧的增量截骨。因此无论是胫骨侧和股骨侧突出部分截骨不超过 2mm，残留缺损采用其他方法重建。胫骨平台的位移即在冠状面从骨缺损的部位（< 5mm）向骨量完好的部位移位安放。这是避免选择小号假体的一种方法。但是假体坐落在骨松质上会有下沉的风险，且会增加韧带与假体的撞击，如果假体由外向内移位还会导致髌骨运动轨迹不良。建议胫骨假体移位安放不超过 3mm。股骨一般不选择移位安放，假体变小会导致屈曲间隙增大和关节线位置改变。

（二）骨水泥

与其他材料相比，骨水泥能提供的关节稳定性较低。但是，有研究发现在处理 4mm 的胫骨内侧骨缺损时，骨水泥与打压植骨、结构植骨等方法的作用相当。并且骨水泥与其他方式相比有更好的适应性，能够满足不同类型和大小的骨缺损修复的需要。在一项长期研究中，对于 < 20mm 的骨缺损或者对平台影响在 50% 以下的情况，骨水泥具有满意的效果。对于类风湿关节炎患者的全膝关节翻修术，胫骨平台内侧的骨缺损用骨水泥取得了稳定的效果。此外，骨肿瘤引起的骨缺损用骨水泥处理也取得了类似的效果。一般来说，<5mm 的胫骨缺损可以用骨水泥治疗。

骨水泥在应用中存在一些缺点，如机械强度低，不能用于负重骨修复，释放热量导致周围组织坏死并且破坏周围血供，骨缺损面积越大，骨水泥的用量越大，释放的热量也就越多，造成的伤害就越大，因此，不建议将其应用于大量骨缺损的修复，而且骨水泥不能诱导缺损部位骨质重建，应用范围相对有限。此外，长期来看，骨水泥的收缩会引起骨间隙增大从而导致松动，产生骨缺损与假体之间的透亮带，影响效果。改进手术技巧，如采用多孔界面，对骨水泥加压等，可减少不良反应的发生。

（三）骨水泥联合螺钉

为了加强骨水泥的强度，逐渐发展了骨水泥联合螺钉的修复方法。用骨水泥结合支撑螺钉加强骨水泥的承重能力，可避免出现假体松动。对于 AORI-Ⅰ型骨缺损，使用骨水泥联合螺钉效果更为确切（图 3-4-3），不仅加强了骨水泥的强度，易于操作，而且更加经济。目前临床上较常用的骨水泥材料为磷酸钙（CDC）和聚甲基丙烯酸甲酯（PMMA）等。Berend 等通过长期随访证明了此方法的有效性以及长期结果。与骨水泥类似，大量骨缺损使用骨水泥联合螺钉会导致组织坏死以及骨-骨水泥界面透亮带产生，因此在临床上使用时应当注意这一问题。Juvonen 等发现通过控制加压力度、作用时间等，使用新型生物学稳定的可注射骨水泥可以达到传统骨水泥的效果而减少副作用，提示这一方向仍有可以研究的空间。

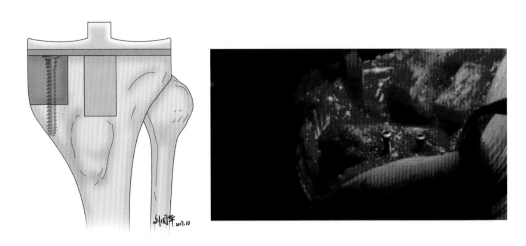

图 3-4-3　骨水泥加螺丝钉修复胫骨骨缺损

（四）打压植骨

使用金属加强块虽然可以达到修复大量骨缺损的目的，但是，使用之后会带来潜在的骨量丢失，给再翻修带来一定困难。骨移植可以恢复骨量，增强稳定性，移植骨作为多孔结构的支架便于血管和组织的长入，骨断端释放的生长因子有利于宿主骨的长入。打压颗粒植骨可以达到增加骨量的目的，适用于可能要进行多次翻修手术的年轻患者，也适用于局限性的骨缺损。对于非局限性骨缺损，颗粒骨通常和 Mesh 金属网相结合以防止打压时骨颗粒的流失以保证长期稳定性（图 3-4-4）。为保证早期稳定性，一般要求骨颗粒大小在直径 3~5mm。术中打压需要控制好力度，打压过松会导致假体松动，而过度则会减缓骨长入，充足的打压可以保证颗粒骨移植足够承重。假体 - 移植骨界面、移植骨 - 宿主骨界面的足够支撑，以及支撑柄的使用是影响植骨效果的重要因素。使用坚固的器械，合适的颗粒骨大小，去除局部脂肪可以减少打压的作用并减少手术中骨折的风险。有研究认为，使用骨水泥的股骨柄联合打压植骨效果要优于未使用骨水泥的效果，因为骨水泥可以渗入移植骨使局部更加稳定，从而保证长期稳定性。S.A.Hanna 等采用颗粒植骨非骨水泥固定行膝关节翻修 56 例，随访 4~10 年，假体存留率 98%。

移植骨与宿主骨之间的生物学作用对治疗的长期效果有着重要的影响。移植骨的长入分两部分：移植骨 - 宿主骨交界面的整合和移植骨重建，后者进展较慢。甲基丙烯酸甲酯骨水泥覆盖的移植骨仍然有分化和合成骨的潜能。移植骨的加工、处理、灭菌会改变其理化性质和免疫反应，进而影响机械稳定性。研究表明，冷藏保存的多孔移植骨生物学效应优于冷冻干燥的皮层移植骨；矿化的多孔移植骨与脱矿物质移植骨相比，有更强的骨引导性。骨移植的长期效果受到移植骨、术后处理以及宿主血管分布等多种条件的影响。

在当前关于打压植骨的研究中，一个重要的问题是联合带柄假体的打压植骨的早期稳定性。假体类型、边缘骨皮质支撑以及打压植骨都会影响到稳定性，打压颗粒骨移植与长柄假体和充足的边缘支撑相结合可以达到最好的稳定性。但应用这一方式时，应当注意移植骨负荷增加及应力遮挡影响早期骨整合的问题。打压植骨通常用来治疗局限性骨缺损，充足的早期稳定性和良好的长期融合对于骨移植最终效果都非常重要，应在两者之间权衡以达到最好的效果。边缘骨皮质对于胫骨平台的稳定性有重要支撑作用，因此打压骨移植不适用于修复骨皮质缺损以及非局限性骨缺损。Verena Hilgen 等通过对患者 10 年的随访证明，单独使用打压植骨技术修复大量骨缺损效果有限，远期效果欠佳。通过使用打压植骨联合带短柄的胫骨平台修复非局限性骨缺损后，多数移植骨不能很好融合，4 年后关节中间部分发生坏死，原因可能是缺少胫骨边缘骨皮质的支持导致稳定性不足。

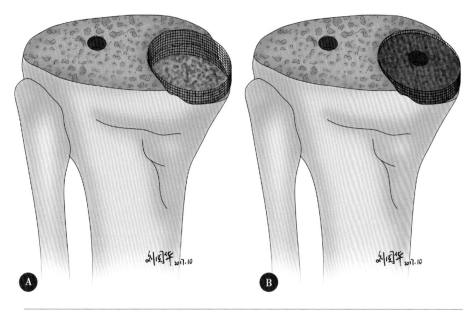

图 3-4-4　颗粒骨打压植骨修复骨缺损
A. 划分胫骨内侧骨缺损范围；B. 打压植骨完成

（五）结构性植骨

结构性植骨能为大量节段性骨缺损提供稳定以及持久的重建效果，并且能满足多种类型骨缺损修复的需要。最常用的股骨头、股骨远端及胫骨近段截骨保留了骨皮质，因此能保证早期稳定性（图 3-4-5）。结构植骨与宿主骨生物性整合之后能为假体提供应力保护，增加远期稳定性。在临床上，结构植骨早期的效果与传统的金属垫块重建相当。盛璞义等经研究发现，结构性植骨应用于全膝关节翻修术中的大块骨缺损可取得满意的临床效果。结构性植骨适用于对胫骨平台支撑作用影响超过 50% 的骨缺损。在一项研究中，对于预期寿命大于 10 年的患者选择结构性植骨恢复骨量效果更好。

结构性植骨对于骨量的需求较大，有时需要多余的骨确保移植骨-宿主骨界面的平滑。

此外存在感染、免疫反应、骨吸收、负荷转移以及疲劳性骨折等问题。选择假体增强和抗生素骨水泥可以降低感染的风险。强化灭菌过程有助于减少这些问题，但会对组织的理化性质和生物力学特性造成改变。Willems 等通过研究动物体内模型发现，结构性植骨之后用外科手术方法重建骨内血管可以减少并发症，促进骨重建，但是否能用于临床有待于进一步研究。

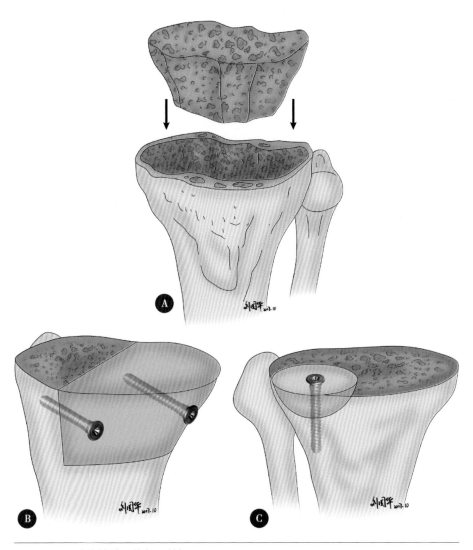

图 3-4-5　结构性植骨修复骨缺损

A.胫骨近端采用结构性植骨填充骨缺损；B、C.采用结构性植骨用于不同分型胫骨骨缺损，应用螺钉与宿主骨固定

（六）金属垫块

骨水泥及骨水泥联合螺钉仅能应用于轻度骨缺损，为修复大量骨缺损，避免骨水泥的缺点，金属材料被用来加强修复骨缺损，尤其是较大的骨缺损。根据骨缺损发生的部位和

大小可以选择楔形、矩形块以及袖套状的金属垫块（图3-4-6）。例如，选择内侧胫骨楔形金属垫块可以纠正胫骨内侧骨缺损造成的内翻畸形。选择时应当考虑到假体的类型，可以同时使用骨水泥与螺钉辅助。选择金属垫块应当在填补骨缺损的同时尽可能减少宿主骨的移除。一般认为，负重之后，金属楔形加强的假体在纠正畸形方面要优于单独使用骨水泥或骨水泥联合螺钉。在使用金属垫块时可以使用定制的胫骨平台。使用不同形状的金属垫块的变化和效果也不

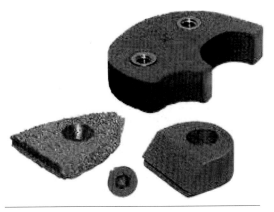

图3-4-6 金属钽或金属钛垫块

尽相同，应根据不同缺损类型选用。金属垫块的缺点为：磨损以及对周围组织的腐蚀，从长期效果来看，金属材料的应力遮挡会导致潜在的骨量丢失。因此，金属垫块适用于AORI-Ⅱ或Ⅲ型骨缺损（胫骨周围骨缺损）等要求较低的老年患者。在一项对33例用金属垫块治疗胫骨缺损的研究中，30%的患者出现与年龄、性别、病情等无关的非进展性的放射线透亮带，但无一例再次翻修，证明透亮带与假体寿命可能无相关性。

（七）多孔小梁金属锥形物和袖套

多孔钽金属（trabecular metal cones and shape, Zimmer, Warsaw, Indiana）是直径大约400μm的交联多孔结构。当前用于骨移植的多孔钽金属的体积孔隙率较高（70%~80%），弹性模量低（3MPa），摩擦系数高，这些特点使得钽金属更有利于骨长入并且容易达到生物学固定。弹性模量降低有利于负荷传导，保留骨量。钽金属本身不会与体液发生反应，因此生物相容性良好。骨小梁金属与传统的钛、钴铬合金及同类生物材料羟基磷灰石等骨科植入物材料相比有更好的天然骨特性。研制出的生物型骨小梁钽金属髋臼和股骨柄已在髋关节置换手术中广泛开展。在膝关节置换翻修手术中钽金属骨小梁也用来填充胫骨近端大量的骨缺损（图3-4-7）。带柄假体可以极大减少所需的骨移植量。由于钽金属良好的生物相容性和诱导骨生长的能力，在修复骨缺损的过程中常采用压配固定，因此要求术中对缺损的形状进行修整以适应充填物的能够与宿主骨紧密接触，稳定安放而获得确实的骨长入，而在假体与金属物之间则使用骨水泥固定。Ivan等通过术后6年随访发现，钽金属锥体用于严重骨缺损的重建取得了很好的临床结果。

多孔钛金属袖套是（DePuy，Warsaw，Indiana）钛金属表面进行粗糙化处理形成多孔状以利于骨长入。宿主骨缺损区准备是通过标准器械逐渐打磨形成所需植入袖套的形状、深度和大小的需要。多孔钛袖套有不同的大小和长度的型号（图3-4-8）。袖套植入时可有15°的旋转调整。在缺损区域准备时最好尽可能保留部分骨松质，其与宿主骨界面也是靠压配稳定获得初期稳定，而牢固的骨长入是假体远期稳定的保证，袖套与假体之间是靠锥度锁定。Agarwal等报道104例使用钛金属袖套的膝关节翻修随访43个月，102获得远期骨长入，只有2例因为胫骨侧袖套松动进行再翻修。

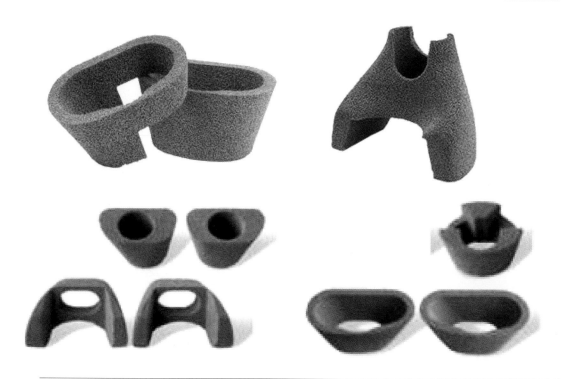

图 3-4-7　不同形状的钽材料金属锥形物修复骨缺损

虽然钽金属锥形物和钛金属袖套都具有较好的骨引导特性，可靠的远期骨长入，但术中追求宿主骨紧密接触获得很好压配，因此也容易发生骨折。

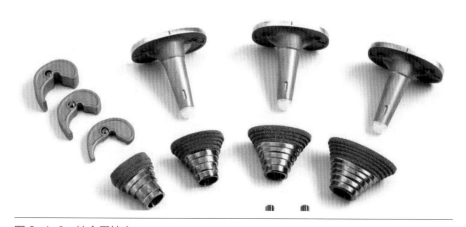

图 3-4-8　钛金属袖套

（八）3D 打印模块

3D 打印是近年来发展迅速的一种定制技术，在各个领域都得到了迅速发展。有研究发现，人工关节置换中期失效的主要原因是松动，而松动的直接原因就是假体位置不正确。针对这一问题，3D 打印可根据患者的信息建立模型，打印出与原解剖结构高度相近的假体部件，在术前模拟手术，使用个体化定制方案，增加手术精确性。尤其是使用计算机导航辅助下全膝关节置换术后，下肢机械轴线偏差大于3°的比例只有10%。新一代的电脑导航手术系统可以完成术中高精度反馈，减少术中偏倚且不受关节外畸形的影响。Anderl等通过对222例全膝关节置换术后2年随访发现，使用定制3D打印模块的一组中轴线偏移明显低于传统对照组。但是，3D打印技术的研究仍然处于初级阶段，用于关节置换中仍需术者的学习和经验积累，以避免术中意外情况的发生。使用3D打印的模型初始稳定性以及早期骨长入良好，短期疗效满意。文献分析认为，仍然缺乏直接证据证明电脑导航的全膝关节置换术长期效果优于传统全膝关节置换术。尽管如此，不可否认，该方式为临床处理膝关节翻修术中的严重骨缺损问题提供了一种新的解决方案。

（九）组织工程

随着组织工程的不断发展进步，越来越多的基础研究证明组织工程应用于骨再生有不错的效果。根据组织工程学原理，应用种子细胞、生长因子、支架材料、应力刺激等，模拟自体骨再生过程，使其符合骨再生的生物学原理，制备组织工程化骨。在支架材料基础上，添加种子细胞、细胞因子及骨生长环境以满足临床需要。目前骨组织工程支架材料主要有两类：一类是天然生物衍生材料，由天然生物组织经一系列理化方法处理而得，如：胶原、珊瑚、生物衍生骨等。另一类是人工合成材料，主要为生物陶瓷和高分子材料，如：钙磷陶瓷、聚乙烯乙二醇等。单一的材料不能满足骨组织修复的要求，如羟基磷灰石与磷酸钙虽然可以提供良好的生物活性与骨引导性，但是硬度太大，在孔隙结构方面不能满足需求。复合支架材料为克服支架单独使用的不足，将支架与种子细胞或者药物因子结合，在保证强度的前提下，不但能保证足够的强度，而且能促进新骨形成，有利于组织工程骨的构建。目前的研究热点集中在材料的复合制备、复合材料的生物相容性、纳米羟基磷灰石复合材料的性能研究以及药物控释和材料的仿生合成技术等方面，也有关于3D打印与组织工程相结合的报道。

五、骨缺损分型修复方法的选择

（一）AORI Type Ⅰ骨缺损的重建

骨缺损有完整的干骺端和在关节线附近有足量的骨松质，骨缺损的范围和深度小于5mm，因此可简单使用骨水泥或骨松质颗粒植骨，选用初次表面置换假体即可。Ⅰ型缺损的翻修是否使用带柄假体也存在不同观点。

（二）AORI Type Ⅱ骨缺损的重建

骨缺损的面积 > 5mm，单纯是用骨水泥重建其强度不足于支撑假体，通常使用几枚5.0mm或6.5mm的螺丝钉拧入缺损区以加强局部假体支撑强度，此种方法尤其适合低需求的高龄患者。对年轻的、活跃的、骨质量好的患者也可选用金属垫块，尤其是在股骨远端或后髁能够很好地与宿主骨接触，调整假体轴线和获得假体的旋转稳定。正确判定股骨远端和后髁的骨缺损非常重要。股骨远端的骨缺损的重建直接关系到关节线的位置。通常根据不同解剖标志确定关节线的位置：即①腓骨小头上方10mm；②股骨内髁下方30mm；

③股骨外髁下方 25mm（图 3-4-9）。

正确判定股骨后髁缺损关系到假体大小的选择，如果后髁缺损重建不足会导致假体选择过小，股骨后髁偏心距过小，伸屈间隙不平衡，不但影响术后关节功能，也可能会导致股骨假体旋转异常，而致翻修失败。在膝关节翻修中大多数情况是屈曲间隙大于伸直间隙，有时为了获得伸直间隙与屈曲间隙平衡，会适当抬高关节线，但前提是已经选用大号假体和后移股骨假体完成屈曲间隙的平衡。胫骨侧Ⅱ型骨缺损的重建同样可以选择骨水泥 + 螺钉和金属垫块的方法。胫骨侧的金属垫块分两种，一种是楔形垫块，可以是不同角度，另外一种是直角垫块。垫块的厚度从 5~25mm 不等。力学测试显示直角垫块的力学稳定性优于楔形垫块。楔形垫块承受施加在关节负荷的剪切力，因此在使用楔形垫块时应该选用组配柄（骨水泥或非骨水泥）来分散作用于胫骨平台的剪切力，减少假体远期失败的风险。

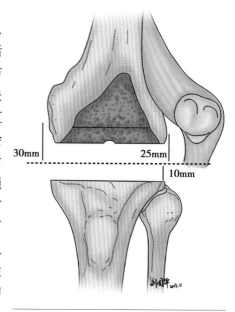

图 3-4-9   根据不同解剖标志确定关节线的位置

（三）AORI Type Ⅱ B and Type Ⅲ 骨缺损重建

四种重建方法可用于ⅡB和Ⅲ骨缺损的重建，即打压植骨、结构性大块植骨、多孔小梁金属锥型物或袖套和3D打印个体定制异形多孔小梁金属物。所有技术和方法的使用其目的就是重建股骨或胫骨的缺损区，为假体的安放创造稳定、牢固、可靠的平台。

1. **打压植骨**   常用于年纪较轻的患者，重建骨储备。选用异体骨松质颗粒采用打压植骨技术将其植入光滑、硬化的缺损区，以改善骨水泥界面和柄界面的结合度。如是边缘骨皮质不完整的结构性缺损，需要用金属网将其变成包容性缺损区。

2. **大块异体骨结构性植骨**   常用于中央型缺损或边缘结构性缺损而不需使用金属网。股骨和胫骨的结构性植骨通常术中都要精心修整骨块以适应缺损的形状。其并发症主要是植骨块的吸收、骨折、感染。

3. **多空小梁金属植骨替代物（锥形或袖套）**   由于大块异体骨存在难以避免的并发症，且临床中晚期失败率较高，因此目前在严重的骨缺损，特别是结构性缺损，更多的使用金属充填物来重建股骨或胫骨端的缺损。其中以多空钽金属锥形物和多空钛金属袖套多见。

（1）高孔隙率钽金属锥形物（highly porous tantalum cones）：1997 年美国 FDA 批准第一款骨小梁金属结构的产品 Hedrocel™，2003 被命名为 Trabecular Metal™。钽金属骨小梁材料的出现弥补了异体骨作为植骨材料存在强度弱、易吸收、易感染等缺点的不足。钽金属材料的这种生物学性能增加的表面的摩擦力，不但使其能够获得早期植入的初始稳定而且又具有与骨松质相类似的孔径和孔隙率（图 3-4-10），宜于自体骨松质的骨长入，从而获得远期的牢固的假体稳定。也因为这种致密的骨长入降低了细菌在其表面的黏附能力，从而起到了抑菌作用而降低了翻修的感染率。钽金属锥形物的使用方法：目前使用的

TM-shape 已经有配套的专用操作工具，通过对缺损区的修整塑形，采用压配方式植入所需大小、形状的 TM-cone，与宿主骨紧密接触而获得初始稳定，然后在 Cone 内使用骨水泥技术植入假体。在选用 TM-cone 植入式尽量选用小一号或中间号大小的，其优点是与宿主骨接触更紧密，且也有利于在植入假体时调整假体位置。

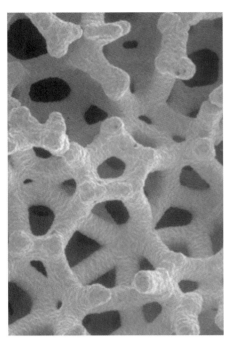 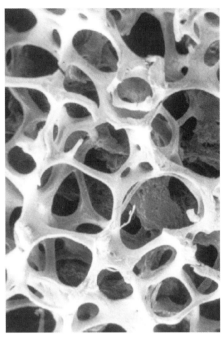

图 3-4-10　钽金属的孔径与孔隙率与人的骨小梁接近，因此被称之为小梁金属

（2）钛金属袖套：钛金属袖套其表面也是微孔状钛珠处理，宜于骨长入，也是非骨水泥固定模式。其缺损区准备无论是股骨侧还是胫骨侧都类似于全髋置换股骨侧的髓腔锉，由小到大逐渐打磨成合适大小，然后将袖套与假体采用锥度连接的方式连为一体后植入假体。与钽金属锥形物不同的是，在缺损区准备时就应确定正确的假体安放位置，一旦准备完成不容调整。

由于大多数翻修手术宿主骨的骨松质丢失，骨皮质变薄变弱，无论是使用钽金属锥形物或钛金属袖套均容易发生术中骨折。因此术中准备时应小心谨慎，同时有必要准备内固定器材以备用。总之全膝关节翻修中骨缺损的修复与重建方法很多，选择合理、正确、有效的方法不但能够高质量地完成翻修手术，更重要的是翻修关节能够获得远期的生存和满意的关节功能。重建方法的选择依据于对缺损的分型（表 3-4-1）。

对于 Type ⅡB 和 Type Ⅲ > 10mm 局限性骨缺损，是选用结构植骨以及打压植骨的生物重建，还是选用金属垫块的力学重建仍存争议，结构植骨和打压植骨，可以增加骨量，修复骨皮质缺损，提供早期稳定性。但是存在可供骨源有限、移植骨的形态、大小等方面不能满足临床要求、移植骨早期稳定性不足而导致骨吸收和疲劳性骨折等缺点。金属垫块由于能够提供坚强可靠的结构性重建，可同时满足结构性缺损和包容性缺损的重建要求，因此使得骨缺损的修复更为简单可靠。但远期金属的磨损和应力遮挡是不容忽视的问题。而且一旦翻修失败，由于骨缺损增加，再次翻修的难度要大于植骨后的再次翻修。

表 3-4-1　AORI 分型不同缺损的修复重建策略

AORI 缺损分型	缺损修复与重建方法选择
Type Ⅰ	缺损 < 5mm，使用骨水泥填充或骨松质颗粒植骨
Type Ⅱ	缺损在 5~10mm 之间，可以使用骨水泥 + 螺丝钉的技术，或使用金属垫块，后者更可靠
Type ⅡB and Type Ⅲ	> 10mm 较大面积的骨缺损，累及两个股骨髁或全胫骨平台，干骺端均有不同程度的骨缺损，对缺损较小又年轻者，可采用打压植骨 + 骨水泥延长柄，而对大面积缺损宜采用钽金属锥型物或钛金属袖套来代替异体骨结构性植骨的重建

六、骨缺损修复中的膝关节翻修假体选择

（一）固定方式

包括骨水泥型、非骨水泥型。由于关节翻修多存在骨量丢失以及干骺端结构损坏，因此翻修术的难度要远大于初次关节置换。通常用到的股骨远端及胫骨近段假体多数可以用骨水泥来配合固定，以减少骨 – 假体界面之间的压力，保存骨量。在膝关节置换手术中，骨水泥的作用已不仅仅是固定假体，而更重要的作用是加强骨床的承载强度。Greene 等报道了组合式骨水泥结合假体用于全膝关节翻修术可以减少术后松动几率，中期效果良好且避免了传统骨水泥的缺陷。此外抗生素结合骨水泥可以用于感染后全膝关节翻修术以控制感染。尽管如此，临床上针对使用骨水泥还是非骨水泥一直存在争论，支持非骨水泥的观点认为，应当通过移植骨等方式增加局部骨量，使用大量骨水泥则达不到这一效果，使用骨水泥填充会引起应力遮挡，并且给再次翻修造成困难。组合式假体在关节假体下使用骨水泥，在假体柄部使用压配式非骨水泥柄，部分解决了这一问题，但也存在术后疼痛等问题。

（二）假体选择

包括非限制性、部分限制性、高限制性和全限制性。限制性假体增加关节稳定性，但是过于限制关节活动会增加关节局部压力，增加假体磨损和松动的风险，因此要根据需要，按照"在尽可能低的限制性基础上保证最大的稳定性"原则，选择选用不同类型的假体。

1. 非限制性假体　此类假体多用于初次关节置换，较少用于关节翻修，以保留后交叉韧带的假体为代表。非限制性假体因允许关节面趋向于大曲率的低限制设计而使关节获得了较大的活动度，术后依靠关节韧带及周围软组织结构保证稳定性，适合关节结构较完整的患者。单髁假体属于非限制性假体，主要设计理念是最大限度的保留关节结构和运动功能，以便后续翻修，主要针对的是单纯的内外侧间室病变。

2. 部分限制性假体　包括后交叉韧带保留型假体（CS）、后方稳定型假体（PS）等，活动限制较小，介于非限制性和高限制性假体之间。通过假体胫骨侧的凸起和股骨侧凹槽

代替后交叉韧带功能。完全伸展可以提供 4.3° 内外旋角度，可以满足不稳定性膝关节的要求。Wilke 等经过对 234 例全膝关节翻修术后平均 9 年的随访发现，使用部分限制性假体后长期效果满意，超过 90% 的患者认为术后 10 年内膝关节功能有改善。

3. 高限制性假体 可用来减少冠状面由于周围组织缺失引起的压力，解决伸肌障碍，如髁限制性假体（constrained condylar knee，CCK）。一代 CCK 在临床中取得了不错的效果，但是也带来了松动、髌骨轨迹等方面问题。二代假体（LCCK）是模块化、非铰链式假体，较第一代有更好的侧向稳定性（允许 3° 的内外翻角度以及 5° 内外旋角度）。胫骨侧加粗加高的中央柱和股骨侧加宽加深的髁间凹槽相匹配，控制内外翻稳定，可部分代偿侧副韧带功能，常用于存在骨缺损和关节不稳的翻修手术。一项对 47 例病例术后 5.5 年随访研究证明，二代 CCK 在复杂膝关节翻修术中可以取得良好效果，膝关节评分明显提高。

4. 全限制性假体 如旋转铰链型假体（rorating hinged knee，RHK）。对于膝关节韧带及软组织缺失引起的稳定性完全丧失，已不能用高限制性假体修复的翻修手术或关节周围肿瘤手术，以及部分保肢手术等。是否使用 RHK 的一个重要的标志是内外侧副韧带是否完整，是否有大量骨缺损，以及干骺端骨皮质的剥离是否影响到副韧带的附着。此类假体有低磨损、可旋转、自身稳定的特点，超高分子聚乙烯及钴铬镍合金关节面可以保证膝关节的屈伸和旋转，同时旋转功能可以有效地缓解屈伸活动中应力对骨水泥界面的剪切力。旋转铰链型假体的缺点：金属之间产生颗粒碎片、固定链不能顺轴相旋转、术中截骨切除大量正常骨，易造成无菌性松动及限制链不能适应膝关节正常旋转，前文提到的增加限制造成的假体固定界面应力增加也是问题之一。尽管如此，对于大量骨缺损造成韧带失能的关节，全限制型假体可能是其最适合的选择，在临床上也取得了不错的效果。

七、总结

全膝关节翻修术的假体选择有很多，包括各种厚度的楔形金属垫块和不同长度和粗细的股骨和胫骨假体柄组件、特制假体以及同种异体骨制成的全膝假体等。关节翻修术后的优良率与假体的选择有着密切关系。

骨缺损时全膝关节翻修术中经常遇到的问题，到目前仍然没有一种标准的治疗方法。治疗包括：骨水泥填充，骨水泥联合螺钉加强，金属加强，颗粒或结构植骨等。治疗时可以根据骨缺损大小、患者骨质情况以及术者的经验等进行选择，对于严重的病例还可以选择大型、长柄假体。

骨缺损修复方法选择需要根据缺损量和形态以及术者对于手术方法的掌握程度选择。对于 AORI-Ⅰ型骨缺损，缺损 < 5mm 使用骨水泥，当骨缺损为 5~10mm 且可用的股骨髁或胫骨平台少于 50% 时，骨水泥联合螺钉加强因可以提供生物力学稳定性而推荐使用。对于骨缺损 > 10mm 是否适用仍需要进一步研究。对于 > 10mm 局限性骨缺损，可以选用金属垫块、结构植骨以及打压植骨等，尤其是结构植骨和打压植骨，可以部分恢复骨量以防止关节的再次翻修。对于 AORI-Ⅱ型骨缺损，多根据缺损位置、大小以及骨量使用结构植骨或金属垫块，结构植骨可用于增加骨量，修复骨皮质缺损，提供早期稳定性。但是有时可供骨源有限，移植骨的形态、大小等方面不能满足临床要求，移植骨早期稳定性不足而导致骨吸收和疲劳性骨折。由于缺少坚固的边缘骨皮质，非局限性骨缺损推荐使用金属加强而非打压植骨，此外也可以使用金属网进行局部覆盖，变为包容型骨缺损后处理。长期来看，金属的磨损和应力遮挡是不容忽视的问题。而且一旦翻修失败，由于骨缺损增加，再次翻修的难度要大于植骨后的再次翻修。在严重的 AORI-Ⅲ 型骨缺损病例中，可以考虑进行结构性骨移植填充或者金属垫块修复。一些严重骨缺损病例如骨质疏松患者的大量骨缺损，钽金属的作用是确切的。钽金属可以提供类似骨小梁的多孔结构，具有骨引导特性，因此早期稳定性及短期效果满意，而长期效果有待进一步观察。此外，新发展的3D 打印以及生物工程技术为骨缺损的修复和后期康复提供的更多的选择，新技术以其简便的操作，更好的生物相容性以及良好的成骨特性成为当前研究的热点，并且临床初步研究证实了其满意的早期效果。

　　当前随着关节置换术的迅速发展，全膝关节翻修术中的骨缺损研究也有了长足进步。但是，骨缺损修复仍然是临床上的难点和热点，在临床应用中，还有很多的问题值得我们去解决，比如预防移植骨吸收和坏死，如何更加简便的进行术中处理，怎样有效避免并发症的发生以及弥补各种方式的不足等。随着临床经验的不断积累，对问题的深入了解，新方法的不断探索并应用于临床，对于骨缺损的研究未来会更加成熟。

八、临床典型病例介绍——骨缺损修复病例

　　【病例 1】患者男性，50 岁，双膝置换 2 年左膝感染，Ⅱ 期翻修，旷置后 3 个月行左膝翻修。术中见胫骨骨缺损 AORI Ⅲ 型（图 3-4-11~ 图 3-4-19）。

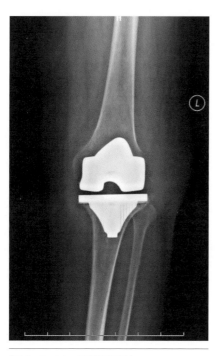

图 3-4-11　旷置前正位

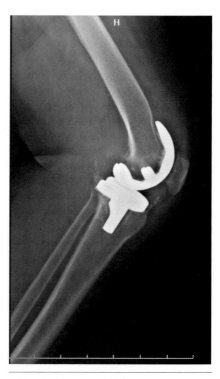

图 3-4-12　旷置前侧位

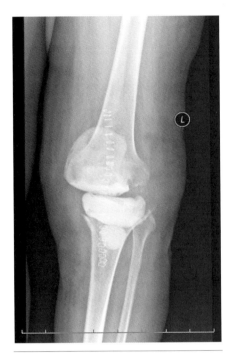

图 3-4-13 旷置后占位器正位

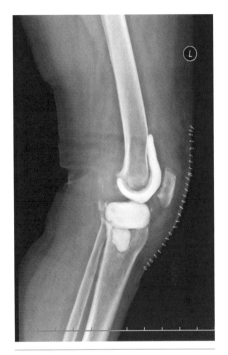

图 3-4-14 旷置后占位器侧位

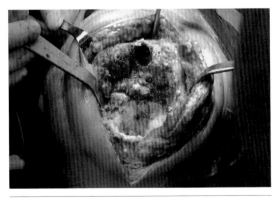

图 3-4-15 术中胫骨骨缺损所见

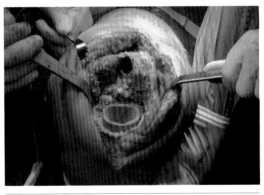

图 3-4-16 放置钽金属锥形物充填缺损

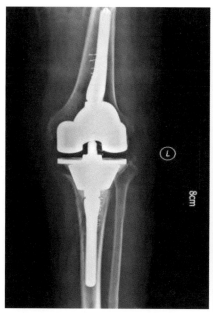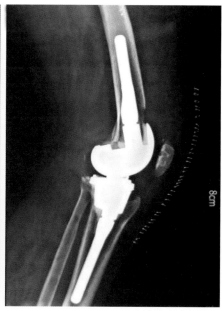

图 3-4-17　翻修术后正侧位 X 线片

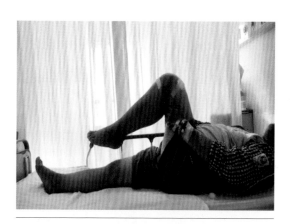

图 3-4-18　术后膝关节功能屈曲位

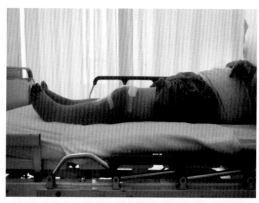

图 3-4-19　术后膝关节功能伸直位

【病例2】患者女性，73 岁，双膝置换 8 年，右膝感染 3 个月，Ⅱ 期翻修，旷置后 3 个月假体再植入。术中见胫骨平台骨缺损，AORI Ⅲ 型（图 3-4-20~ 图 3-4-31）。

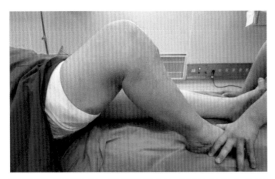

图 3-4-20　清创旷置前外观

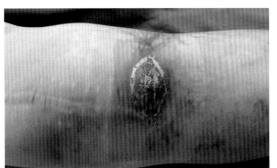

图 3-4-21　局部脓肿、溃疡

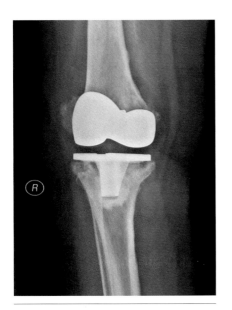

图 3-4-22　术前 X 线片正位

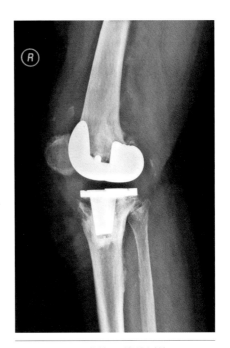

图 3-4-23　术前 X 线片侧位

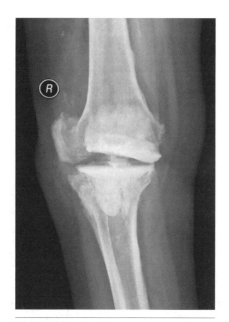

图 3-4-24　旷置后占位器正位

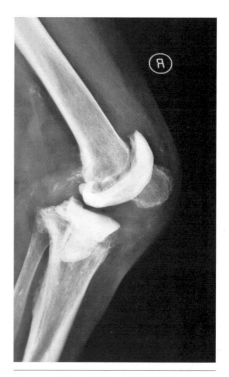

图 3-4-25　旷置后占位器侧位

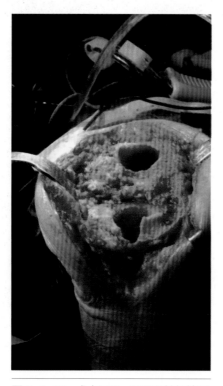

图 3-4-26　术中股骨、胫骨骨缺损情况

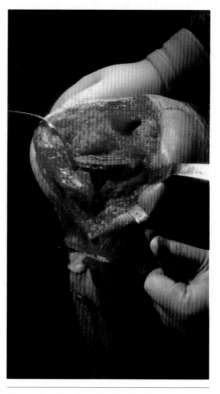

图 3-4-27　放置假体后胫骨缺损

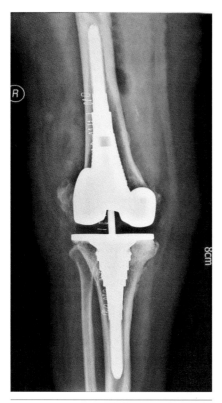

图 3-4-28 术后 X 线正位

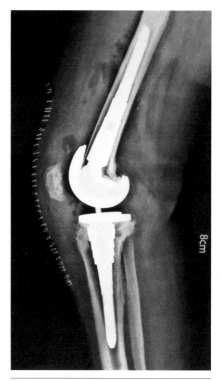

图 3-4-29 术后 X 线侧位

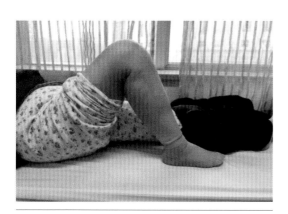

图 3-4-30 术后关节功能屈曲位

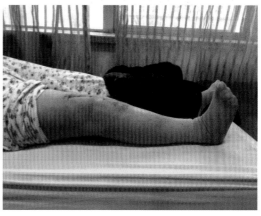

图 3-4-31 术后关节功能伸直位

【病例3】患者女性，78岁，右膝置换4年，右膝感染2个月，清创旷置，3个月后Ⅱ期翻修，术中见股骨髁及胫骨平台骨缺损，AORI分型均为Ⅲ型（图3-4-32~图3-4-45）。

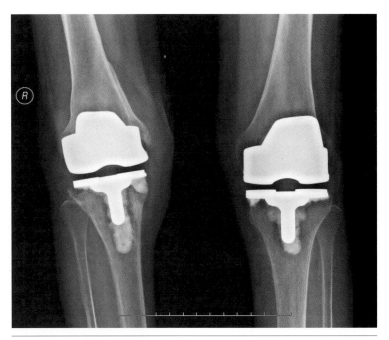

图3-4-32　旷置前X线正位

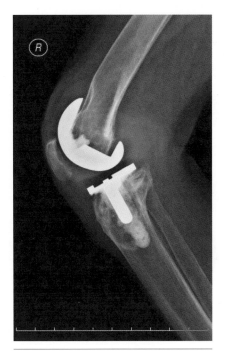

图3-4-33　旷置前X线侧位

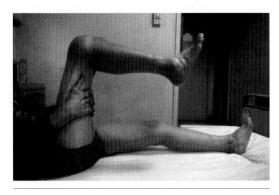

图3-4-34　旷置前外观

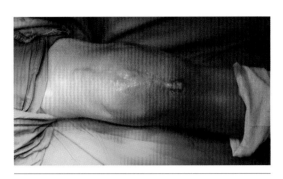

图 3-4-35 旷置前局部脓肿溃疡

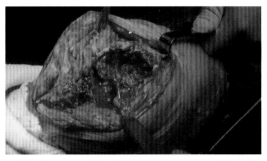

图 3-4-36 术中股骨缺损情况

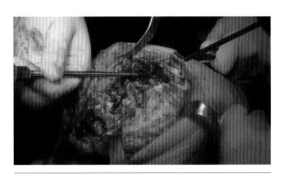

图 3-4-37 术中胫骨缺损情况

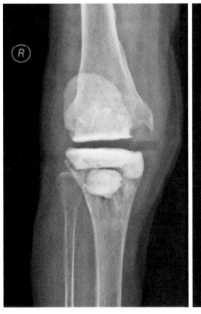
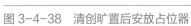
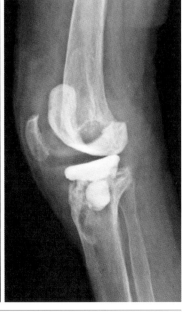

图 3-4-38 清创旷置后安放占位器

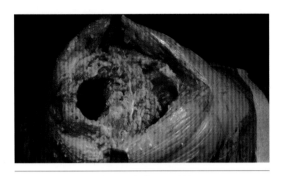

图 3-4-39　二次翻修术中胫骨缺损

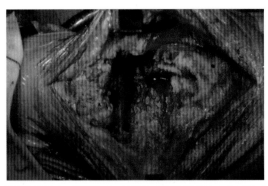

图 3-4-40　二次翻修术中股骨缺损

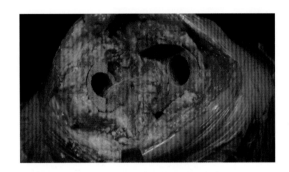

图 3-4-41　术中使用钽金属锥形物修复股骨、胫骨骨缺损

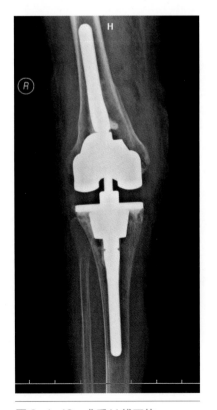

图 3-4-42　术后 X 线正位

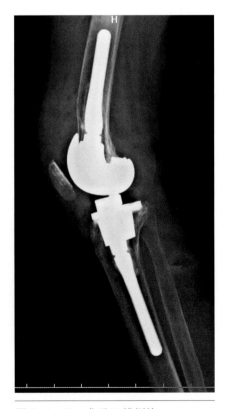

图 3-4-43　术后 X 线侧位

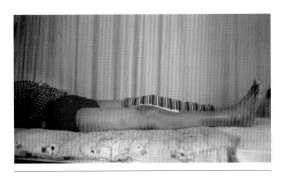

图 3-4-44 术后膝关节功能伸直位

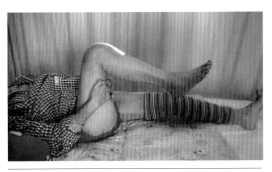

图 3-4-45 术后膝关节功能屈曲位

（朱庆生）

第五节 翻修关节的适应证及韧带功能不全的处理

一、韧带近端提升术

内侧副韧带（medial collateral ligament，MCL）的近端提升术指将内侧副韧带股骨起止点附着整体向近端移位拉紧，关键是准确评估股骨髁旋转中心最终的重建附着点（图3-5-1）。内侧副韧带提升术主要应用于初次全膝置换存在内侧松弛时，以避免使用髁限制性假体。

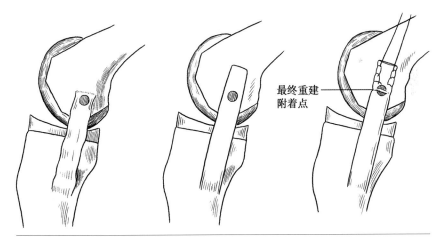

最终重建
附着点

图 3-5-1 内侧副韧带提升术的手术操作示意图

（一）手术技术

内侧关节囊软组织瓣起自股骨内上髁起始部，从股骨上髁起向下延续至远端附着的韧带，形成梯形瓣（图3-5-2）。提升组织需足够厚实且能被丝线固定牢靠。需要特别注意近端附着组织的固定可靠性，同时，尽可能的接近提升的起源点。为确保安全，软组织应从股骨上完整分离，牵拉过程中，只能有来自胫骨附着点的抵抗。5 号不可吸收线环状锁定缝合韧带，在股骨前端或者后端操作以使组织瓣获得最佳的位置，这个位置通常位于内上髁的头侧和前侧。软组织通常用一枚固定钉锚定，组成螺钉 – 韧带 – 帽复合体（图 3-5-3）。

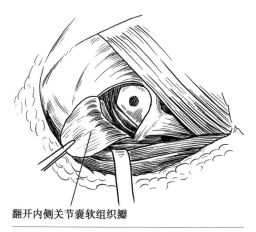

翻开内侧关节囊软组织瓣

图 3-5-2 梯形组织瓣显露附着点

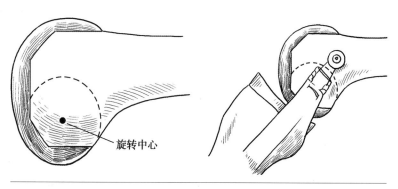

旋转中心

图 3-5-3 重建韧带的位置及固定方法

通常会使用较长的带帽螺钉。这种螺钉要尽可能长以到达对侧皮质。此外，斜行打入对侧比横行植入要好。起固定作用的一侧通常是畸形的凹面侧，凸侧因较少负重易形成骨质疏松，不能提供坚强固定，因此固定方法需通过对侧皮质。近端斜行螺钉要好于内外侧的直行螺钉，前者需要承受更大的来自远端的应力，相比而言，长的斜行螺钉更有可能抵抗这种分离力量（图 3-5-4）。

近端螺钉的缝合固定是这种技术的真正力量来源。韧带在骨上的附着点在旋转中心，同时软组织用钉子或者螺钉 – 韧带 – 帽复合体固定。软组织的修复重建是在真正的假体安装后进行的。假如合适的附着点（旋转中心）已被选定，那么紧张度就设定在屈曲 20°~30° 范围。这个技术可能会使用带股骨柄的假体，或者是带有髁间盒的 PS 假体。但是个人而言，在髁限制性假体中不使用这种技术，而是使用下述的叠瓦技术。钉的方向或者螺钉的方向一定要计划好，避开股骨假体的金属部分。如果近端不能打钉或者螺钉帽的话，那么就将缝合线的尾端穿过打的洞里面到达对侧皮质，然后末端打结（图3-5-5）。

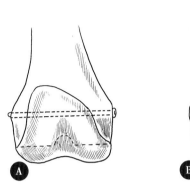

图 3-5-4 斜向螺钉通常比横向固定更牢靠
A.内外侧的直行螺钉固定；B.近端斜行螺钉固定

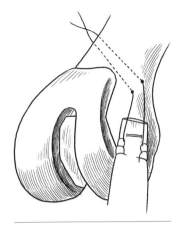

图 3-5-5 缝合线的尾端穿过打的洞里面到达对侧皮质，然后末端打结

（二）术后护理

术后必要的保护措施相当重要。术后 24 小时和术后 3~5 天最容易出现失败，此时没有保护措施的功能锻炼是有风险的。持续被动运动（continuous passive motion，CPM）在术后早期（0~5 天）需要避免。

术后 2~3 周，患者疼痛减轻，拥有好的关节活动度，患者对膝关节保护意识的减弱使关节不良事件的发生率增加。因此，这段时间我们也需关注。

在术后 3~4 周，完全伸直位进行支具固定，同时应时常撤掉支具进行主动的功能锻炼。CPM 通常设定一个特定度数进行锻炼，但是具体的操作因人而异。在 3~4 周，长腿夹板或者膝关节固定器可以向铰链活动器过渡，或者从先前的锁定铰链活动器到非锁定铰链活动器过渡。这种支具保护一直要持续到术后 6 周。

在 6 周的时候，可以使用一个相对简单、前面有系带、旁边有铰链的膝关节保护器，当患者醒来或者下床活动时，这个装置要持续 6 周到 3 个月。需要提醒的是，任何外部支具和支持物相对于膝关节韧带修复重建的严格保护而言都是不够的。

二、内侧叠瓦技术

使用这种技术有两方面的考虑。第一，髁限制性假体不能完美解决副韧带不稳的问题。成功的叠瓦技术需要达到韧带 – 软组织袖平衡，因为在完全伸直位时，胫骨可能从股骨分离，造成内侧不稳定，严重的将导致胫骨和股骨脱位。这种现象，或这种趋势在手术过程中可能不太明显，但在术后可随着软组织牵拉，出现这种情况。且在某些情况下，胫骨柄的微小塑性变形都有可能导致关节不稳。这种假体间不像车轴一样紧密连接，因此这种分离可能性是假体的内在特性。近端韧带提升术的附着点是我们需要考虑的第二个问题。完全的固定技术涉及近端螺钉－帽的位置以及缝合线柱的位置。较大的髁间盒和髓内柄使螺钉可使用位置缩小，或者根本不够。此外骨头的质量也不一定适合。另外我们需要考虑的一点是，髓内定位假体（conventional intramedullary positioning，CIP）的髁间稳定机制能够完全保护早期的韧带重建。假体稳定应该防止内翻和外翻畸形和胫骨、股骨的分离。缝合的、重建的膝关节内侧副韧带只需要保护膝关节的远端、后远端、纵向分离，不需要防止外翻畸形。在术后的4~8周，患者的活动水平和一般的内在保护机制能够防止这种垂直方向的分离。换句话说，早期的假体柱能保护依附在它上面的叠瓦结构，后期叠瓦技术能对胫骨假体柱提供保护作用。叠瓦技术的另一个难点就是精确地寻找位置和切开。

（一）手术技术

如果在术中使用叠瓦技术，我们应在试模放进去后另外开一个切口，或者有时需在截骨之前就需要暴露。表面MCL需要结合触诊和检查共同确定。需要考虑股骨上髁起源点和胫骨附着点周围组织情况，这些组织是指位于后内侧角前面和鹅足切口的深部组织。用手术刀和精细剪刀纵行切开关节囊的表面。关节囊的切口必须到达股骨的全部韧带，胫骨韧带至少2.0~2.5cm。钝性分离MCL表面韧带的前后边缘，弯钳穿过胫骨侧和股骨侧韧带下方。滑膜组织、MCL深部组织、遗留瘢痕等被小心分离，这样弯钳可以从头侧穿入，在胫骨侧和股骨侧来回分离韧带，远端到达MCL表面的后方。股骨侧韧带用单股5号不可吸收线锁边环韧带缝合，尾端位于远侧，胫骨侧韧带用相同规格的缝线缝合，尾端位于近端。用弯钳从MCL下面托起MCL，然后从中间切断韧带，两个断端对齐，打结。两个断端打结的叠加的松紧度以在膝关节弯曲20°~30°时能明显感觉到紧张为宜。在两个重叠断端用可吸收线缝合即可。表面囊、纵向切口用2-0可吸收线缝合。膝关节常规关闭伤口（图3-5-6）。

（二）术后护理

术后避免纵行牵拉，尤其是一些轻微的膝关节外翻动作。建议内侧叠瓦技术与内外侧稳定的CIP假体共同使用。同时也可以与一些韧带强化装置共同使用。需要注意的是这种技术是两对缝合，如果缝合相互延长或者拉伸，那么会造成韧带的再次松弛，因此，我们应该尽量减少这种松弛现象的发生。有研究者喜欢用三对缝线缝合。

三、半腱肌加强术

手术技术

显示鹅足的头侧、尾侧和前后端边缘。沿着鹅足上缘切开，寻找半腱肌肌腱，用弯钳分离并暴露。分离韧带的周围组织同时也要分离韧带下方附着的软组织和肌肉。这个步骤与用半腱肌重建前交叉韧带步骤类似（图3-5-7）。

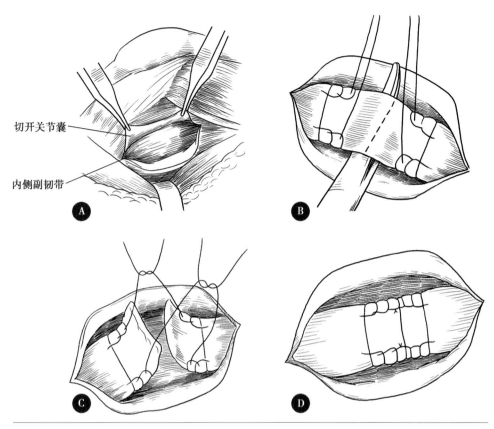

图 3-5-6 叠瓦技术的手术示意图

A.纵行切开关节囊表面以显露内侧副韧带；B.股骨侧韧带用单股 5 号不可吸收线锁边环韧带缝合，尾端位于远侧，胫骨侧韧带用相同规格的缝线缝合，尾端位于近端。用弯钳从 MCL 下面托起内侧副韧带；C.从中间切断内侧副韧带，两个断端对齐，打结；D.在两个重叠断端用可吸收线缝合

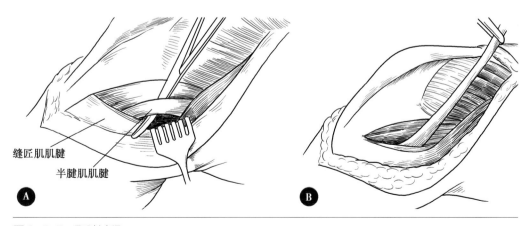

图 3-5-7 取腱过程

A.沿鹅足上缘寻找半腱肌肌腱，用弯钳分离并暴露；B.分离韧带的周围组织同时也要分离韧带下方附着的软组织和肌肉（分图补充说明）

　　分离肌腱后，在安装假体试模的情况下确定股骨附着点。当没有附着 MCL 组织时，我们就不需要考虑残留组织的影响，而直接确定旋转中心。如果有残留的松弛的 MCL，我们就需要考虑进行叠瓦技术来处理。加强技术和叠瓦技术的主要区别在于是否使用 CIP 假体，或者残留的 MCL 是否松弛。甚至我们认为半腱肌韧带加强术能增加 CIP 中的叠瓦技术的效果。

　　如果 MCL 股骨起源点还在，且位于合适的旋转中心，那么半腱肌肌腱作为韧带加强装置就需要附着在其他地方了。考虑到伸直间隙和屈曲间隙是对等的，从股骨后远端到近前端，穿过 MCL 股骨上髁划一条 45° 的线，在膝关节屈曲 0° 和 90° 的时候位于这条线上的附着点能使伸直与屈曲位间隙平等。在膝关节翻修手术中，附着点一般位于 MCL 股骨附着点的近端。我们必须评价胫骨股骨间隙位置来决定伸直间隙和屈曲间隙是否平等，然后调整附着点的位置。附着点位于 45° 线的上方将导致屈曲位的相对紧张，伸直位松弛；附着点位于 45° 线的下面将导致屈曲位相对松弛，伸直位相对紧张。

　　在股骨内侧打洞穿到外侧皮质，外侧出口的位置相对洞的位置稍微靠近端。洞的直径等于或者小于半腱肌肌腱的直径。然后用特殊的缝合技术在肌腱断端缝合肌腱，4 个缝线断端穿过洞，到达对侧皮质，半腱肌肌腱就被拉到对侧。根据具体的肌腱的长度决定缝合技术。如果肌腱太长，可以使用锚钉、螺钉等固定，然后尾端系在螺钉上。（图 3-5-8 ）

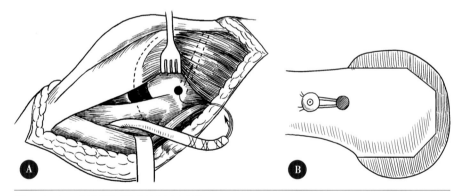

图 3-5-8　半腱肌加强术的基本过程
A. 分离肌腱后，在安装假体试模的情况下确定股骨附着点；B. 在股骨内侧打洞穿到外侧皮质，将半腱肌肌腱拉到对侧，可以使用锚钉、螺钉等固定，然后尾端系在螺钉上（分图补充说明 ）

附：翻修膝中外侧副韧带的重建方法

　　外侧副韧带的重建方法一般采用自体髌腱移植的方法，通常为骨 - 髌腱 - 骨的形式。首先在股骨髁外侧适当的位置钻孔，并将带骨的一端移植髌腱用挤压钉固定在骨隧道中；胫骨侧同样建立骨隧道，并用纽扣缝合固定。固定结束后屈伸膝关节检查稳定性。术后支具保护固定，并开始功能恢复锻炼（图 3-5-9 ）。

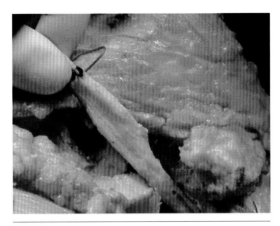

图 3-5-9 外侧韧带的重建示意图
股骨侧骨隧道可见，移植髌腱股骨端从中穿入并固定

（王 友 岳 冰）

第六节 膝关节翻修术中髌骨的处理

一、髌骨的生理作用

髌骨是人体内最大的籽骨，作为杠杆支点增强股四头肌力臂，髌骨切除术后，股四头肌伸膝力量下降 30%~60%。此外，髌骨位于膝关节的前方，它可保护膝关节，也是膝关节润滑和营养的重要来源。髌骨位置的维持依赖于纵轴上股四头肌腱和髌腱的平衡，以及横轴上内外侧支持带的平衡（图 3-6-1），髌骨位置偏高或偏低即为高位或低位髌骨；外侧支持带紧张或挛缩则可造成髌骨半脱位。髌骨上宽下尖，前面粗糙，后面为关节面，与股骨滑车相关节，被中脊分为内、外关节面（图 3-6-2），外侧关节面较宽阔，也较深。髌骨的血供主要来自膝周动脉形成的吻合动脉环，该动脉环与髌骨周缘距离 < 1cm。因此，术中如需松解髌骨外侧支持带时应在髌骨外极至少 1~2cm 处松解，避免损伤膝外上动脉而引起髌骨血供丧失。该动脉位于股外侧肌与肌腱连接处。

二、初次全膝关节置换术时髌骨的处理

TKA 术中是否常规置换髌骨仍存争议，观点有常规置换髌骨、选择性置换髌骨和不置换髌骨三种。髌骨置换的支持者认为置换髌骨能减少膝前痛，有效解决髌股关节炎，降低手术翻修率；髌骨置换的反对者认为置换髌骨会延长手术时间，不换可以保留更多骨量，避免髌骨表面置换的并发症，如髌骨骨折、假体松动和磨损等。

关于髌骨置换必要性的研究已有很多。James 等利用 7 个国家的关节登记系统对近 10 年初次 TKA 中髌骨置换率进行统计，发现各国髌骨置换率差异很大，但 10 年内各国国内髌骨置换率变化并不大（图 3-6-3）。现有的前瞻性随机对照研究观点不一致，有些支持髌骨常规置换，有些认为不置换髌骨更好，也有研究表明置换与不置换髌骨无差异。近年

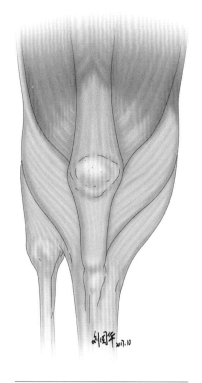

图 3-6-1 髌骨位置的维持

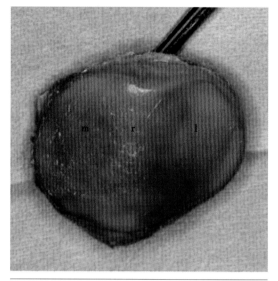

图 3-6-2 髌骨关节面
被中脊（r）分为较小的内侧关节面（m）和外侧关
节面（1）

来大多研究和 Meta 分析的结果更倾向于选择性髌骨置换，置换髌骨与不置换髌骨膝前痛和膝关节评分无显著性差异，但置换髌骨可降低翻修率。在过去，因髌骨置换后髌股关节相关的并发症发生率和二次手术率均较高。随着股骨假体滑车设计的改进，对髌骨、股骨和胫骨假体的位置和旋转对线进一步认识以及手术技术的提高，并发症发生率和二次手术率明显降低。有研究发现，尽管未置换髌骨，但随着时间延长髌骨不断再塑形并与股骨假体滑车的适配度越来越好，因此即使未置换髌骨多数患者也可以获得较好的远期效果。Karim 等从经济学的角度分析认为，虽然初次 TKA 中置换髌骨因应用髌骨假体、骨水泥和更长的手术时间等因素较不置换髌骨平均花费高，但置换髌骨的总体翻修率更低，因而平均总花费反而较不置换髌骨更低。其国外关节置换的价格形成机制与我国不同，其有关价格的比较对我们也无实际意义。

选择性置换髌骨时，是否置换髌骨主要依据髌骨软骨损伤程度、髌骨轨迹和髌骨骨量。髌骨置换最常见的适应证包括：终末期髌股关节炎、髌骨软骨严重损伤和髌股关节不匹配等。其他适应证包括：炎性关节炎、术前膝前痛和晚期严重畸形等。髌骨置换主要的禁忌证包括：髌骨小、薄；严重骨质疏松；髌骨软骨轻度损伤；患者年轻运动量大；炎性关节炎或慢性髌骨半脱位导致的髌骨严重侵蚀，此时保守切除后髌骨厚度也只有 10~12mm 以下，则通常不冒险行髌骨置换。

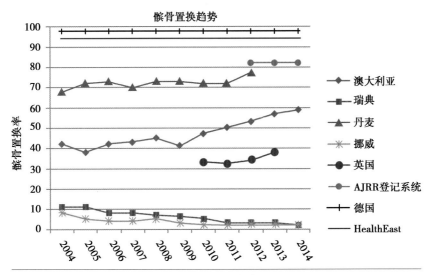

图 3-6-3　2004-2014 年国际各国髌骨置换率

AJRR 是美国关节登记系统，HealthEast 是基于明尼苏达州和加利福尼亚关节登记系统

　　TKA 术中髌骨去神经化可降低术后膝前痛的发生率。早在 20 世纪 90 年代，Wojtys 等在髌骨支持带纤维组织、髌下脂肪垫、骨膜内和髌骨软骨板内发现传递疼痛信号的 P 物质纤维，因此理论上髌骨去神经化可降低术后膝前痛的发生。临床上许多术者在 TKA 术中采用髌骨去神经化的方法代替髌骨置换。一项比较髌骨去神经化和未去神经化的 Meta 分析表明，髌骨去神经化安全性高，可有效降低术后膝前痛发生率、提高 TKA 术后满意度及 KSS 评分。Brian 等通过对 TKA 术中置换髌骨和不置换髌骨但采用髌骨去神经化进行比较，2 年的随访发现两种方法术后膝前痛发生率均较低，且无统计学差异。

　　中国人正常髌骨的平均厚度有性别差异，女性约为 23mm，男性约为 25mm。多数关节外科医生认为 TKA 术中髌骨置换后髌骨厚度的恢复是一项基本的要求，它对伸膝装置功能的恢复可能有较重要的影响。基于尸体的生物力学研究发现，避免 TKA 术后髌骨相关并发症的最好方法是尽可能恢复原髌骨厚度和形态。也有研究发现，TKA 术后髌骨厚度并不显著影响膝关节活动度（range of motion，ROM），也不影响关节功能。但髌骨过薄可能增加髌骨骨折的风险，髌骨过厚尚未证实会增加术后并发症的发生率。

三、膝关节翻修时髌骨的处理

　　TKA 翻修术中通常最后处理髌骨，很多书籍并没有描述此部分，正如 Rand 所说"髌骨的处理在 TKA 翻修中总被忽视"。许多患者 TKA 翻修术前存在膝前痛或其他髌股关节症状，应详细评估是否存在伸膝装置和髌股轨迹异常，因为以上异常未纠正均可引起翻修术后持续疼痛和关节功能受限，导致翻修失败。

　　TKA 翻修中髌骨的处理方式很多，包括：只翻修股骨胫骨假体，不置换髌骨，只做修整；置换原先未置换的髌骨；保留原髌骨假体；髌骨切除成形术（resection arthroplasty of the patella）；更换髌骨假体；Gull-wing 截骨术及髌骨重建等。

　　鉴于髌骨置换与膝关节置换的功能甚至疼痛评分并无明确的关系，髌骨未置换，且术前无明确髌前疼痛的患者可以考虑不置换髌骨，只翻修股骨和胫骨假体。髌骨过薄，骨量过少，无法安全安放髌骨假体时也不适合行髌骨置换。此时可参考初次置换髌骨修整的方法进行成形处理。

　　TKA 术中未置换髌骨但术后出现持续膝前痛的患者，翻修术中可考虑予以髌骨置换术。Philip 等通过对 58 例膝的随访观察，发现髌骨置换术可有效缓解 TKA 术后膝前痛，尤其是髌骨轨迹好的患者效果更佳。但也有研究显示此手术疗效不确定，Ainhoa 等回顾了从 1999 年 1 月到 2012 年 5 月共 2973 例行初次 TKA 且未做髌骨置换的患者，其中有 46 例因术后膝前痛予以髌骨置换术，研究发现尽管髌骨置换后膝关节评分增高，但许多患者仍存在膝前痛，满意度不高。Reininge 于 2015 年发表的研究显示，二期髌前疼痛再置换的满意率约为 74.7%。

　　膝关节非感染翻修时，如假体稳定且髌骨轨迹良好，髌骨磨损不重，可以考虑保留原髌骨假体，特别是髌骨较薄易发生骨折时更应尽可能保留原置换髌骨假体。这样可以简化手术步骤，缩短手术时间，减少髌骨再置换引起的其他并发症。翻修时髌骨假体较少磨损，本身也说明髌骨轨迹良好。

　　而髌骨切除成形术即取出已松动或未松动的髌骨假体，修整骨床，不再安放新的髌骨假体。此方法多用于髌骨骨量少不能行置换的患者。感染翻修时一般需要去除髌骨假体，清创后旷置髌骨骨床，待二期进行成形或再置换。

　　单纯髌骨翻修较联合胫骨和股骨假体翻修术术后疼痛发生率更高。尽管多数研究支持髌骨切除成形术作为可接受的替代方法，临床上也经常应用，但其效果难以预测，且可能发生髌骨粉碎、半脱位和膝前痛等并发症，术后有些患者满意度较低。有研究报道髌骨切除成形术术后有 1/3 的患者可能会发生膝前痛。

　　膝关节翻修再置换髌骨时，无论初次置换是否已置换髌骨，常常需要面对一定程度的骨缺损，对于轻度髌骨骨量缺失可应用双凸型髌骨假体（图 3-6-4）

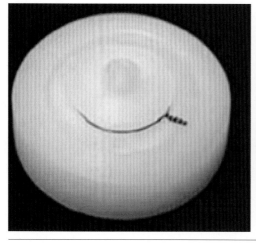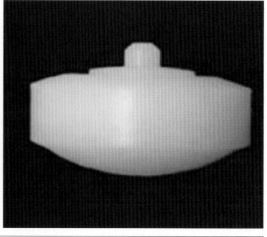

图 3-6-4　双凸面髌骨假体，用于轻度中央缺损的髌骨置换

髌骨置换需要髌骨厚度 > 10mm 才能保证假体稳定固定，有效减少骨折发生。据统计，有 10% 的 TKA 翻修术存在髌骨骨量不足而不能行髌骨置换或更换髌骨假体。Vince 等发现因髌骨骨溶解导致髌骨骨鞘呈舟状，髌骨向外半脱位并与外侧股骨髁相关节。Vince 应用 Gull-wing（鸟翅状）截骨术对髌骨进行处理，即利用截骨和植骨重塑髌骨外形，并恢复正常的髌骨轨迹。Jeremy 等报道 Gull-wing 截骨术临床效果较好，术后髌股关节并发症少，髌骨轨迹正常（图 3-6-5）。Hanssen 等曾报道 TKA 翻修术中应用打压植骨技术处理髌骨骨量不足，即将移植骨打压植入髌骨鞘内，再用组织瓣（来自髌骨周围纤维组织或髌上囊）覆盖并缝合（图 3-6-6）。短期随访发现，髌骨植骨术较髌骨切除成形术后疼痛更轻，膝关节功能更好。

髌骨缺如或仅剩一薄层骨鞘是 TKA 翻修中最难处理的情况之一，此时可考虑应用多孔钽金属髌骨翻修假体。该方法是将多孔钽金属盘置入股四头肌腱内髌骨对应的位置以替代髌骨或置入残留髌骨骨壳内，再将聚乙烯髌骨假体安置在钽金属盘上（图 3-6-7）。文献报道应用多孔钽金属的髌骨翻修术术后效果满意，关节功能较好。

四、单纯髌骨翻修术

TKA 翻修术中单纯置换髌骨需谨慎，术前应充分评估。因为单纯髌骨置换虽然操作简单，但术后并发症发生率高，病人满意度差。Leopold 等发现，无论是否松解髌骨外侧支持带，单纯髌骨翻修的失败率都很高，因此临床上通常不采用。亦有研究报道称单纯髌骨翻修较联合胫骨和股骨假体翻修术更易发生术后持续疼痛。术前评估应通过分析患者详细的病史、体格检查和完整的影像学资料，找出 TKA 主要的失败原因。根据影像学资料评估髌骨轨迹情况，如果发现存在髌骨轨迹差、髌骨半脱位或全脱位等，应利用 CT 分析是否存在股骨假体或胫骨假体位置或旋转异常。如果存在假体旋转异常，就需要股骨或胫骨假体翻修才能恢复正常的髌骨轨迹（图 3-6-8）。

髌骨翻修的禁忌证包括近期关节感染、缺少适配的髌骨假体及患者身体状况不耐受翻修手术等。若已置换髌骨的患者术后出现膝关节疼痛和膝前痛，应分析是否存在假体位置异常、骨坏死、无菌性松动以及假体周围骨折。若存在伸膝迟滞，应完善术前计划以保障术中重建伸膝装置，而不是仅行髌骨翻修。

五、髌骨置换及翻修相关并发症

髌骨置换及翻修常见的并发症包括：髌骨骨折、髌骨撞击综合征、伸膝装置断裂、髌股关节不稳、低位髌骨和髌骨假体松动。随着假体设计不断优化和手术技术的进步，髌骨置换后并发症发生率明显下降，据统计，其发生率为 1%~10%。

1. **髌骨骨折** 是髌骨置换术后的灾难性并发症之一，发生率为 0.1%~8.5%。髌骨骨折与多种因素有关，如髌骨截骨后过薄，髌骨骨质薄弱或疏松，髌骨外侧松解导致血供受损及骨坏死，假体位置异常导致受力增加，直接创伤等。髌骨骨折的治疗需根据髌骨骨折分型确定治疗方案。Mayo 分型是常用的髌骨骨折分型：Ⅰ型，髌骨骨折但伸膝装置完整；Ⅱ型，髌骨骨折致伸膝装置断裂；Ⅲ型，髌骨骨折致假体松动但伸膝装置完整。Ⅲ型，又分为 a 型（髌骨骨量较好）和 b 型（髌骨骨量差：厚度 < 10mm 或髌骨粉碎）。Ⅰ型可采用

非手术治疗，如伸膝位石膏固定；Ⅱ型和Ⅲ型需手术固定，但效果不确定。术后康复活动范围应根据术中骨折固定稳定程度决定。

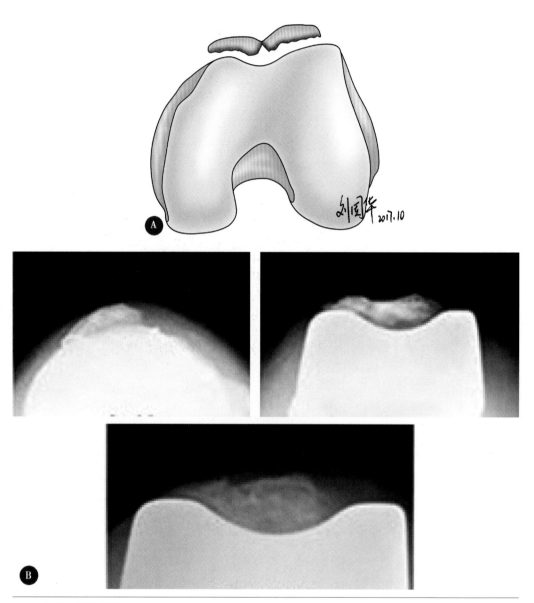

图 3-6-5　髌骨截骨

A. 截骨 Gull wing 示意图；B. 截骨后髌骨形态

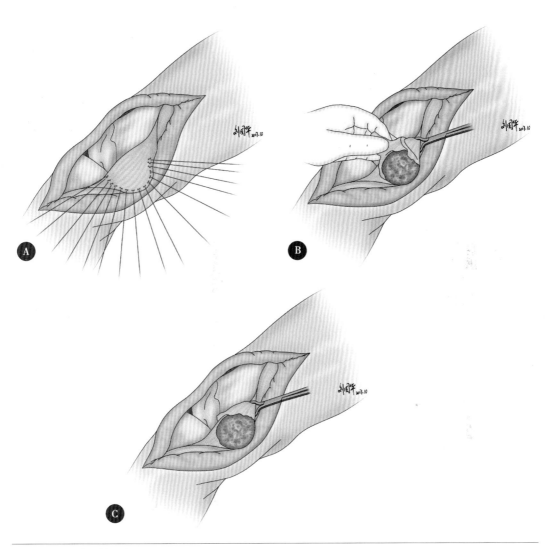

图 3-6-6　髌骨植骨术

A. 骨缺损情况；B. 分离组织瓣；C. 植骨后组织瓣覆盖包裹缝合

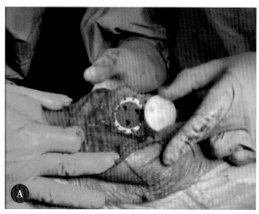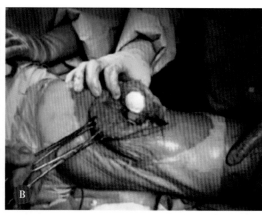

图 3-6-7 多孔钽金属应用于髌骨翻修术

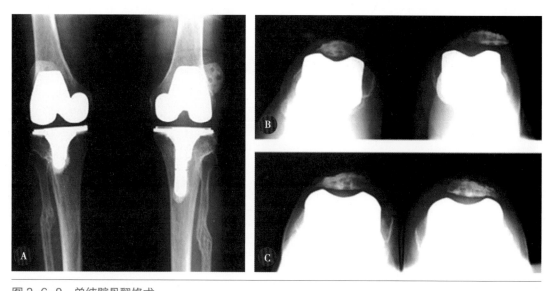

图 3-6-8 单纯髌骨翻修术

A、B.示术前患者髌骨存在向外半脱位，术前 CT 扫描股骨和胫骨假体旋转正常；C.示单纯髌骨翻修术后髌股轨迹恢复

2. 髌骨撞击综合征 表现为从屈曲 60° 到伸膝 30° 的过程中出现疼痛和可听见的异响。病因学尚不清楚，但可能与假体设计有关；髌骨上极增生的纤维包块在伸膝过程中卡在 PS 型股骨假体的髁间窝处也是主要原因之一。为了避免发生髌骨撞击综合征，可采用术中切除髌骨周围滑膜组织、延长股骨假体滑车和设计更符合解剖结构的股骨假体等措施。有研究比较 Insall-Burstein Ⅱ（Ⅰ B）和 NexGen Legacy（NG）两种 PS 型假体发现，使用 Ⅰ B 假体术后髌骨撞击综合征发生率为4%，但使用 NG 假体可不发生髌骨撞击综合征。关节镜清理是髌骨撞击综合征常用的治疗方法。一项 25 例关节镜清理治疗髌骨弹响综合征的研究详细阐述了患者术后疼痛减轻、捻发音减少和膝关节评分提高，但关节活动度没

有明显改善。

3. 伸膝装置断裂　包括股四头肌腱断裂和髌腱断裂，是 TKA 术后罕见但灾难性的并发症，发病率约为 1.1%。除了患者自身因素和创伤外，最重要的致病因素是手术操作不当。部分撕裂建议采用非手术治疗；完全断裂者需要手术修补，可能需要半腱肌或同种异体肌腱移植来修复急性医源性损伤。慢性损伤常需要异体移植。手术效果欠佳，常造成活动范围减小、肌力降低、伸展滞缺和复发断裂等。

4. 髌股关节不稳或对线不良　表现为髌骨倾斜、半脱位或脱位，发病率约为 1%~20%。其主要病因是髌骨内外侧支持带不平衡，即外侧支持带过紧和 / 或内侧支持带过松。髌骨、股骨或胫骨假体位置不当也会引起髌骨关节不稳。预防术后髌股关节不稳的方法是外旋、外移股骨假体，髌骨假体尽量内移，胫骨假体中心对准胫骨结节中内 1/3 点甚至中点，以防止胫骨假体内旋。

5. 低位髌骨　最常见于应用 PS 型假体的 TKA 术后，表现为屈曲发生撞击。预防措施主要是 TKA 术中避免做抬高关节线的截骨和使用小号髌骨假体并靠上放置。治疗措施主要是修整撞击部位的髌骨和聚乙烯垫片。

6. 髌骨假体松动　发生率较低，多见于非骨水泥固定的假体。发生原因包括：髌骨假体位置不良、截骨不当、髌骨骨坏死、骨折、半脱位、骨质疏松和关节线改变等。也可能因髌骨截骨面残留骨质硬化区致骨水泥无法进入骨小梁间隙所致。Lonner 等认为，髌骨假体松动或磨损是因为聚乙烯被空气中 γ 射线辐射后氧化，导致髌骨置换失败。多数患者需要根据剩余髌骨的骨量来选择更换髌骨假体、假体去除或髌骨切除等。

（陈继营　徐　驰）

参 考 文 献

［1］Delanois RE，Mistry JB，Gwam CU，et al.Current Epidemiology of Revision Total Knee Arthroplasty in the United States.J Arthroplasty，2017，32（9）：2663–2668.

［2］Della Valle CJ，Berger RA，Rosenberg AG.Surgical exposures in revision total knee arthroplasty.Clin Orthop Relat Res，2006，446：59–68.

［3］Abdel MP，Della Valle CJ.The surgical approach for revision total knee arthroplasty.Bone Joint J，2016，1 Suppl A：113–115.

［4］Bonutti PM，Seyler TM，Kester M，et al.Minimally invasive revision total knee arthroplasty.Clin Orthop Relat Res，2006，446：69–75.

［5］Hendel D，Weisbort M，Garti A."Wandering resident" surgical exposure for 1– or 2–stage revision arthroplasty in stiff aseptic and septic knee arthroplasty.J Arthroplasty，2004，6：757–759.

［6］Fehring TK，Odum S，Griffin WL，et al.Patella inversion method for exposure in revision total knee arthroplasty.J Arthroplasty，2002，1：101–104.

［7］Maheshwari AV，Tsailas PG，Ranawat AS，et al.How to address the patella in revision total knee arthroplasty.Knee，2009，2：92–97.

［8］Garvin KL，Scuderi G，Insall JN.Evolution of the quadriceps snip.Clin Orthop Relat Res，1995，321：131–137.

［9］Meek RM，Greidanus NV，McGraw RW，et al.The extensile rectus snip exposure in revision of total knee arthroplasty.J Bone Joint Surg Br，2003，8：1120-1122.

［10］Tsukamoto N，Miura H，Matsuda S，et al.Functional evaluation of four patients treated with V-Y quadricepsplasty in total knee arthroplasty.J Orthop Sci，2006，4：394-400.

［11］Trousdale RT，Hanssen AD，Rand JA，et al.V-Y quadricepsplasty in total knee arthroplasty.Clin Orthop Relat Res，1993，286：48-55.

［12］Scott RD，Siliski JM.The use of a modified V-Y quadricepsplasty during total knee replacement to gain exposure and improve flexion in the ankylosed knee.Orthopedics，1985，1：45-48.

［13］Punwar SA，Fick DP，Khan RJ.Tibial tubercle osteotomy in revision knee arthroplasty.J Arthroplasty，2017，3：903-907.

［14］Dolin MG.Osteotomy of the tibial tubercle in total knee replacement.A technical note.J Bone Joint Surg Am，1983，5：704-706.

［15］Whiteside LA.Exposure in difficult total knee arthroplasty using tibial tubercle osteotomy.Clin Orthop Relat Res，1995，321：32-35.

［16］Radulescu R，Badila A，Nutiu O，et al.Extended exposure in difficult total knee arthroplasty using tibial tubercle osteotomy.Maedica（Buchar），2013，4：380-383.

［17］Bruce WJ，Rooney J，Hutabarat SR，et al.Exposure in difficult total knee arthroplasty using coronal tibial tubercle osteotomy.J Orthop Surg（Hong Kong），2000，1：61-65.

［18］Ries MD，Richman JA.Extended tibial tubercle osteotomy in total knee arthroplasty.J Arthroplasty，1996，8：964-967.

［19］Sun Z，Patil A，Song EK，et al.Comparison of quadriceps snip and tibial tubercle osteotomy in revision for infected total knee arthroplasty.Int Orthop，2015，5：879-885.

［20］Ritter MA，Carr K，Keating EM，et al.Tibial shaft fracture following tibial tubercle osteotomy.J Arthroplasty，1996，1：117-119.

［21］Wolff AM，Hungerford DS，Krackow KA，et al.Osteotomy of the tibial tubercle during total knee replacement.A report of twenty-six cases.J Bone Joint Surg Am，1989，6：848-852.

［22］Barrack RL，Smith P，Munn B，et al.The Ranawat Award.Comparison of surgical approaches in total knee arthroplasty.Clin Orthop Relat Res，1998，356：16-21.

［23］Lavernia C，Contreras JS，Alcerro JC.The peel in total knee revision：exposure in the difficult knee.Clin Orthop Relat Res，2011，1：146-153.

［24］Mihalko WM，Saeki K，Whiteside LA.Effect of medial epicondylar osteotomy on soft tissue balancing in total knee arthroplasty.Orthopedics，2013，11：e1353-1357.

［25］Engh GA.Medial epicondylar osteotomy：a technique used with primary and revision total knee arthroplasty to improve surgical exposure and correct varus deformity.Instr Course Lect，1999，48：153-156.

［26］Kerry RM，Masri BA，Beauchamp C，et al.The quadriceps myocutaneous composite flap for the exposure of the distal femur and knee in tumor resection and reconstruction.Instr Course Lect，1999，48：157-159.

［27］Dennis DA.A stepwise approach to revision total knee arthroplasty.J Arthroplasty，2007，22（4 Suppl 1）：32-38.

［28］Mason JB，Fehring TK.Removing well-fixed total knee arthroplasty implants.Clin Orthop Relat Res，2006，446：76-82.

［29］Masri BA，Mitchell PA，Duncan CP.Removal of solidly fixed implants during revision hip and knee arthroplasty.J Am Acad Orthop Surg，2005，13（1）：18-27.

［30］Jacofsky DJ，Della Valle CJ，Meneghini RM，et al.Revision total knee arthroplasty：what the practicing orthopaedic surgeon needs to know.Instr Course Lect，2011，60：269-81.

［31］ Dennis DA，Berry DJ，Engh G，et al.Revision total knee arthroplasty.J Am Acad Orthop Surg，2008，16（8）：442-454.

［32］ Caillouette JT，Gorab RS，Klapper RC，et al.Revision arthroplasty facilitated by ultrasonic tool cement removal.Part II：Histologic analysis of endosteal bone after cement removal.Orthop Rev，1991，20（5）：435-440.

［33］ Caillouette JT，Gorab RS，Klapper RC，et al.Revision arthroplasty facilitated by ultrasonic tool cement removal.Part I：In vitro evaluation.Orthop Rev，1991，20（4）：353-357.

［34］ Klapper RC，Caillouette JT.The use of ultrasonic tools in revision arthroplasty procedures.Contemp Orthop，1990，20（3）：273-279.

［35］ Windsor RE，Scuderi GR，Insall JN.Revision of well-fixed cemented，porous total knee arthroplasty.Report of six cases［J］.J Arthroplasty，1988，3 Suppl：S87-94.

［36］ Roberto R，Matteo B，Federico D，et al.Revision Total Knee Replacement Exposure and Implant Removal.Tech Orthop，2011，26（26）：74-83.

［37］ Sanchez Marquez JM，Del Sel N，Leali A，et al.Case reports：Tantalum debris dispersion during revision of a tibial component for TKA.Clin Orthopaedics Relat Res，2009，467（4）：1107-1110.

［38］ Dennis DA.Removal of well-fixed cementless metal-backed patellar components.J Arthroplasty，1992，7（2）：217-220.

［39］ Cameron HU.Difficult implant retrieval：a case report.Can J Surg，1989，32（3）：220-221.

［40］ Gardiner R，Hozack WJ，Nelson C，et al.Revision total hip arthroplasty using ultrasonically driven tools.A clinical evaluation.J Arthroplasty，1993，8（5）：517-521.

［41］ Scuderi GR.Complications after total knee arthroplasty：how to manage patients with osteolysis.J Bone Joint Surg Am，2011，93：2127-2135.

［42］ Radnay CS，Scuderi GR.Management of bone loss：augments，cones，offset stems.Clin Orthop Relat Res，2006，446：83-92.

［43］ Lombardi AV，Berend KR，Adams JB.Management of bone loss in revision TKA：it's a changing world.Orthopedics，2010，33：662.

［44］ Long WJ，Scuderi GR.Porous tantalum cones for large metaphyseal tibial defects in revision total knee arthroplasty：a minimum 2-year follow-up.J Arthroplasty，2009，24：1086-1092.

［45］ Sharkey PF，Hozack WJ，Rothman RH，et al.Why are total knee arthroplasties failing today? Clin Orthop Relat Res，2002，404：7-13.

［46］ Fehring TK，Odum S，Griffin WL，et al.Early failures in total knee arthroplasty.Clin Orthop Relat Res，2002，405：182-188.

［47］ Suarez J，Griffin W，Springer B，et al.Why do revision knee arthroplasties fail? J Arthroplasty，2008，23（suppl 1）：99-103.

［48］ Mihalko WM，Krackow KA.Flexion and extension gap balancing in revision total knee arthroplasty.Clin Orthop Relat Res，2006，446：121-126.

［49］ Krackow KA.Revision total knee replacement：ligament balancing for deformity.Clin Orthop Relat Res，2002，404：152-157.

［50］ Pang HN，Yeo SJ，Chong HC，et al.Computer-assisted gap balancing technique improves outcome in total knee arthroplasty，compared with conventional measured resection technique.Knee Surg Sports Traumatol Arthrosc，2011，19：1496-1503.

［51］ Hagedorn J，Levine BR.Revision surgery for a dislocated constrained total knee arthroplasty.Orthopedics，2012，35：e1099-e1103.

［52］ Arumilli BR，Ferns B，Smith M，et al.Non-traumatic dislocation（Cam Jump）in a revision knee：a case report.Cases J，2009，2：7001-7003.

［53］ Dennis DA，Berry DJ，Engh G，et al.Revision total knee arthroplasty.J Am Acad Orthop Surg，2008，16：442-454.

［54］ Lewallen DG，Fehring TK，Dennis DA，et al.Revision total knee arthroplasty：surgical techniques.J Bone Joint Surg Am，2009，91（suppl 5）：69-71.

［55］ Nett MP，Scuderi GR.Revision of aseptic failed total knee arthroplasty.In：Scott WN，ed.Insall & Scott Surgery of The Knee.5th ed.Philadelphia：Elsevier，2011：1327-1345.

［56］ Scuderi GR，Insall JN.Revision total knee arthroplasty with cemented fixation.Tech Orthop，1993，7：96-105.

［57］ Scuderi GR，Insall JN.Revision total knee arthroplasty：a surgical technique.In：Szaqbo Z，Lewis JE，Fantini GA，Savalgi RS，eds.Surgical Technology International VIII.San Francisco：Universal Medical Press，1999：227-231.

［58］ Incavo SJ，Wild JJ，Coughlin KM，Beynnon BD.Early revision for component malrotation in total knee arthroplasty.Clin Orthop Relat Res，2007，458：131-136.

［59］ Jacofsky DJ，Della Valle CJ，Meneghini M，et al.Revision total knee arthroplasty：what the practicing orthopaedic surgeon needs to know.J Bone Joint Surg Am，2010，92：1282-1292.

［60］ Khakharia S，Scuderi GR.Restoration of the distal femur impacts patellar height in revision TKA.Clin Orthop Relat Res，2012，470：205-210.

［61］ Laskin RS.Joint line position restoration during revision total knee replacement.Clin Orthop Relat Res，2002，404：169-171.

［62］ Nett MP，Long WJ，Scuderi GR.Revision total knee arthroplasty：principles and implant choice.In：Scuderi GR，Tria AJJr，eds.The Knee—A Comprehensive Review.Hackensack，NJ：World Scientific Publishing，2010：501-536.

［63］ Scuderi GR.Revision total knee arthroplasty.How much constraint is enough? Clin Orthop Relat Res，2001，392：300-305.

［64］ Easley ME，Insall JN，Scuderi GR，Bullek DD.Primary constrained condylar knee arthroplasty for the arthritic valgus knee.Clin Orthop Relat Res，2000，380：58-64.

［65］ Sadoghi P，Liebensteiner M，Agreiter M，et al.Revision surgery after total joint arthroplasty：a complication-based analysis using worldwide arthroplasty registers.J Arthroplasty，2013，28（8）：1329-1332.

［66］ Fehring TK，Christie MJ，Lavernia C，et al.Revision total knee arthroplasty：planning，management，and controversies.Instr Course Lect，2008，57：341-363.

［67］ Lavernia C，Lee DJ，Hernandez VH.The increasing financial burden of knee revision surgery in the United States.Clin Orthop Relat Res，2006，446：221-226.

［68］ Whittaker JP，Dharmarajan R，Toms AD.The management of bone loss in revision total knee replacement.J Bone Joint Surg Br，2008，90（8）：981-987.

［69］ Tsahakis PJ，Beaver WB，Brick GW.Technique and results of allograft reconstruction in revision total knee arthroplasty.Clin Orthop Relat Res，1994（303）：86-94.

［70］ Engh GA，Ammeen DJ.Bone loss with revision total knee arthroplasty：defect classification and alternatives for reconstruction.Instr Course Lect，1999，48：167-175.

［71］ Huff TW，Sculco TP.Management of bone loss in revision total knee arthroplasty.J Arthroplasty，2007，22（7 Suppl 3）：32-36.

［72］ Toms AD，Barker RL，Mcclelland D，et al.Repair of defects and containment in revision total knee replacement：a comparative biomechanical analysis.J Bone Joint Surg Br，2009，91（2）：271-277.

［73］ Sakanaka T，Watanabe S，Shirakata H，et al.The Management of Bone Defect in Total Knee Arthroplasty for the Patients with Rheumatoid Arthiritis. 中国・四国整形外科学会雑誌 =The journal of the Chugoku-Shikoku Orthopaedic Association，2003，15（5）：171-174.

［74］ Yu X，Xu M，Xu S，et al.Clinical outcomes of giant cell tumor of bone treated with bone cement filling and internal fixation，and oral bisphosphonates.Oncol Lett，2013，5（2）：447-451.

［75］ Dorr LD，Ranawat CS，Sculco TA，et al.Bone graft for tibial defects in total knee arthroplasty.Clin Orthop Relat Res，1986（205）：153-165.

［76］ Goldhahn J，Suhm N，Goldhahn S，et al.Influence of osteoporosis on fracture fixation--a systematic literature review.Osteoporos Int，2008，19（6）：761-772.

［77］ Berend ME，Ritter MA，Keating EM，et al.Use of screws and cement in revision TKA with primary or revision specific prosthesis with up to 17 years followup.J Arthroplasty，2015，30（1）：86-89.

［78］ Ritter MA，Harty LD.Medial screws and cement：a possible mechanical augmentation in total knee arthroplasty.J Arthroplasty，2004，19（5）：587-589.

［79］ Juvonen T，Nuutinen JP，Koistinen AP，et al.Biomechanical evaluation of bone screw fixation with a novel bone cement.Biomed Eng Online，2015，14：74.

［80］ Brooks PJ，Walker PS，Scott RD.Tibial component fixation in deficient tibial bone stock.Clin Orthop Relat Res，1984（184）：302-308.

［81］ Patel JV，Masonis JL，Guerin J，et al.The fate of augments to treat type-2 bone defects in revision knee arthroplasty.J Bone Joint Surg Br，2004，86（2）：195-199.

［82］ Tsukada S，Wakui M，Matsueda M.Metal block augmentation for bone defects of the medial tibia during primary total knee arthroplasty.J Orthop Surg Res，2013，8：36.

［83］ 任博，朱庆生，朱锦宇.骨小梁金属胫骨假体的临床应用新进展.中华关节外科杂志（电子版），2014，8（1）：116-120.

［84］ De Martino I，De Santis V，Sculco PK，et al.Tantalum Cones Provide Durable Mid-term Fixation in Revision TKA.Clin Orthop Relat Res，2015，473（10）：3176-3182.

［85］ Higuchi Y，Hasegawa Y，Komatsu D，et al.Survivorship Between 2 Different Ceramic-on-Ceramic Total Hip Arthroplasty With or Without a Metal-Backed Titanium Sleeve Bearing：A 5- to 14-Year Follow-Up Study.J Arthroplasty，2017，31（1）-155.

［86］ De Martino I，D'Apolito R，Sculco PK，et al.Total Knee Arthroplasty Using Cementless Porous Tantalum Monoblock Tibial Component：A Minimum 10-Year Follow-Up.J Arthroplasty，2016，31（10）：2193-2198.

［87］ Rudert M，Holzapfel BM，von Rottkay E，et al.Impaction bone grafting for the reconstruction of large bone defects in revision knee arthroplasty.Oper Orthop Traumatol，2015，27（1）：35-46.

［88］ Arumugam G，Nanjayan SK，Quah C，et al.Revision hip arthroplasty using impacted cancellous bone and cement：a long-term follow-up study.Eur J Orthop Surg Traumatol，2015，25（8）：1279-1284.

［89］ Judas F，Figueiredo MH，Cabrita AM，et al.Incorporation of impacted morselized bone allografts in rabbits.Transplant Proc，2005，37（6）：2802-2804.

［90］ Toms AD，Mcclelland D，Chua L，et al.Mechanical testing of impaction bone grafting in the tibia：initial stability and design of the stem.J Bone Joint Surg Br，2005，87（5）：656-663.

［91］ Hilgen V，Citak M，Vettorazzi E，et al.10-year results following impaction bone grafting of major bone defects in 29 rotational and hinged knee revision arthroplasties：a follow-up of a previous report.Acta

Orthop, 2013, 84（4）: 387-391.

［92］van Loon CJ, Buma P, de Waal MM, et al.Morselized bone allografting in revision total knee replacement--a case report with a 4-year histological follow-up.Acta Orthop Scand, 2000, 71（1）: 98-101.

［93］Dennis DA, Little LR.The structural allograft composite in revision total knee arthroplasty.Orthopedics, 2005, 28（9）: 1005-1007.

［94］Hoeffel DP, Rubash HE.Revision total knee arthroplasty: current rationale and techniques for femoral component revision.Clin Orthop Relat Res, 2000,（380）: 116-132.

［95］孙铁铮, 吕厚山.延长柄假体在植骨术后吸收导致假体松动的人工膝关节翻修术中应用.中华关节外科杂志（电子版）, 2009, 3（6）: 760-763.

［96］Willems WF, Kremer T, Friedrich P, et al.Surgical revascularization in structural orthotopic bone allograft increases bone remodeling.Clin Orthop Relat Res, 2014, 472（9）: 2870-2877.

［97］Mason JB, Fehring TK, Estok R, et al.Meta-analysis of alignment outcomes in computer-assisted total knee arthroplasty surgery.J Arthroplasty, 2007, 22（8）: 1097-1106.

［98］Angibaud LD, Dai Y, Liebelt RA, et al.Evaluation of the Accuracy and Precision of a Next Generation Computer-Assisted Surgical System.Clin Orthop Surg, 2015, 7（2）: 225-233.

［99］Anderl W, Pauzenberger L, Kolblinger R, et al.Patient-specific instrumentation improved mechanical alignment, while early clinical outcome was comparable to conventional instrumentation in TKA.Knee Surg Sports Traumatol Arthrosc, 2016, 24（1）: 102-111.

［100］Zamora LA, Humphreys KJ, Watt AM, et al.Systematic review of computer-navigated total knee arthroplasty.ANZ J Surg, 2013, 83（1-2）: 22-30.

［101］Mishra R, Bishop T, Valerio IL, et al.The potential impact of bone tissue engineering in the clinic.Regen Med, 2016, 11（6）: 571-587.

［102］金光辉, 张馨雯, 孙晓飞, 等.组织工程化纳米羟基磷灰石/聚己内酯人工骨支架修复兔桡骨大段骨缺损的实验研究.中华损伤与修复杂志（电子版）, 2015,（1）: 43-49.

［103］Mourino V, Cattalini JP, Roether JA, et al.Composite polymer-bioceramic scaffolds with drug delivery capability for bone tissue engineering.Expert Opin Drug Deliv, 2013, 10（10）: 1353-1365.

［104］Yala S, Boustta M, Gallet O, et al.New synthesis method of HA/P（D, L）LA composites: study of fibronectin adsorption and their effects in osteoblastic behavior for bone tissue engineering.J Mater Sci Mater Med, 2016, 27（9）: 140.

［105］Paschos NK.Recent advances and future directions in the management of knee osteoarthritis: Can biological joint reconstruction replace joint arthroplasty and when? World J Orthop, 2015, 6（9）: 655-659.

［106］Greene JW, Reynolds SM, Stimac JD, et al.Midterm results of hybrid cement technique in revision total knee arthroplasty.J Arthroplasty, 2013, 28（4）: 570-574.

［107］Gililland JM, Gaffney CJ, Odum SM, et al.Clinical & radiographic outcomes of cemented vs.diaphyseal engaging cementless stems in aseptic revision TKA.J Arthroplasty, 2014, 29（9 Suppl）: 224-228.

［108］Vasso M, Beaufils P, Schiavone PA.Constraint choice in revision knee arthroplasty.Int Orthop, 2013, 37（7）: 1279-1284.

［109］Wilke BK, Wagner ER, Trousdale RT.Long-term survival of semi-constrained total knee arthroplasty for revision surgery.J Arthroplasty, 2014, 29（5）: 1005-1008.

［110］Ye CY, Xue DT, Jiang S, et al.Results of a Second-generation Constrained Condylar Prosthesis in Complex Primary and Revision Total Knee Arthroplasty: A Mean 5.5-Year Follow-up.Chin Med J（Engl）, 2016, 129（11）: 1334-1339.

［111］Hwang SC, Kong JY, Nam DC, et al.Revision total knee arthroplasty with a cemented posterior stabilized，condylar constrained or fully constrained prosthesis：a minimum 2-year follow-up analysis. Clin Orthop Surg，2010，2（2）：112-120.

［112］ Ohnsorge JA，Wickiewicz TL，Davis J，et al.Revision knee arthroplasty including reconstruction of the lateral collateral ligament by allograft：a case report.HSS J，2010，6（2）：219-222

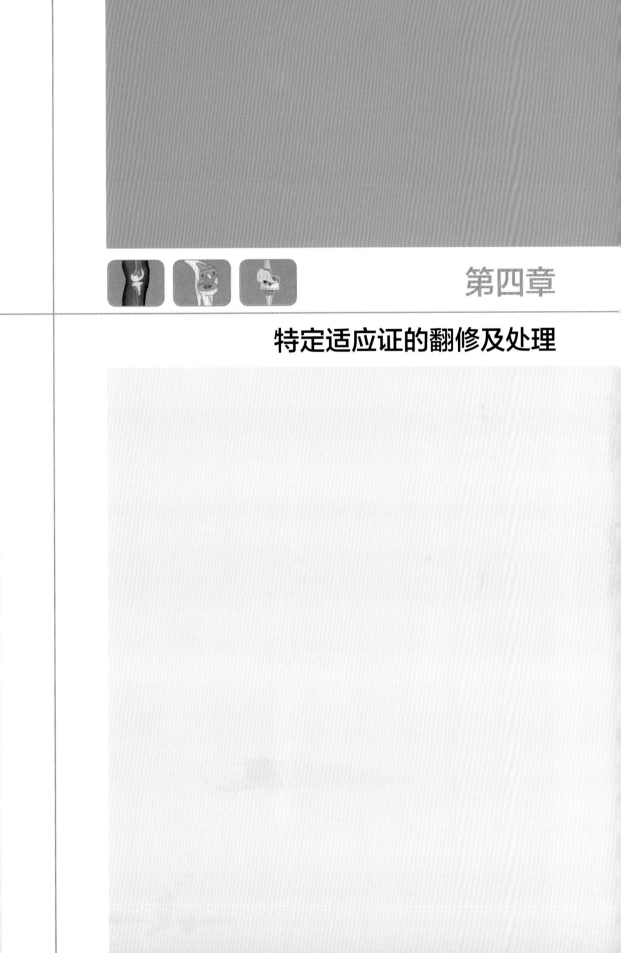

第四章

特定适应证的翻修及处理

第一节　膝关节假体周围感染

全膝关节置换术（total knee arthroplasty，TKA）后假体周围感染是一个灾难性的并发症，不仅给患者带来多重的手术打击，而且耗费了巨大的医疗资源。由于膝关节位置表浅，周围缺少大量的肌肉和软组织覆盖，故感染治疗起来非常困难。文献报道用于治疗 TKA 术后感染的医院资源消耗是初次 TKA 的 3~4 倍，也是无菌性松动翻修的 2 倍。虽然目前采用很多预防措施，但初次手术感染发生率仍在 1%~2%，而随着我国社会人口逐渐老龄化，其绝对数字正逐年增高，因此如何更加合理有效的治疗全膝关节置换术后感染是骨科医师亟待解决的一个难题。

一、临床诊断标准与细菌培养

（一）膝关节置换术后假体周围感染的诊断标准

采用美国肌肉骨骼感染协会推荐的人工全膝关节置换术后慢性感染诊断标准，即：有与假体相通的窦道形成（图 4-1-1），或至少两次独立从病变关节采集的组织或液体标本培养得到同一种病原菌，或符合以下六条标准中的 4 条：① ESR > 30mm/h 或 CRP > 10mg/L；②关节液白细胞计数升高，一般认为 1760/μl；③关节液中中性白细胞比例升高，一般认为 > 65%；④感染关节内出现脓液；⑤组织或关节液标本中分离出病原微生物；⑥假体周围组织冷冻切片镜检时 5 个高倍镜（×400）视野中的中性细胞数均大于 5 个。

（二）病原菌培养 / 药敏

在翻修术前能准确培养鉴定出病原菌并使用广谱敏感的抗生素对提高翻修手术成功率至关重要，传统的细菌培养方法阳性率较低，建议采用 BacT/ALERT 3D 血培养瓶，该瓶是一个密闭的营养丰富的细菌增殖系统，与外界不相通，没有污染机会（图 4-1-2）。可适当延长培养时间。延长培养时间有标本被污染的可能，但一般 7~10 天内第一个培养出

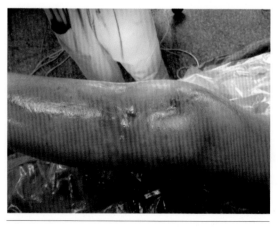

图 4-1-1　膝关节置换术后慢性感染，有与假体相通的窦道形成

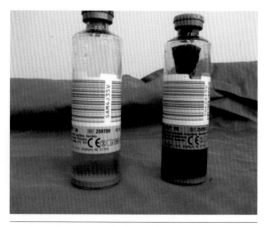

图 4-1-2　法国梅里埃生物技术公司 BacT/ALERT 3D 血培养瓶（厌氧，需氧）

的细菌常就是致病菌。如果培养阴性则采用万古霉素加左氧氟沙星。

二、假体周围感染的分类

明确诊断膝关节假体周围感染后进一步对其分型非常重要，这有助于选择恰当的治疗策略，提高治愈率，重获无痛、稳定、功能良好的人工关节。

目前最被广泛认可和采用的感染分类方法是由 Tsukayama（表 4-1-1）在 1996 年提出的。他将人工关节假体周围深部感染分成四类：Ⅰ型：仅术中标本培养阳性（缺乏其他直接证据）；Ⅱ型：术后早期感染（发生于手术以后 1 个月以内）；Ⅲ型：急性血源性感染（假体功能良好）；Ⅳ型：术后晚期慢性感染（手术 1 个月以后发病，并呈隐匿发病）。这种感染分类法较好的将发病时间和感染病因进行了综合考虑，临床判断容易并能有效的指导治疗，是一种实用的分类方法。根据这个方法，Tsukayama 制订了相应的治疗策略：术中培养阳性患者术后静脉应用抗生素 6 周；术后早期感染行清创治疗；术后晚期感染行二期翻修置换；急性血源性感染行清创治疗。Tsukayama 报道采用这种治疗策略，四种类型的感染分别取得了 90%、71%、85%、50% 的治疗成功率。

表 4-1-1　Tsukayama 感染分类法

	Ⅰ型	Ⅱ型	Ⅲ型	Ⅳ型
时间	术中培养阳性	术后早期	急性血源性播散	晚期慢性感染
定义	2 个以上标本（含 2 个）培养阳性	感染于术后 1 个月以内发生	功能良好的关节突发血源播散的感染	手术 1 个月以后发生
治疗	静脉应用抗生素	清创保留假体	清创保留假体	取出假体、清创、二期置换

三、人工全膝关节置换术后假体周围感染的治疗原则

人工关节感染的治疗目的是消除感染、解除疼痛、最大限度恢复患肢功能。一旦确定人工关节感染，选择具体治疗方案时必须考虑以下几个方面：①感染是表浅的还是深部的；②感染发生的时间；③患者自身条件对感染治疗效果的影响④膝关节周围的软组织条件（尤其是伸膝装置是否完整）；⑤假体是否松动；⑥感染的致病菌（种类、毒力、对抗生素的敏感性）；⑦医生的经验和技术水平；⑧患者的期望值和对关节功能的要求。

根据上述条件的不同，基本治疗手段可分为 7 种：①单纯抗生素抑制治疗；②清创、滑膜切除，保留关节假体（仅更换衬垫）；③一期翻修（同一次手术中取出感染的关节假体并植入新的假体）；④二期翻修（首次手术取出所有异物，彻底清创，经过一定间隔时间后，第二次手术再植入新的假体）；⑤关节切除的成形手术；⑥关节融合手术；⑦截肢手术。

医生必须严格把握指征，根据具体情况选择最为合适的治疗方案十分重要，因为它直接关系到预后，若首次治疗失败后再进行二次治疗时，瘢痕形成、抗生素耐药和持续骨丢失将极大影响治疗效果。

四、人工全膝关节置换术后感染的治疗方法

（一）单纯抗生素治疗

这种治疗方式只能压制细菌发展而无法彻底根除假体周围深部感染，其预后不佳，几项多中心研究表明其治愈率很低，最高仅 27%。因此单纯使用抗生素来治疗膝关节置换术后深部感染是不可取的。若患者全身情况可耐受，应当机立断行手术彻底清创，否则保守治疗只会导致感染的恶化。目前此方法仅适用于同时存在以下情况时：①患者自身情况无法耐受手术或拒绝手术治疗；②低毒性细菌感染；③病原菌对抗生素敏感；④长期口服抗生素治疗有良好的耐受性，对人体毒副作用小；⑤假体无松动；⑥体内其他部位无关节假体存在。

（二）清创及滑膜切除保留关节假体（更换衬垫）

清创保留假体是指术中清创去除血肿、彻底清除感染病变的组织、切除滑膜，更换衬垫，大量脉冲冲洗但保留假体，术后敏感广谱抗生素应用至少 3 个月（静脉 2~4 周后改为口服）。临床症状出现的时间是采取清创而保留假体或是假体取出术的指导依据。多数临床研究证明清创术要在出现症状后 4 周内及早进行，一些临床证据表明也许在 2 周内进行清创术更好，而 Costerton 从微观生物膜角度为此提供了理论依据。他认为细菌生物膜形成是假体周围感染难以治愈的根本原因。细菌污染后在假体材料表面一般 3 周左右即定植形成不可逆的生物膜，而抗生素只能杀死浮游细菌，对于黏附在生物膜上的细菌难以奏效，此时除了去除假体，没有其他办法可以消除慢性感染反复发作。因此，及时地采取清创术是成功治疗全膝关节置换术后早期深部感染或急性血源性感染的关键，而另一方面它也说明清创保留假体的方法并不适用于治疗晚期、慢性感染。

虽然目前临床上存在关节镜下清理和切开清创两种方法，但多数医师选择切开清创，其有效性已被文献广泛证实，而关节镜下清理无法做到对聚乙烯衬垫和假体界面之间部分的彻底清创，有研究表明其有效性相比切开清创明显下降，失败率达 68%，它仅适用于身体状况不稳定，出血倾向或有明确感染病因并在 72 小时内的患者，例如 72 小时内有拔牙史。

切开清创保留假体适应证：①感染症状、体征持续时间在 3 周以内的术后早期深部感染或急性血源性感染；②无假体松动或感染的影像学改变；③软组织条件尚好，无大量瘢痕及窦道形成；④病原体对药物敏感。

相对禁忌证：其他关节有人工关节置换手术史，有人工心脏瓣膜置换手术史的患者。为了避免感染累及这些假体，不建议保留假体。

技术要点：沿着原切口入路进入关节腔，首先去除聚乙烯垫片，彻底清除感染病变的组织，切除滑膜（作者采用高压消毒后的牙刷刷洗金属假体表面，这有利于去除黏附定植在假体表面形成生物膜的细菌）。黏膜碘浸泡后 5 分钟后使用高频脉冲生理盐水或敏感抗生素溶液冲洗关节腔。冲洗的量应不少于 5000ml。如果发现假体出现松动，周围有大块骨缺损，或软组织活力不够，则应当机立断取出假体，更换新的假体或二期更换假体。术后放置引流管时间尽量不超过 48 小时，不建议放置进出水管灌洗，以减少感染的机会。术后采用敏感抗生素静脉 2~4 周后改为口服 3 个月，一般口服抗生素是采用利福平（革兰

阳性球菌敏感）与喹诺酮类（革兰阴性杆菌敏感）联用。随访期间，监测患者的 X 线片、CRP 和 ESR。术后的康复锻炼同初次关节置换。

（三）一期翻修

一期翻修是指在同一次手术中取出感染的关节假体及所有异物，彻底清创，并再次植入新的假体。一期翻修的优点是只需一次手术、住院时间短、治疗费用较低、瘢痕少、术后关节功能恢复较好等，但是，与二期翻修不同，一期翻修并不是在感染控制稳定的情况下实施的，所以有不能彻底清除感染的隐患，其治疗效果存在争议，文献报道也结果不一，因此目前并未被广泛应用，仅在欧洲部分医院应用较多。作者自 2005 年开始采用一期翻修治疗晚期慢性人工全膝关节置换术后感染及部分延迟未及时处理的急性血源性感染，取得了令人满意的治疗结果，治愈率达 90% 以上。现将经验介绍如下：

1. 适应证与禁忌证　与二期翻修基本相同，但相同条件下如果患者不能耐受多次手术则更适于选择一期翻修，而对于患有自身免疫系统疾病或免疫能力低下的患者应慎重考虑，可视为一期翻修的相对禁忌证，必要时应选择二期翻修。

在翻修术前能准确培养鉴定出病原菌并使用广谱敏感的抗生素对提高一期翻修成功率至关重要。传统的细菌培养方法阳性率较低。目前我们采用的方法是提取培养液和组织前，停抗生素 2 周，术前抽取关节液和术中获得的关节腔液体、多处组织（3~5 处）一并送培养，用不同培养基同时进行需氧和厌氧培养，对 3~5 天内无菌生长的样本，可延长培养时间至 2 周。延长培养时间有标本被污染的可能，但一般 7~10 天内第一个培养出的细菌常就是致病菌。我院采用这种方法使培养阳性率提高，可达 95% 以上，从而更加有针对性的使用抗生素，这一点对降低感染复发率很重要。如果培养阴性则采用万古霉素加左氧氟沙星。

2. 一期翻修的手术步骤与要点

（1）体位：患者取仰卧位，患侧大腿近端预制止血带，常规不使用驱血带，患肢抬高、屈膝后止血带充气。

（2）手术入路及显露：皮肤切口沿用原来的手术切口入路进入，可适当延长（图 4-1-3），如果已经有 2 个以上的手术瘢痕，应尽量选择外侧的切口，因为膝关节内侧的表浅血供更丰富一些。切除原有皮肤切口瘢痕及窦道。

关节囊切口一般采用内侧髌旁切口，慢性感染后关节囊增厚明显，需要将增厚的部分关节囊削除，切除伸膝装置下方增生瘢痕组织，以便于翻转髌骨，显露膝关节。切勿强行翻转髌骨造成髌腱撕脱，否则将极大地影响术后膝关节功能，必要时可以在胫骨结节内侧髌韧带处钉一钉子，以防髌韧带撕脱。如果仍然显露困难，可以进行股四头肌肌腱的广泛松解如 V-Y 成形术、snip 技术、胫骨结节截骨等。

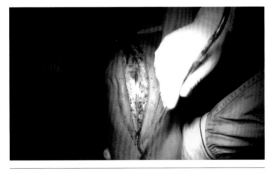

图 4-1-3　翻修术沿原来的手术切口入路进入，适当延长

（3）去除假体、清创：我们倾向于去除假体的顺序一般是聚乙烯垫片、股骨、胫骨。显露清楚后，应该仔细检查假体、骨水泥与骨的界面，即使术前 X 线片已经提示假体明显松动，也应该仔细地用相应的器械如骨刀、线锯、往复锯等将假体与骨水泥界面进行分离（图 4-1-4），这样可以避免骨量的过多丢失。在敲打股骨假体的时候要沿着股骨纵向敲击，避免股骨髁骨折。分离胫骨假体平台界面后，可用一斯氏针斜行钻入平台下方，将其敲击顶出，可避免骨折，最大限度保留骨质（图 4-1-5）。堵塞股骨、胫骨髓腔的骨水泥可以先不去除，等冲洗消毒后再去除，以免污染髓腔。

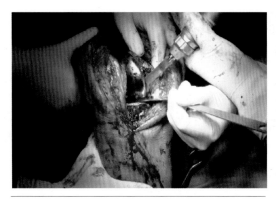
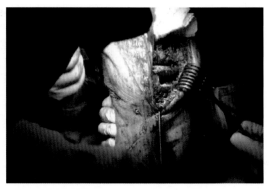

图 4-1-4　矢状锯对股骨假体骨水泥与假体界面进行分离

图 4-1-5　用斯氏针斜行钻入胫骨假体平台下方，将其敲击顶出

清创需要更为"激进"，完全清除坏死组织、滑膜、增生的炎性瘢痕组织，直至正常的肌肉、肌腱和前后关节囊（图 4-1-6）。要求去除所有骨水泥、缝线等异物材料，特别是在去除假体后注意再次对残余病灶，尤其是后关节囊等"死角"的清创（图 4-1-7）。其目的在于：①最大限度消除污染组织，以免为感染复发埋下"地雷"；②保证血中和骨水泥中抗生素能到达关节腔内的骨和软组织，以消灭残留的微生物；③切除增生和挛缩的组织，可最大限度恢复关节的功能。

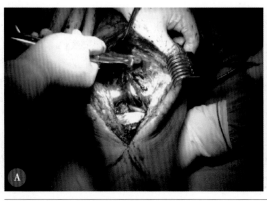
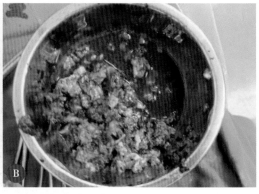

图 4-1-6　一期翻修清创更为"激进"

A. 完全清除坏死组织、滑膜、增生的炎性瘢痕组织，直至正常的肌肉、肌腱和前后关节囊；B. 去除的坏死组织、缝线等异物

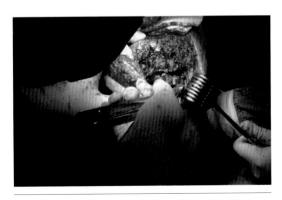

图 4-1-7 注意对后关节囊等"死角"的清创

（4）冲洗"消毒"：伤口大量生理盐水脉冲冲洗，再次仔细清除残留坏死组织及异物，黏膜碘、过氧化氢溶液分别浸泡 5 分钟后再次大量生理盐水脉冲冲洗干净（不少于3000ml）（图 4-1-8）。然后，伤口内填塞黏膜碘伏纱布，更换手术器械、手套，重新消毒铺单（图 4-1-9）。

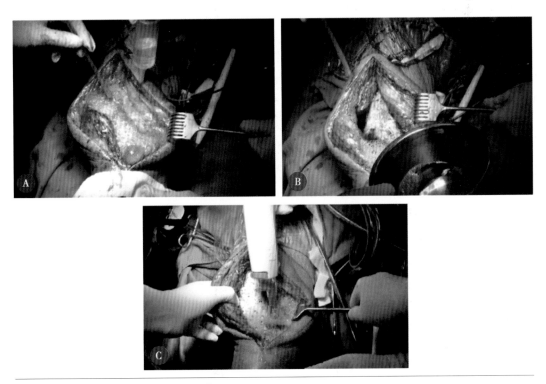

图 4-1-8 清创后对创面冲洗"消毒"
A.过氧化氢溶液浸泡；B.黏膜碘浸泡；C.大量生理盐水脉冲冲洗

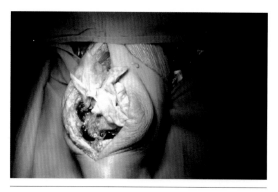

图 4-1-9 伤口内填塞黏膜碘伏纱布，更换手术器械、手套，重新消毒铺单

（5）植入新的假体：根据不同的情况选择合适的假体，除非骨缺损不严重且内外侧稳定性良好，一般需采用带延长柄髁限制型假体（图 4-1-10）。通过股骨以及胫骨的髓腔作为参照，恢复正常的下肢力线。正确处理骨缺损，保留健康的骨质，重建的关节线应该尽量接近其原来的解剖位置，骨缺损尽量用抗生素骨水泥填充而减少异体骨和金属垫块的使用，避免异物过多（图 4-1-11）。在固定假体前分别在胫骨、股骨髓腔内倒入 0.5g 敏感抗生素（一般是万古霉素粉剂）。关闭切口前大量生理盐水脉冲冲洗（不少于 3000ml）后，关节腔内撒入 1g 敏感抗生素（一般是万古霉素粉剂）。局部关节内直接应用敏感抗生素可大幅提高假体周围局部抗生素浓度，杀灭残余生物膜细菌，但选择局部应用的抗生素需具有细胞内杀菌作用、细胞毒性小、组织穿透性差、持续时间长的特点，例如万古霉素。放置引流管（术后夹闭 24 小时后打开）后关闭切口，加压包扎。

3. 一期翻修的术后处理

（1）术后抗生素的使用：静脉抗生素应根据药敏结果选择敏感抗生素静点，如培养阴性则采用万古霉素 + 左氧氟沙星，可覆盖绝大多数相关病原菌，研究显示同时对这两种抗生素耐药极其罕见。静脉抗生素一般应用 2 周左右，这是因为一般术后 2~3 周 CRP 多降至正常或接近正常范围，ESR 也明显下降，我们的研究显示没有证据支持静脉抗生素需用到 6 周，静脉停药后仍需继续口服敏感抗生素或广谱抗生素 2~3 个月。口服抗生素一般选择利福平与左氧氟沙星联用，抗生素使用时间长短根据 CRP、ESR 是否正常决定。术后膝

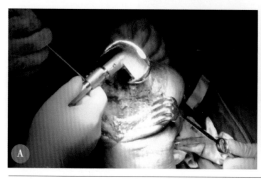
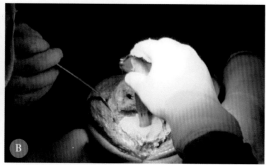

图 4-1-10 采用带延长柄髁限制型假体

A. 安放股骨假体；B. 安放胫骨假体

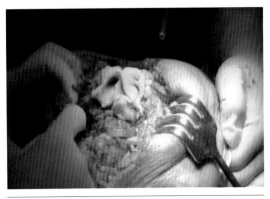

图 4-1-11　骨缺损用抗生素骨水泥填充，克氏针起支撑加强作用

关节腔内局部穿刺注射敏感广谱抗生素（通常为万古霉素，0.5g 溶于 10ml 生理盐水），隔天一次，共 5~7 次（图 4-1-12）。穿刺前需先抽出关节腔内积液（可做生化及培养）。对于真菌感染，文献报道较难治愈。我们共治疗 8 例真菌感染（其中 1 例混合感染），术后尝试应用全身抗生素 + 局部关节腔注射以提高局部药物浓度，短期随访感染有 1 例复发，然而由于例数太少，其治疗方法和效果有待进一步验证和总结。

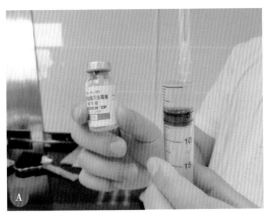
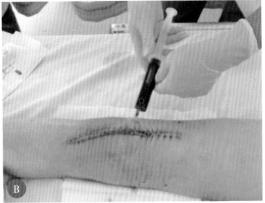
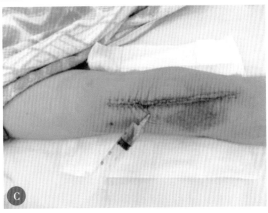

图 4-1-12　膝关节腔内局部穿刺注射敏感广谱抗生素

A. 万古霉素，0.5g 溶于 10ml 生理盐水；B. 穿刺前需先抽出关节腔内积液；C. 注入万古霉素溶液

（2）术后康复锻炼：术后一周主要是患侧下肢肌肉的等长收缩锻炼，CPM 机活动膝关节，1 周后逐步主动开始膝关节屈伸锻炼。

（3）术后随访：CRP 和 ESR 是判定治疗效果和预后的重要参数，出院后 2 周、6 周、3 个月、6 个月，1 年随访，复查患者的 X 线片、CRP、ESR 和血常规。1 年后，每年随访 1 次（图 4-1-13）。

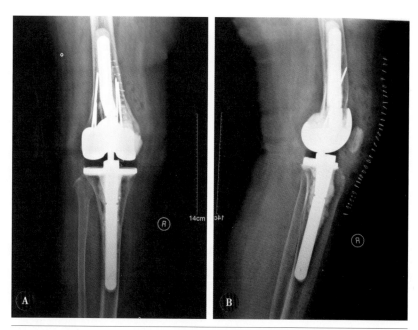

图 4-1-13　一期翻修术后膝关节正位及侧位 X 线片

A. 膝关节正位 X 线片；B. 膝关节侧位 X 线片

（四）二期翻修

二期翻修是指首次手术取出所有异物，彻底清创，经过一定间隔时间后，第二次手术植入新的假体。是目前推崇和应用最广泛的方法，被认为是治疗晚期慢性人工全膝关节置换术后感染的金标准。二期翻修治愈率较高，文献随访报道可达到 90%。缺点是需取出关节做关节成形，手术难度加大，治疗时间长，费用上升，若间隔时间较长还会造成软组织挛缩，骨丢失，术后功能恢复欠佳。简而言之，二期翻修手术步骤以及技术同一期翻修一样，只是两次手术间隔的时间不同。

1. **适应证**　①晚期慢性人工全膝关节置换术后感染，周围软组织条件可，伸膝装置未受损；②未及时处理的术后早期深部或急性血源性感染（超过 4 周）；③病原体对药物敏感；④医疗条件能满足需要；⑤能耐受多次手术。

2. **禁忌证**　①持续或反复的顽固性膝关节感染；②广泛的膝关节周围软组织及伸膝装置受损，膝关节翻修已经不可能恢复功能。

3. **标准的二期翻修手术步骤**　①取出假体、骨水泥，彻底清创；②使用含抗生素骨水泥间隔垫（spacer）；③4~6 周非胃肠道使用敏感抗生素；④植入新的人工假体。

放置间隔垫是近 20 年来二期翻修手术改进的主要特点。20 世纪 90 年代前，二期翻修手术的主要问题是两次手术间隔造成广泛瘢痕形成，软组织挛缩，膝关节疼痛、活动受限和不稳，造成翻修手术时显露及假体植入困难，术后功能差。为克服这些缺点，改善术后关节的功能，1987 年由 Borden 和 Gearen 首次在二期翻修术中使用静态型关节间隔物，由骨水泥做成（Block/Static Spacer），其优点在于维持了肢体的长度和关节周围组织张力，然而使用 Block Spacer 仍未完全解决上述问题，而且 Block Spacer 容易脱位导致严重骨缺损等问题。于是活动型关节间隔物（Mobile/Articulating Spacer）应运而生。目前的设计特点为小金属滑槽和胫骨聚乙烯以防止关节活动时骨水泥相互接触产生磨屑，这种使用含有抗生素的骨水泥假体简称为 PROSTALAC（prosthesis of antibiotic-loaded acrylic cement）。活动型关节间隔物在改善术后活动度方面，有明显效果。无论使用何种 Spacer 技术，都应用含抗生素的骨水泥固定，这能大大提高关节内抗生素浓度，增加感染的根除率。

目前对于手术时机的选择即二期翻修手术时间及抗生素的使用时间还存在争议。两次手术间隔时间过短感染可能未被完全控制，间隔时间过长虽可降低感染复发危险，但却使治疗时间延长，增加患者痛苦和治疗费用，术后功能恢复也不理想。一般认为清创取出假体后静脉应用 6 周抗生素后再二期翻修可以获得满意疗效。翻修术前复查 CRP 和 ESR，一般 CRP 术后 3 周就应恢复正常，ESR 恢复正常较慢，但一般 4~6 周多降至正常，至少应较术前改善。如持续升高，表明感染仍存在，需要继续抗生素治疗而不能植入假体。单纯关节穿刺抽吸细菌培养阴性不能作为判断感染控制的指标，因为应用抗生素治疗后即使感染存在也很少培养阳性。植入新假体时应再次培养，供术后抗生素治疗参考。可在术中进行冷冻切片检查，如果每高倍视野下白细胞超过 10 个则提示有感染存在。另外，翻修时应再次彻底清创，这对预防感染复发非常重要。

4. 二期翻修的手术步骤与要点

（1）完成清创同时（同一期翻修），再取多份软组织标本进行细菌培养。

（2）常规使用含庆大霉素或妥布霉素的骨水泥，并每 40g 骨水泥中加入 1~2g 万古霉素混合后制作骨水泥间置器（图 4-1-14）放置于关节间隙内；缝合切口。

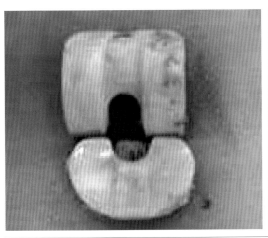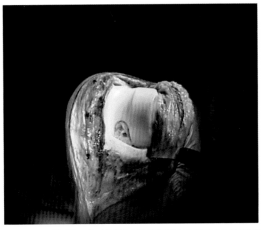

图 4-1-14　混入抗生素的骨水泥型间置器在一期清创后的使用

（3）术后给予静脉注射抗生素治疗，一般根据细菌培养结果使用敏感抗生素，若未检出病原菌，则目前推荐使用万古霉素 0.5g，每天 2 次，联合左氧氟沙星 + 利福平；待细菌培养（包括常规进行富集培养）及药敏结果调整抗生素。

（4）抗生素治疗共持续 6 周，其中包括至少 10~14 天静脉注射用药，然后口服敏感抗生素或者使用左氧氟沙星 + 利福平 4 周；二期手术前停药至少 4 周时间。

（5）第二阶段治疗：再次化验炎症指标，如 ESR、CRP 等均正常，患膝局部无红肿、窦道，皮肤愈合良好，体征上均未见可疑感染征象，准备行二期手术，仍采用原手术入路，患者经过 6 周的过渡期，膝关节的活动受限，术中根据需要对股四头肌腱进行松解，松解方式有股四头肌腱近端斜行切断，股四头肌的 V-Y 成形术，胫骨结节截骨术，股四头肌翻折术等（图 4-1-15）。

小心取出骨水泥间置器，避免骨折及减少因间置器黏附的骨量丢失，取出方法同第一次取出假体相同，但应更为容易，需要注意的是对骨量的保护（图 4-1-16）。再次取组织标本进行细菌培养及药敏检查，并再次彻底清创，尤其注意清除关节内骨水泥碎片；根据骨缺损的情况适当选用植骨或者金属垫块。

如果存在侧副韧带或者腘肌腱的损伤，应给予修补或重建。

放置引流管（术后夹闭 24 小时后打开）后关闭切口，使用宽且厚的纱布加压包扎。

（6）术后处理：给予万古霉素 0.5g，每天 2 次，静脉注射治疗，或者根据药敏结果调整用药，直至细菌培养结果明确为阴性；

（五）关节融合手术

关节融合手术是作为全膝关节置换失败后的补救措施，它能有效去除感染、减轻疼痛、并提供稳定的膝关节。传统观念认为关节融合术是治疗全膝感染的金标准，认为它是全膝关节置换术后晚期感染出现严重症状和功能障碍时的首选方法。虽然融合后膝关节活动的丧失，限制了患者坐、洗脚、穿鞋袜等日常活动，但有研究显示，关节融合和二期翻修术从 Oxford 评分上来看，效果无显著差异，而且其疼痛的发生率也较低。

膝关节融合术基本指征是不可挽回的膝关节置换失败，即持续或反复膝关节感染的同时广泛的软组织和骨缺损，膝关节翻修已经不可能解决问题。

膝关节融合术方法包括使用外固定装置加压固定方法及使用髓内钉或接骨板内固定方法。困难在于有可能残留感染灶、骨丢失、造成不融合和肢体短缩。①采用外固定固定融合的优点是可避开潜在的感染灶，不残留内植物，但主要缺点是不易达到稳定坚强固定，尤其是有严重骨缺损或骨质疏松的患者易造成不融合；②髓内钉固定优点在于术后稳定性好，患者可立即负重，术后康复快，是目前膝关节融合术中最常用的方法，但作者并不提倡使用髓内钉，这是因为关节融合术并不能保证能根除感染。使用髓内钉有可能将潜在的病菌带向远端髓腔，使感染扩散、迁延不愈。作者有一例全膝关节置换感染失败后行关节融合手术使用髓内钉固定的病例，造成胫骨慢性骨髓炎，最终不得不截肢。③接骨板内固定的效果优于外固定，目前主张双接骨板加压进行膝关节固定融合，接骨板置于膝关节的内外侧。多数病例可通过一次彻底清创后进行固定融合，但对于感

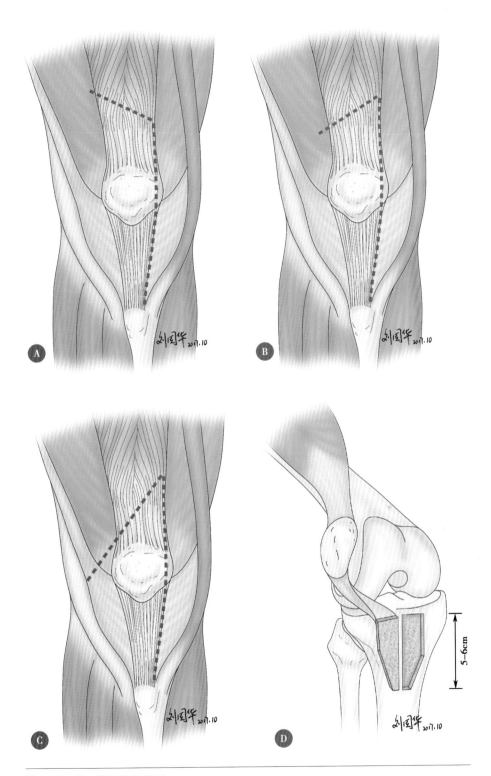

图 4-1-15　股四头肌成形

A、B.股四头肌肌腱近端斜行切断术；C.股四头肌 V-Y 成形术；D.胫骨结节截骨、股四头肌翻折术

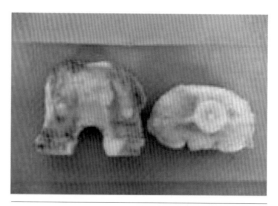

图 4-1-16　取出的骨水泥型间置器，注意保留骨量

染较重伴有广泛软组织坏死的患者可在固定前多次清创，完全控制感染后再二期固定，因为感染会降低融合术融合成功率，Knutson 等报道其成功率仅为 19%。铰链膝或有髓内柄的假体周围感染常常合并明显的骨缺损，这样的患者融合术后更易出现不愈合，应考虑在融合部位植骨以提高融合成功率和尽可能减少下肢长度的丢失。

（六）关节切除成形术

关节切除成形术能有效根除感染而保存了患者的肢体，而且手术操作简单，创伤小，但其主要缺点是术后膝关节不稳伴疼痛，行走功能受限。因此关节切除成形术适应证是：对关节功能要求不高、多关节受累、无法耐受其他手术的患者，如严重多关节类风湿关节炎患者、生活无法自理的老年患者。关节切除成形术与关节融合术不同，它不受骨和软组织缺损的影响，但术后必须佩戴支具或管形石膏制动，至少 6 周，以减轻疼痛、保护关节。

（七）关节截肢术

截肢术是经过尝试各种外科手段均无法根除感染，或合并威胁生命的败血症，患者在不得已的情况下采用的最后的补救措施。大约有不到 5% 的感染患者最终需要接受关节截肢术。尽管截肢术治疗最彻底，但对患者心理和生理都是一个严重打击，必须慎重考虑。截肢的平面应该兼顾给予患者最大功能保留的同时能完全根除感染。

五、总结

消除感染、解除疼痛、最大限度恢复患肢功能是治疗人工关节感染的基本目的。根据已有的被证实有效的治疗准则（如下）选择正确的治疗方法对患者和医师都非常重要，抱有侥幸心理而过于保守将无法根治感染，达不到预期效果甚至导致感染恶化，而过于激进的治疗会产生高额的手术费用，增加手术创伤，也会增加患者经济上和心理上的负担。

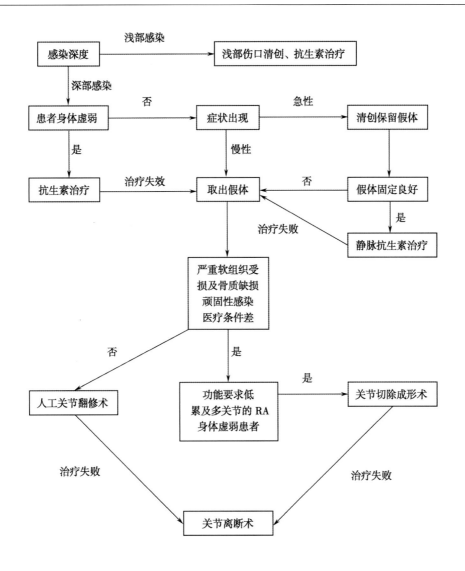

（曹　力　任姜栋　汪　洋）

第二节　膝关节置换术后胫股关节不稳定

胫股关节不稳定指胫股关节之间出现过度的反常的运动。这种不稳定可以在全膝置换术后即刻、数月内，也可以在数年后发生。胫股关节不稳定是全膝置换术后的最重要的失败机制之一。近年来，与既往比较，聚乙烯磨损相关的失败模式比重在减少，胫骨股关节不稳定在膝关节置换术后失败原因中的比重有所上升。Fehring 等的研究表明：约 27% 的因术后早期失败而施行的翻修膝关节术为胫股关节不稳定而施行。

诸多原因都可以导致 TKA 术后胫股关节不稳定，其中比较常见的是：膝关节周围软组织功能不全、伸屈间隙不平衡、假体尺寸或方位安置不当、假体松动、骨缺损、广泛或多发软组织松弛、下肢力线异常、神经肌肉病等。

导致胫股关节不稳定的病因学决定了相应的治疗方式，也是最终疗效的重要决定因素。单纯的膝关节周围韧带紧缩或重建以恢复胫股关节稳定性的努力多为徒劳之举，TKA术后胫股关节不稳定的治疗也并非依赖限制性的假体，而在于导致不稳定原因的确立及针对性地予以纠正。

为达上述目的，医者必须详细询问病史以倾听患者的主观感受；认真体格检查以印证不稳定的机械症状；在病史和查体的基础上结合影像和必要的实验室检查以明确导致不稳定的病因；从而制订与实施完善的手术方案，逐一针对性地纠正导致不稳定的病因。

一、如何理解 TKA 术后胫股关节不稳定

软组织平衡是认识膝关节不稳定的常见切入点。一种比较简单实用的理解是把所有胫股关节不稳定都看成是软组织不平衡的结果。软组织不平衡既可以是膝关节内外软组织（主要是侧副韧带）不平衡造成的内外侧间隙不对称（gap asymmety）；也可是伸直间隙与屈曲间隙不对等（gap inequality）。前者常导致冠状面上的不稳定，而后者常造成矢状面上的不稳定。

侧副韧带功能不全、松解不足或过度松解当然可以导致内外侧间隙不对称，假体的偏心性磨损、假体松动移位、下肢力线异常等也可以导致内外侧间隙不对称。

迟发的后交叉韧带断裂、聚乙烯磨损、股骨假体过小、胫骨上端切骨后倾过大、关节间隙上移等则是导致伸屈曲间隙不对等的原因。

从下肢轴线看胫股关节不稳定是非常独特也十分有趣的视角，这种对胫股关节不稳定的理解是以下肢轴线为切入点的。一般认为，功能正常的膝关节在某一特定的角度，无论在冠状面还是矢状面上，下肢只有一个轴线。而不稳定发生后，在一定范围内，膝关节可以内外摆动，或者胫股关节的接触点在矢状面上可以前后滑动，因而，在膝关节屈伸的某一特定角度，下肢出现了一个以上的轴线，甚至可以认为这个轴线是无穷多的。

这种视角的独特之处是把应力、步态、乃至于时间和膝关节的运动学放在一个空间里综合思考。关节不稳定意味着胫股关节之间可以出现特定的反常运动，这种反常运动制造了无数不同的轴线（尽管这些轴线仍在一定范围内）。

从另一个视角看，不同的轴线带来不同的步态，不同的轴线和步态带来膝关节关节面及软组织内不同的应力分布，这种应力的模式多是异常的、非生理的，随着时间的推移必将带来软组织的进一步松弛失效和关节面的严重磨损，从而胫股关节不稳定自然会更行加重。

运动学形状很自然是观察与理解膝关节不稳定的另一视角。功能良好的膝关节在活动度与稳定性之间获得良好的平衡，其运动学形状是稳定和可重复的。胫股关节不稳定后，胫股关节之间出现反常运动，比如：膝关节屈曲位不稳定时，股骨髁常在胫骨平台上反常前移。这对理解为何屈曲位不稳定时会出现膝前痛（股骨前移向前推移髌骨及髌旁组织，胫股关节接触点前移，伸膝装置力臂减小）等临床表现有极大帮助。

从运动学的角度看胫股关节不稳定，对理解中度屈曲位不稳定也大有裨益。中度屈曲位不稳定当然仍有软组织不平衡导致，但这种不平衡大多在膝关节伸直位和屈曲90°位并不呈现，而是在膝关节负重运动的过程中出现，静止孤立地看待软组织平衡，很难深入理解中度屈曲位不稳定。

以上概述了理解 TKA 术后胫股关节不稳定的不同切入点，笔者必须强调，上述的观点不是孤立的也非静止的。比如：有些软组织不平衡在术中也已造成，它们是胫股关节不稳定的根本原因；但有些情况下软组织不平衡自身也是结果，下肢力线异常、假体松动、聚乙烯磨损等可以造成软组织松弛，从而出现软组织不平衡。

又比如：神经肌肉病常迫使患者采用特定的步态代偿伸膝装置无力，从而制造出一种新的动态的下肢力线（dynamic alignment），在时间的作用下出现软组织不平衡，从临床表现看即出现了胫股关节不稳定。

读者借助上述三个视角理解膝关节不稳定，实际就是要借力线、步态、反常运动这些可见可测的东西，结合用思想的眼睛观察应力、时间这些不可见且难以计量的东西，综合理解膝关节不稳定。不仅如此，更要与错动感、膝关节反复肿胀、膝关节周围特定结构出现疼痛等临床表现联系起来，融会贯通，深入描摹理解膝关节不稳定。这是正确诊断治疗 TKA 术后胫股关节不稳定的基础。

二、胫股关节不稳定的分型

一般按不稳定最明显时膝关节屈曲的体位把 TKA 术后胫股关节不稳定分为 4 型：①伸直位不稳定；②屈曲位不稳定；③膝关节反屈；④多向不稳定。

也有依据主要反常运动发生的平面对胫股关节不稳定进行分型：①冠状位不稳定；②屈曲位不稳定；③膝关节反屈；④多平面不稳定。

不难发现上述两个分型之间是有对应关系的，伸直位不稳定多发生于冠状面，屈曲位不稳定则多发生于矢状面。但须注意，事实上鲜有一种不稳定仅发生于一个平面，但抓住主要矛盾有利于理解不稳定的发生发展机制。

（一）伸直位不稳定

伸直位不稳定分为两种类型，对称性伸直位不稳定与不对称性伸直位不稳定。对称性伸直位不稳定较少见，常见原因是股骨远端切骨量过大导致伸直间隙大于屈曲间隙。非对称性伸直位不稳定更为常见。常见于术中未能平衡内外侧软组织，或未能正确重建下肢力线从而导致畸形顶点侧软组织松弛。对对称性伸直位不稳定，主要处理是垫高股骨远端使股骨假体下移，而紧张伸直间隙。

非对称性伸直位不稳定治疗的关键是矫正导致不稳定的原因。基本手段仍是矫正下肢力线；平衡内外侧软组织（主要是松解挛缩紧张的一侧）；视最终软组织平衡情况使用相应限制性的假体（见第二章）。

（二）屈曲位不稳定

屈曲位不稳定的基本机制是屈曲间隙大于伸直间隙。股骨假体偏小、胫骨后倾过大、后内侧聚乙烯磨损、后交叉韧带断裂等众多因素都可以导致屈曲间隙过大，从而导致屈曲位不稳定。屈曲位不稳定的处理，尤其是要抵制单纯更换聚乙烯垫片的诱惑。一般情况下，单纯更换聚乙烯垫片并不能改观伸 - 屈间隙不平衡，反而有可能导致屈曲畸形，因此单纯更换聚乙烯垫片仅适用于特定的病例，如聚乙烯垫片内后侧磨损。

须注意的是：股骨假体的内旋在屈曲位不稳定的成因中扮演着重要角色。虽然股骨假体的内旋有可能带来屈曲间隙内侧减小，但不对称（外侧增大）的屈曲间隙仍有可能带来症状明显的屈曲位不稳定。

膝关节的外侧在屈曲位时也有一定程度的自然松弛。膝关节内侧稳定结构具有一定不对称性，宽阔肥厚的内侧副韧带（medial collateral ligament，MCL）在膝关节屈曲位是更重要的稳定结构的作用。

股骨假体内旋增加了股骨内侧后髁切骨量，使 MCL 起止点在屈曲位更接近（也可理解为内侧屈曲间隙过大），导致 MCL 松弛无法提供前后方向上的稳定性，出现屈曲位不稳定的症状。

因此，对于屈曲位不稳定的 TKA 做 CT 检查明确股骨假体的旋转方位是必不可少的步骤。

（三）中度屈曲位不稳定

中度屈曲位不稳定的成因仍不十分明了，一般认为与假体设计和术后关节间隙抬高有关。

股骨假体的屈率如渐变过快，或矢状位上胫股关节型合度不合理，可导致 MCL 前直束在中度屈曲位时松弛，进而出现屈曲位不稳定。

导致中度屈曲位不稳定的更常见原因是关节间隙上伸。为矫正屈曲畸形等原因增加股骨远端切骨量，后侧副韧带起止点距离减小而松弛，但膝关节伸直位后关节囊紧张，是以提供内外翻稳定性。但这种稳定性随着膝关节屈曲后关节囊的松弛就消失了，膝关节屈曲 90° 时，股骨后髁高度是以维持侧副韧带张力和膝关节稳定性，因而对于这样的 TKA，在伸直及屈曲位都是稳定的，不稳定出现于膝关节屈曲位，因而也属中度屈曲位不稳定。

（四）膝反屈

膝反屈是一种常见于类风湿关节炎、神经性关节炎病、小儿麻痹症后遗症的一种严重膝关节不稳定。也有一部分膝关节反屈是医源性，即手术时，股骨远端过度切骨，或后方软组织过度松解导致伸直间隙过大。

重建时，应竭力避免膝关节过伸，使力线在矢状面上通过膝关节前中 1/3 之前方。随时间推移膝关节的过伸将不可避免地导致后关节囊等后方稳定结构松弛，使膝反屈加重，膝关节愈发不稳定。

股四头肌瘫痪也是导致膝反屈的常见原因，为稳定膝关节常需使用旋转铰链型假体。

（五）多向不稳定

顾名思义，多向不稳定指膝关节在一个以上方向上出现不稳定，常是广泛软组织松弛，严重伸屈间隙不平衡，或伸膝装置功能连续性受损的结果。针对多向不稳定的外科处理常需调高假体限制性的等级。

三、不稳定膝关节的评估

系统充分的术前评估显然是取得翻修术满意疗效的关键步骤。排除感染后，应自病史和体格检查着手抽丝剥茧，理清导致不稳定的原因，并在病因与临床表现之间建立对应的逻辑关系。

放射学评估可以提供包括下肢力线、假体大小方位、是否合并有磨损和松动等大量重要信息，从而印证上述的病因与临床表现间的逻辑关系。

须知，理想的活动度与稳定的胫股关节运动学形状，来自于精准的假体安置与软组织平衡。对于翻修术而言，解剖标志的模糊或缺损、膝关节周围软组织完整性受累与功能不全、骨缺损等本身就容易导致翻修术后膝关节不稳定。

术者须针对原因，依据膝关节重建的原则，逐一纠正导致膝关节不稳定的因素。一般步骤通常是重建下肢力线和关节间隙高度，尽可能平衡内外侧软组织与伸屈间隙，依据软组织平衡状况选择相应限制性程度的假体以代偿软组织不平衡，从而重建胫股关节稳定性。

（一）询问病史

不稳定既是症状又是诊断，不稳定可以表现为胫股关节脱位也可以是亚临床的，仅在上下楼梯时出现力弱、错动感或长距离行走后出现关节肿胀或肌腱止点的疼痛。

询问病史时须着重询问：术前是否合并有显著的畸形，尤其是关节外畸形？术后早期即有不稳定感还是随时间推移出现的新发症状？膝关节内外方向上的"晃动"是否无痛？膝关节内是否合并有异响？

既往的病史及手术记录常能提示有价值的信息。迟发的 CR 型膝关节不稳定须考虑PCL 迟发断裂的可能性。

（二）物理检查

内外翻应力试验是必需的检查，但对内外翻应力试验阳性的判断颇为主观，须结合患者步态综合分析病史、步态，物理检查总体可确定胫股关节不稳定的诊断。

不要过于轻率地把内外翻、不稳定归结于韧带功能异常。假体松动及骨缺损常可表现为显著的内外翻方向不稳定。

聚乙烯磨损、假体松动、骨缺损可以在侧副韧带完好的情况下，表现出显著的内外翻应力试验阳性。假体周围感染也可以是导致胫股关节不稳定的原因之一。因此排除或明确感染对不稳定的处理尤为必要。

Posterior sag 征（图 4-2-1）阳性（屈曲 90° 位时胫骨近端在重力作用下后移）常提示屈曲位不稳定。屈曲位不稳定的检查当然可以做前后抽屉试验，但更有价值的检查是让患者坐于检查床一侧一手向上托升股骨，另一手握踝关节上下推拉胫骨，感受屈曲间隙张合的幅度。也可嘱患者主动伸直膝关节。在屈曲位不稳定的患者，常可看到在膝关节自屈曲 90° 位起始伸直时，胫骨先被提升向上，而后出现膝关节伸直动作。

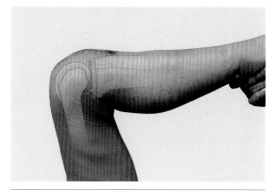

图 4-2-1　Posterior sag 征

屈曲畸形、膝反屈、四头肌肌力减退通过物理检查即可明确。应特别注意检查伸膝装置的连续性及四头肌肌力，伸膝迟滞或伸膝装置断裂可很好解释患者为何"打软腿"。

需要特别注意的是：部分膝关节不稳定，尤其是合并有疼痛的不稳定，会由于膝关节周围肌肉紧张而很难检出。必要时，在麻醉状态下进行内外翻应力试验，及前后向的抽屉试验对确立膝关节置换术后胫股关节不稳定有很大帮助。

（三）放射学检查

放射学检查应关注下肢力线（负重位下肢全长像常提供有用的信息）、假体大小及方位（尤其是旋转方位）。同时还应关注假体磨损、松动、折断等征象。上述原因常可使膝关节表现出明显的不稳定，但这种不稳定完全有别于韧带功能不全导致的不稳定。

侧位像上，应注意评估胫骨假体的后倾角度。胫股关节接触点有无反常，尤其要警惕有无潜在的膝关节反屈。

CT扫描有助于确定股骨或胫骨假体的旋转方位。

在膝关节不同角度的应力位摄片，对确诊胫股关节不稳定也具有重大意义。

四、置换术后胫股关节不稳定的治疗

尽管多数情况下，翻修术时，都会提高假体的限制性等级。膝关节置换术后胫股关节不稳定的治疗是针对性地消除导致不稳定的病因，而非仅仅提高假体的限制性。

为获得满意疗效，针对胫股关节不稳定施行的翻修术，更须遵循和贯彻膝关节翻修术的基本原则：重建下肢力线，纠正假体所有旋转方位不当，处理骨缺损，重建关节线高度，平衡伸屈间隙及膝关节周围软组织。术者还需熟练掌握不同限制性假体的使用。

依据病史、体格检查、放射学检查，膝关节不稳定可被归纳为伸直位不稳定、屈曲位不稳定、中度屈曲位不稳定以及多向不稳定。但上述检查和思维的过程不应仅限于确立胫股关节不稳定的诊断和分型，更重要的是明确导致全膝置换术后，胫股关节不稳定的具体原因，以方便术中逐一矫正。

常见的胫股关节不稳定的病因大致分为六类：

①屈伸间隙不平衡；②假体方位安置不当；③韧带功能失效；④伸膝装置功能不全；⑤假体松动；⑥广泛多向不稳定（常见原因有：慢性滑膜炎，复发性血肿，严重聚乙烯磨损等）。

胫骨关节不稳定的保守治疗包括：加强股四头肌锻炼，使用行走支具等，但多数情况下，症状明显的不稳定都需手术治疗。

手术治疗，一般包括单纯更换聚乙烯垫片和彻底翻修。合并有假体位置不当、严重软组织不平衡及假体松动者均需接受翻修术。

不稳定既是诊断也是症状和体征。既往按不稳定方向的分型常不能很好提示病因和正确指导治疗方案。常常有一个以上的因素导致全膝置换术后不稳定，而且这些因素可以相互协同加速不稳定的进程和加重不稳定的程度。

一般情况下，相对于彻底的翻修术，单纯更换聚乙烯垫片疗效更不确切。但对于一些特定的病例，单纯更换聚乙烯垫片，仍是可取的手段。这些病例包括：CR膝关节迟发型PCL断裂，可以将原有的CR垫片更换成深盘型限制性更高的垫片。

重建下肢力线和平衡膝关节周围软组织是翻修术的重要步骤，提升假体的限制性可以作为软组织不平衡的补充或为软组织平衡或重建术后提供良好的力学环境。需要指出的是：膝关节翻修术的软组织平衡，更多地依赖关节间隙的重建、假体大小的选择和假体方位的安置（包括：前后向，假体的旋转方位等），而关节间隙的重建和假体方位的正确安置又依赖于精准高效地处理骨缺损和建立假体固定的稳定性（具体外科技术见其他章节）。

（周一新）

第三节　僵直膝的处理

膝关节僵直是人工膝关节置换后的并发症之一，由于没有统一的定义，文献报道膝关节置换术后僵直的发生率在 1.3%~11.0%。同时膝关节置换术后僵直会导致患者膝关节不同程度的疼痛和功能障碍。Rowe 等的研究提示人体在行走过程中，膝关节屈曲需要达到 67°，在下楼梯的过程中需要膝关节屈曲 90° ~100°，而从坐位到站立位的过程中需要屈曲 120°。临床研究提示人工膝关节置换术后如果屈曲不能达到 90° 和术后不满意呈正相关性。

一、膝关节置换术后僵直的定义

对于膝关节置换术后僵直的定义目前没有统一的标准。Nicholls 和 Dorr 认为膝关节置换术后残留屈曲畸形 > 20° 或者膝关节活动度（range of motion，ROM） < 45° 即可诊断为僵直，但是这种方法并没有很好的表述膝关节不能屈曲的情况。Scranton 则将膝关节术后僵直定义为屈曲 < 85°，Christensen 等则定义为屈曲 < 70°，但此两者定义均没有考虑膝关节伸直受限的情况。Kim 等认为膝关节置换术后伸直受限 ≥ 15° 和（或）屈曲 < 75° 均应该定义为僵直。

二、膝关节置换术后僵直的原因

很多原因可以引起膝关节置换术后僵直。这些原因可以主要分为患者因素和手术操作因素。其中患者的因素包括术前活动度、术前疾病的诊断、生活习惯和对术后康复的依从性。膝关节置换术前如果患者存在膝关节僵直，会同时合并伸膝装置和关节囊紧张。尽管在膝关节置换手术过程中可以对这些组织进行相应的松解，但是软组织的顺应性仍然较差并且术后容易发生组织纤维化，从而造成术后僵直。术前诊断为类风湿关节炎，强直性脊柱炎以及创伤性关节炎的患者接受人工膝关节置换术以后也更容易出现膝关节僵直。在膝关节置换术后如果不能很好地配合康复锻炼也会造成术后僵直，此外肥胖的患者，由于膝关节后方软组织阻挡，也可能造成术后活动度减少。

手术操作误差也是造成膝关节术后僵直的重要原因之一，其中包括髌股关节增厚、屈曲伸直间隙不相等、软组织不平衡、假体位置不良、假体偏大、关节线抬高和伸膝装置紧张等。股骨前方截骨量少、髌骨截骨不足都会导致髌股关节增厚从而使伸膝装置紧张，这些都会造成膝关节术后屈曲受限。屈曲间隙与伸直间隙不匹配时会对膝关节屈伸活动造成很大影响。当屈曲间隙小于伸直间隙时，容易造成屈曲时紧张从而导致屈曲活动受限，反之，当伸直间隙小于屈曲间隙时，容易造成伸直时紧张从而导致伸直活动受限。术中内外侧软组织的不平衡会造成膝关节功能锻炼困难；采用后交叉保留型的假体如果后交叉韧带过度紧张会导致屈曲活动受限，而过度松弛可能导致膝关节屈曲时股骨向前反常运动；而术后关节线的抬高会造成髌骨低位，这些都有可能导致膝关节屈曲受限。

此外膝关节置换术后如果发生假体周围骨折，术后伤口愈合不佳，关节内血肿都需要膝关节制动，这些也都会造成膝关节置换术后僵直。

三、膝关节置换术后僵直的术前评估

处理任何一个膝关节置换术后的患者都需要仔细进行术前评估，首先是询问患者的病史，包括患者术后康复的过程，是否有并发症的存在，甚至需要注意患者的心理状态。Lavernia 等的研究显示心理问题与膝关节置换术后软组织纤维化存在相关性并且可能增加术后推拿的几率。

术前查体对于评估膝关节置换术后僵直也是必不可少的步骤。如果患者膝关节伸直位稳定，屈曲时紧张，或者反之，则提示伸直屈曲间隙不平衡。患者伸直膝关节时，检查者可以检查髌骨活动度，如果髌骨活动度不佳则提示膝关节纤维化。如果髌骨活动度良好而膝关节僵直则一般是软组织平衡问题而不是膝关节纤维化。

影像学检查也可以为术前判断膝关节僵直的原因提供相应信息。通过 X 线片可以判断胫骨后倾程度以及关节线的位置。关节线的抬高通常意味着胫骨平台偏厚导致屈曲伸直间隙均过度紧张。术后胫骨平台后倾比术前减小往往引起膝关节屈曲时紧张，尤其在后交叉韧带保留型膝关节中更容易发生。膝关节股骨假体与胫骨假体在横断面上旋转位置不匹配也会造成膝关节屈曲受限，然而通过 X 线片往往很难判断假体的旋转位置，这时需要 CT 来进行判断，Berger 等也建议采用 CT 来评估假体的旋转位置。

四、膝关节置换术后僵直的处理

（一）膝关节置换术后麻醉下手法推拿

膝关节置换术后麻醉下进行手法推拿（manipulation under anesthesia，MUA）是帮助改善膝关节活动度的有效方法之一。Yercan 等报道了一组 46 例人工膝关节置换术后接受推拿的患者，如果患者术后 10 天膝关节 ROM < 75° 或者术后 3 个月时 < 95° 则接受推拿术，推拿前患者平均 ROM 为 67°，推拿后为 117°，末次随访结果为 114°。但 Yercan 等也提到早期推拿的效果要显著优于晚期推拿的效果。Vanlommel 等报道了一组 158 例接受膝关节置换术后推拿的病例，发现接受人工膝关节置换术前的 ROM，膝关节假体的设计以及膝关节手术到推拿术的时间间隔与推拿的效果有关，尤其是接受膝关节置换术 3 个月后再进行推拿往往效果不佳。

目前认为 MUA 通常运用于膝关节置换术后早期活动度不佳的患者，同时也应该排除诸如感染之类的疾病引起的膝关节僵直。麻醉方式可以采用全麻或者腰麻，患者屈髋，屈膝，术者可给予持续按压胫骨使膝关节屈曲以增加膝关节活动度。在持续按压过程中通常

可以感受到纤维撕裂感。通常情况下通过 MUA，屈曲活动受限比伸直活动受限可以获得更好的效果。Mariani 等的研究提示膝关节置换术后纤维增殖在 6 周左右，因此 MUA 应该在人工膝关节置换术后早期进行。MUA 也会存在相应的并发症，其中最严重的就是膝关节假体周围骨折，Keating 等报道膝关节置换术后 MUA 患者出现一例股骨髁上骨折。因此操作时需要轻柔，防止假体周围骨折的出现。

（二）膝关节镜下清理术

使用膝关节镜技术对膝关节进行清理也是改善人工膝关节置换术后活动度的方法之一。通常采用常规的膝关节镜技术，对膝关节髌上囊、内外侧沟以及股骨髁间进行清理。许多医生建议使用膝关节镜技术用于清理膝关节改善膝关节活动度时需要注意膝关节外侧沟的粘连组织的清理，以增加伸膝装置的适应性。对后交叉韧带保留型膝关节置换术的患者采用膝关节镜清理时，适当松解后交叉韧带可以提高膝关节术后的活动度。

（三）膝关节切开清理术

单纯采用膝关节切开清理术处理膝关节术后僵直并不优于 MUA 或者膝关节镜下清理术。Fitzsimmons 等对此进行系统回顾分析显示膝关节切开清理仅仅提高 ROM 19°～31°。切开清理时固然可以更清楚的显露膝关节，切除增生的瘢痕以及纤维组织，但是组织的重新愈合，再次造成出血都有可能带来术后活动度的再次丧失。

（四）膝关节翻修术处理膝关节置换术后僵直

1. 手术切口与入路的选择 人工膝关节置换术后僵直的患者往往存在多次手术切口（图 4-3-1），在选择再次手术时应尽可能选择最外侧手术切口以最大限度的保留血运。如果前次手术采用的手术切口愈合良好并且没有并发症，也是可以考虑的一个手术入路。为了更好地保留皮肤血运，新的手术切口与以前的手术切口之间的距离不应小于手术切口长度的一半。在一些特定情况下如果手术切口要与原有切口交叉，应尽可能垂直，避免形成锐角从而造成皮肤血运不佳。

通常情况下，僵直膝关节的切开仍然采用髌骨内侧，远端位于胫骨结节髌腱内侧，近端可以沿原手术切口切开关节囊。同时为了充分暴露膝关节，切口近端可以延伸至正常组织，但应注意切口应尽可能靠外侧，以利于伸膝装置的松解。

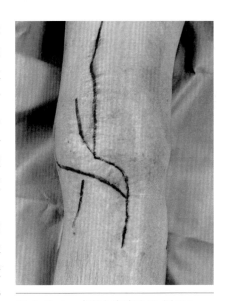

图 4-3-1 术前存在多次手术切口

2. 膝关节周围软组织松解 松解膝关节周围形成的瘢痕是暴露膝关节时的重点，这对于膝关节纤维化的病例尤为重要。切开关节囊后可以立即松解髌上囊部分的软组织，切除粘连的组织不仅仅局限于股四头肌下方，关节囊与股骨内外侧髁之间的软组织也需要进行松解。完成这些部位松解后可以增加部分膝关节屈曲活动。而后松解膝关节内外侧沟，将股内侧肌与股外侧肌进行游离以进一步增加膝关节屈曲。在此过程中，松解膝关节内侧沟时相对简单，由于髌骨遮挡并且有时很难向外侧移动或者翻转，松解膝关节外侧沟时可能比较困难（图 4-3-2）。此时应该尽可能伸直膝关节甚至可以过伸膝关节从而暴露膝关节外侧沟。在多次手术的患者中往往存在大量瘢痕组织，此时将这些瘢痕组织切除以充分显露膝关节。在松解膝关节外侧沟的时候也需要注意髌骨外侧支持带的松解，通过充分的松解才可以很好地将髌骨向外侧翻转或者移动达到显露膝关节的目的。松解髌骨外

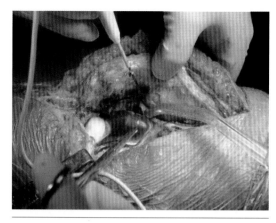

图 4-3-2   膝关节外侧沟的松解

侧支持带的位置通常位于髌骨外侧 2~3cm 处，可以采用由里向外的方向也可以采用由外向里的方向进行松解，但需要注意保护膝外上动脉的完整性。多次手术的患者髌腱处往往会形成瘢痕，可以切除部分瘢痕达到松解的目的，但要注意保护髌腱深层避免损伤。完成松解后逐渐屈曲膝关节，注意避免暴力从而导致髌腱撕脱。屈曲膝关节的同时可以将胫骨外旋从而减少伸膝装置的压力来达到更好的显露。

3. **伸膝装置的处理**   当膝关节屈曲 ROM < 90° 时，往往存在伸膝装置紧张的情况，此时为了显露膝关节而强行翻转髌骨可能会造成伸膝装置的损伤。髌腱在胫骨结节止点处是伸膝装置最为薄弱的地方，因此伸膝装置的损伤往往表现为髌腱的撕脱。因此暴露膝关节时，放松伸膝装置是关键点之一。放松伸膝装置的方法包括：股四头肌 snip 技术；股四头肌 V-Y 成形术；股四头肌翻转术以及胫骨结节截骨术。具体采用何种方式进行松解需要根据膝关节活动受限的程度以及软组织紧张的部位决定。如膝关节内外侧沟广泛松解后可以有一定屈曲活动，可以考虑仅仅使用股四头肌 snip 技术就可以进行膝关节暴露。如患者髌骨低位，髌腱处有瘢痕形成，则需要考虑进行胫骨结节截骨术。

4. **股四头肌 snip 技术**   股四头肌 snip 技术是膝关节翻修术时松解伸膝装置最常使用的一种方法。Insall 把此项技术最早描述为股直肌 snip 技术，该技术分离股直肌腱腹交界部位从而达到松解伸膝装置的目的（图 4-3-3）。在采用股四头肌 snip 技术时需要考虑在肌腱止点的近端实施，这样可以避免破坏髌骨的血运，同时可以将股内侧肌与股四头肌腱进行缝合修复。

5. **股四头肌 V-Y 成形术**   Scott 和 Siliski 对 snip 技术进行了修改，将股直肌腱切断的方向由平行于股外侧肌改为向下向远端进行（图 4-3-4）。并且将此定义为股四头肌 V-Y 成形术。采用此方法最大的好处是在手术暴露不足的情况向可以延伸切口，改为股四头肌翻转术从而获得更好的显露。

6. **股四头肌翻转术**   股四头肌翻转术虽然是一个可以很有效显露僵直膝的方法，但仅仅适用于严重的强直膝关节病例中。这样的病例往往存在广泛的膝关节瘢痕形成，即便进行了股四头肌松解也仅仅获得少量的膝关节屈曲活动，此时就需要考虑进行股

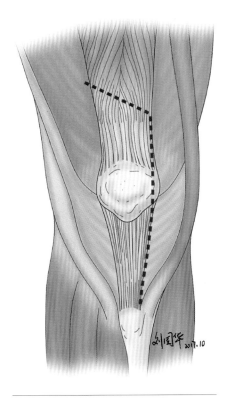

图 4-3-3　股四头肌 snip 技术

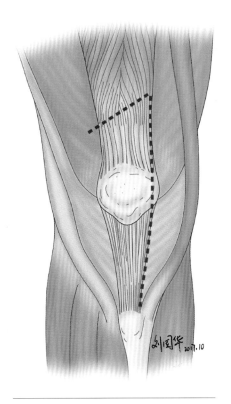

图 4-3-4　股四头肌 V-Y 成形术

四头肌翻转术（图 4-3-5）。当决定进行股四头肌翻转术之前需要进行膝关节外侧支持带的松解以评估膝关节强直程度。进行伸膝装置松解的方法包括股四头肌翻转或者股四头肌 snip 技术联合胫骨结节截骨术。而采用何种方法主要取决于伸膝装置的紧张部位。

　　7. 胫骨结节截骨术　Dolin 在 1983 年首次报道了全膝关节置换术中使用胫骨结节截骨技术。操作时沿髌腱及胫骨结节内侧纵形截骨，长约 4.5cm 左右。向外侧翻转截骨块，截骨块外侧保留软组织荷叶以利于固定及术后愈合。手术结束时使用骨皮质螺钉固定截骨块，固定时需要注意避开胫骨侧骨水泥。Whiteside 对胫骨结节截骨方法进行了改良。截骨块的长度更长，并且采用钢丝代替螺钉进行固定（图 4-3-6）。

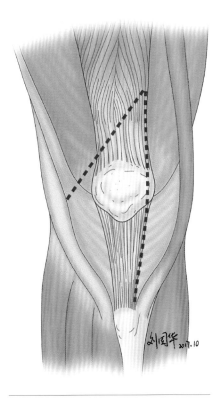

图 4-3-5　股四头肌翻转术

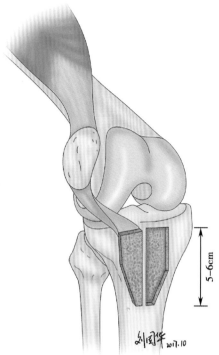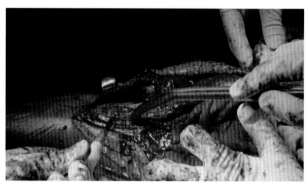

图 4-3-6   胫骨结节截骨术

8. 膝关节翻修术   膝关节置换术后僵直如果判断为聚乙烯垫片过厚，假体位置不佳以及关节线位置过高等情况则需要进行膝关节翻修术解决相应的问题。在充分暴露膝关节后按膝关节翻修术原则进行处理（具体见第三章）。

（周一新）

第四节   假体周围骨折

相对于全膝关节置换手术（total knee arthroplasty，TKA）其他并发症而言，股骨、胫骨和髌骨假体周围骨折的发生率较低。同时，TKA 假体周围骨折发生率也低于髋关节置换。Mayo Clinic 关节外科中心资料显示，19 810 例接受 TKA 手术的患者，共 573 例发生假体周围骨折，发生率为 2.8%。其中，初次 TKA 术后假体周围骨折发生率为 2.3%，而翻修术后假体周围骨折发生率为 6.3%。TKA 术后股骨假体周围骨折的发生率为 0.3%~2.5%，以股骨远端骨折为主；胫骨假体周围骨折发生率为 0.4%~1.7%。髌骨假体周围骨折根据置换与否发生率有所不同：未置换的髌骨假体周围骨折发生率为 0.05%，而置换后的发生率高达 0.2%~21.0%。

TKA 术中发生假体周围骨折的危险因素包括：患者骨量减少或骨质疏松、翻修手术、使用髓内定位系统、骨水泥植入、使用带延长杆的假体。术后发生假体周围骨折的危险因素包括：关节畸形、骨量减少或骨质疏松、类风湿关节炎、激素使用史、神经肌肉疾病、既往手术史、翻修手术、手术技巧、假体位置、假体设计、应力分布、骨溶解或假体松动等。

对于 TKA 假体周围骨折而言，尽管其发生率不高，但一旦发生可严重影响患者关节功能和生活质量，且手术治疗和非手术治疗的并发症发生率高达 25% 和 75%。

假体周围骨折的治疗主要考虑以下几个因素：骨折部位（股骨、胫骨、髌骨；骺端、干骺端、骨干）；骨折时间（术中骨折或术后骨折）；骨折类型（骨折分型）；假体情况（固定牢固或松动）；骨折前患者的活动量、身体状况和关节活动度。

一、股骨假体周围骨折

（一）股骨近端或股骨干骨折

股骨近端骨折包括股骨头、股骨颈和转子间区骨折，往往由于患者骨质过于疏松，在植入试模或假体时骨锤敲击的间接暴力传导到近端所造成。这类骨折较为罕见，且术中容易漏诊，术后患者负重时间延迟或出现髋部疼痛时需要考虑该类骨折可能。

股骨干骨折的发生往往由于髓内定位时，髓内定位杆暴力插入造成骨皮质骨折；或由于植入型号过大的延长杆而造成股骨骨皮质折。因此，髓内定位时，股骨髁间开孔时需要十分注意，插入髓内定位杆时需要缓慢而轻柔，特别对于股骨弓弧度较大的患者（图4-4-1）。术中假体位置定位异常时需要考虑该类骨折可能，可采用术中透视明确诊断。

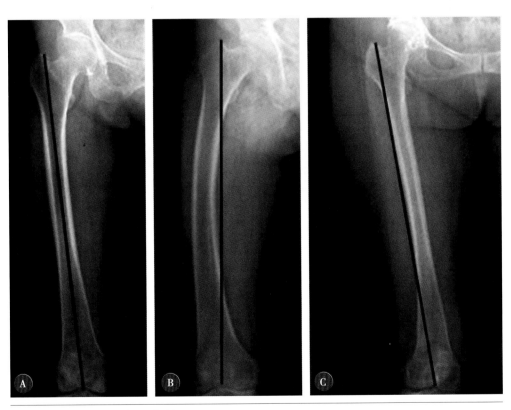

图 4-4-1　X 线前后位股骨摄片

A. 正常解剖弧度股骨；B. 股骨弓向外增大；C. 股骨弓向内增大

股骨弓弧度较大的患者，术中髓内定位插入髓内杆时需要缓慢而轻柔，避免造成股骨骨折，必要时可采用个性化定位方式进行髓内定位

上述两类骨折基本不影响假体与骨界面之间的稳定性，假体固定牢固，可按照创伤原则进行骨折处理：部分骨折或完全性骨折无明显移位者可采取保守治疗，延迟下床负重时间；完全骨折明显移位者，可采取手术治疗。

（二）股骨远端骨折

股骨远端骨折是 TKA 术后假体周围骨折最常见的类型。根据骨折时间可分为术中骨折和术后骨折；根据骨折部位可分为股骨髁、髁间、髁上骨折三种类型；根据 Lewis & Rorabeck 分型可分为三型（Ⅰ型骨折无移位，假体稳定；Ⅱ型骨折有移位，假体稳定；Ⅲ型无论骨折是否移位，假体松动）（图 4-4-2）。根据不同的分型方式选择不同的治疗手段。

1. 术中股骨远端骨折　TKA 手术中出现股骨假体周围骨折以股骨髁和髁间骨折居多，髁上骨折较少。骨折的发生主要与手术技术、患者骨量和假体设计有关。常见的两种骨折类型为：使用后稳定性假体造成股骨髁或髁间骨折；股骨截骨时造成股骨前方皮质出现 Notch 而诱发骨折。上述第一种骨折类型的出现，往往是髁间开槽后，槽口的深度或宽度小于聚乙烯垫片的 Post，在打入试模或假体时造成股骨髁附近骨折。该类骨折多发生在内侧髁，尤其假体安放位置偏内时更加需要注意（图 4-4-3）。对于第二种骨折类型，研究发现 Notch 的出现可降低 29%~39% 的股骨远端生物力学强度，因此可增加围术期股骨骨折的风险。

2. 术后股骨远端骨折　一般来说创伤是造成 TKA 术后股骨假体周围骨折的主要原因。对于存在骨量减少或骨质疏松的老年患者，跌倒或扭伤等低能量伤害即可造成骨折。而年轻患者的骨折往往是由高能量伤害造成。

3. 股骨远端骨折的治疗　TKA 术后股骨远端骨折的治疗目的是患者疼痛，使患者获得无痛的、有功能的膝关节。这就要求我们做到：骨折端端骨性愈合；冠状位力线成角 ±5° 以内；矢状位力线成角 ±10° 以内；短缩移位在 2cm 以内；膝关节获得足够的活动范围（90°）。治疗方法主要分为保守治疗和手术治疗，其中手术治疗的方法包括骨折切开复位内固定、关节翻修手术、肿瘤假体或 APC 手术等。

（1）保守治疗：对于年龄较大、手术耐受程度较差的 Lewis & Rorabeck Ⅰ型患者，可选择保守治疗，主要采用手法复位石膏或支具固定。保守治疗存在长期卧床、骨折畸形愈合等风险，同时需要反复进行 X 线照射（图 4-4-4）。保守治疗或手术治疗如何选择目前还存在一定的争议。文献报道，保守治疗的患者满意度为 56%~68%，而手术治疗的满意度为 66.7%~69.0%。随着手术技术的改进和手术时间的缩短，更多的学者倾向于选择手术治疗。

（2）切开复位内固定术：对于骨折前生活质量较高、身体状况可耐受手术的 Lewis & Rorabeck Ⅱ型或部分Ⅰ型患者，由于假体牢固无松动，可选择切开复位内固定手术治疗股骨假体周围骨折，内固定方式可选择：髁接骨板及远端髁螺钉、95° 角接骨板、髁支持接骨板、髓内钉和关节周围锁定接骨板（LISS 接骨板）。决定内固定选择方式的影响因素包括：骨质条件、骨折粉碎程度、内固定的固定方式等。Ebraheim 等通过荟萃分析对 41 项研究中的 448 例股骨假体周围骨折患者进行分析，发现 Lewis & Rorabeck Ⅱ型骨折最为常见，且在众多治疗方法中，LISS 接骨板和髓内钉骨折成功率最高，分别达到了 87% 和 84%。

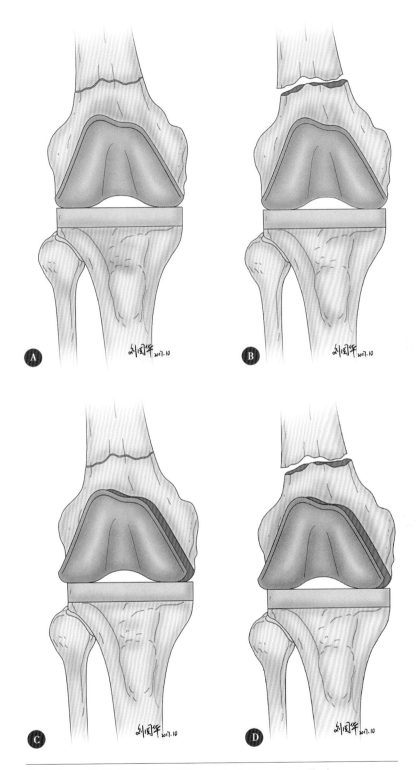

图 4-4-2 TKA 股骨远端骨折的 Lewis & Rorabeck 分型

A. Ⅰ型骨折无移位，假体稳定；B. Ⅱ型骨折有移位，假体稳定；C、D. 无论骨折是否移位，假体松动

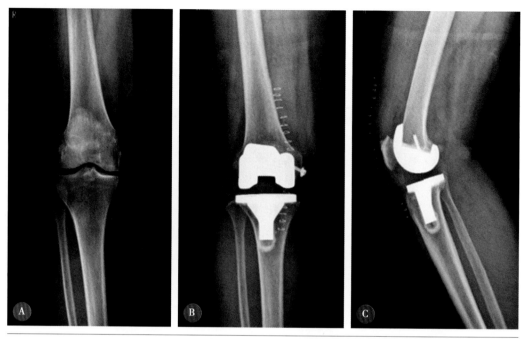

图 4-4-3　骨关节炎患者行 TKA 手术，术中出现股骨内髁骨折，予以骨松质螺钉固定骨折块

A.TKA 术前正位 X 线；B.术中处理股骨内髁骨折后正位 X 线；C.术中处理股骨内髁骨折后侧位 X 线

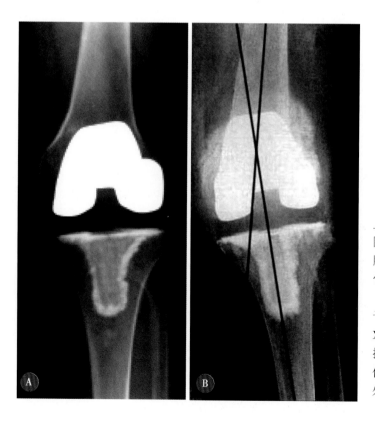

图 4-4-4　TKA 术后发生的股骨髁上假体周围骨折

骨折分型为 Lewis & Rorabeck Ⅰ型，同时合并有骨质疏松。予以石膏固定 6 个月后，随访 X 线片发现下肢轴线呈外翻位，提示骨折畸形愈合。A. 术后正位 X 线；B. 术后下肢轴线呈现外翻

　　切开复位后采取髁接骨板及远端髁螺钉、95°角接骨板和髁支持接骨板内固定，可对这类骨折提供有效的固定。传统接骨板的优势在于稳定的内固定和满意的力线矫正。但由于传统接骨板均为髓外固定，术中需要进行广泛的软组织剥离以便充分暴露骨折部位；且固定原理以加压固定为主，对骨折断端血供有所破坏，因此可能造成骨折延迟愈合或者不愈合。对于髁间窝存在骨折或骨折块移位明显者，可利用拉力螺钉提前固定骨折块，然后再植入接骨板。为增加稳定性，还可借助前后位螺钉提供矢状位的固定强度。存在骨缺损或骨量较差的患者，可使用骨水泥、异体骨或人工骨来增加内固定牢固程度。

　　髓内钉被认为是治疗股骨假体周围骨折的理想内固定材料，多选择逆行髓内钉（图4-4-5）。其优势在于软组织剥离较少、不影响骨折断端血供、理论上的坚强固定。其缺

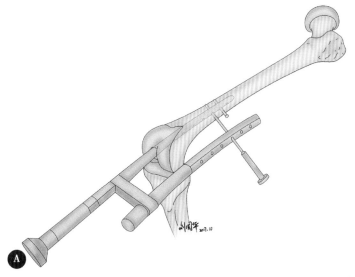

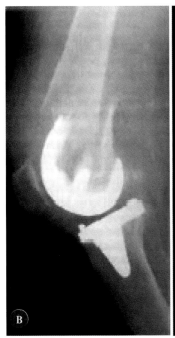
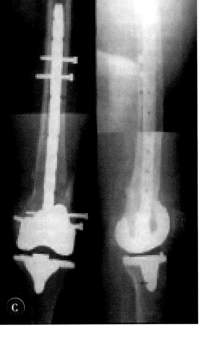

图 4-4-5　初次 TKA 术后，患者因跌倒致股骨假体周围骨折，采用切开复位逆行防旋髓内钉固定

A. 术中逆行髓内针固定示意图；B. 术前股骨假体周围骨折侧位 X 线；C. 术后正侧位 X 线提示故作骨折复位固定满意

点在于轴向固定强度稍差，对远端骨折块的大小和骨折部位存在要求。防旋髓内钉要求股骨假体上方 2~3cm 有骨块，以便植入锁定钉防止旋转。因此，对于粉碎性骨折、骨折块较小或骨折线靠近股骨假体的患者，髓内钉可能无法达到满意的内固定。另外，假体类型也影响到医生是否选择髓内固定。对于后交叉韧带保留型假体而言，可采用内侧髌旁入路暴露髁间窝，从而植入髓内钉。但对于后交叉韧带替代性假体，由于存在 Cam-Post 机制，假体可分为髁间开放式和髁间闭合式假体。前者股骨假体髁间为开放式，髁间窝无假体阻挡，可提供相对充足的空间植入髓内钉。而对于髁间闭合性假体或某些髁间窝开放程度较小的开放式假体，髓内钉无法从髁间窝处植入股骨髓腔内，强行打入可能会造成假体松动移位。因此，髓内钉在 TKA 术后股骨假体周围骨折中的适用范围相对接骨板更窄，主要适用于骨折线位于股骨假体上方 2~3cm 以上、远端骨质条件较好、骨折粉碎较轻或允许至少 2 枚远端锁定钉植入的患者。

关节周围锁定接骨板（LISS 接骨板）是目前临床上应用最多的股骨远端骨折内固定植入物，同时也被广泛用于 TKA 术后股骨假体周围骨折（图 4-4-6）。手术时仅在骨折处行采用小切口暴露骨折断端，骨折复位后不需要完全切开皮肤至接骨板长度，而可通过导向器植入螺钉，达到微创手术的目的。LISS 接骨板的固定主要采用桥接原理，很少对骨折断端进行剥离，可用于严重的粉碎性骨折；同时远端固定点选择范围较大，即使骨折线靠近假体也可获得有效固定。LISS 接骨板的缺点在于当粉碎性骨折承受较大的前后负荷时，其抗扭转稳定性较髓内固定稍差。同时，对于骨质疏松的患者，在植入螺钉时可能会降低内固定植入物的把持力。对于 LISS 接骨板和髓内钉用于股骨假体周围骨折的临床效果和并发症发生率，有学者通过临床研究和 meta 分析进行对比，发现两者无明显差异，主要取决于医生的熟悉程度和手术技术，并根据骨折实际情况灵活选择。

（3）关节翻修手术：翻修手术适用于假体松动的 Lewis & Rorabeck Ⅲ 型骨折。该类型骨折主要特点是股骨假体松动移位，伴有或不伴有骨折移位。对于该类骨折，在患者能够耐受手术的情况下常常选择手术治疗。手术方式可选择：关节翻修手术，利用假体自带延长杆髓内固定骨折断端；关节翻修手术联合骨折内固定手术。术中需要注意恢复正常的关节线和股骨的轴线，同时尽量恢复髌骨的稳定性。胫骨假体若未松动，可尽量保留。使用假体延长杆提供股骨髓内固定时，延长杆的长度需要超过骨折线近端至少 5cm，同时尽量采用非骨水泥延长杆，以防止骨水泥渗漏到骨折断端影响愈合。存在骨缺损的患者，术中可考虑使用金属垫块或同种异体骨来修复骨缺损。另外，对于软组织损伤较重、关节不稳的患者，可考虑选择髁限制性假体或铰链假体，以提供膝关节额外的稳定性。Srinivasan 等将膝关节长柄翻修假体用于治疗 6 例 TKA 术后股骨假体周围骨折和 2 例股骨远端复杂骨折的患者。平均 24 个月的随访结果显示，患者在关节功能、生活质量、下肢力线方面均获得较为满意的效果，证明了长柄翻修假体可提供足够的稳定性，利于患者早期行走和功能锻炼。

（4）肿瘤假体或 APC 手术：对于股骨远端骨量丢失较重、骨折粉碎程度较高的患者，由于股骨远端无有效骨量提供假体初始稳定及内固定把持力，可采用以下两种方法进行手术：①采用肿瘤假体进行翻修手术，股骨远端骨缺损由假体材料填充，膝关节稳定性由假

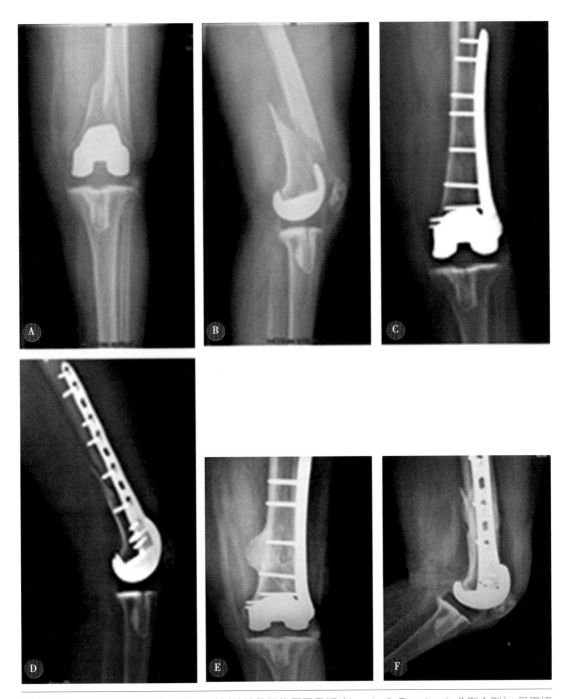

图 4-4-6 初次 TKA 术后，患者因跌倒致股骨假体周围骨折（Lewis & Rorabeck Ⅱ型Ⅰ型），采用切开复位 LISS 接骨板内固定，术后骨折完全愈合

A、B. 术前 X 线片显示股骨假体周围骨折，骨折完全移位；C、D. 术后 X 线片显示骨折复位，内固定牢固；E、F. 术后半年 X 线片显示骨折线消失，骨折完全愈合

体铰链提供；②采用翻修假体联合同种异体骨手术方式（allograft-prosthesis，APC），股骨远端骨缺损由同种异体骨填充，膝关节稳定性由假体提供。由于股骨远端骨量大量丢失及软组织损伤程度较高，股骨内外上髁及内外侧副韧带完整性均受到影响，术中往往只能选择限制程度较高的假体，如铰链膝假体。上述两种手术方式对手术技术要求较高，术前需要充分准备，围术期并发症发生率较高，且一旦手术失败往往缺少补救性措施，故选择时需要特别慎重。

二、胫骨假体周围骨折

胫骨假体周围骨折的发生率相对股骨周围骨折略低。目前主要采用 Mayo Clinic 方法对胫骨假体周围骨折进行分型，主要分为四型（图 4-4-7）：1 型骨折累及胫骨平台；2 型骨折累及包括胫骨平台以下至胫骨假体远端区域内的骨折（干骺端区域）；3 型骨折累及胫骨假体最远端以远的骨折（骨干区域）；4 型骨折累及胫骨结节。每一型又可分为 3 种亚型：A 型表示假体位置良好，无松动移位（术后骨折）；B 型表示假体松动移位（术后骨折）；C 型表示术中出现的骨折。根据上述分型结果可选择相应的治疗措施。

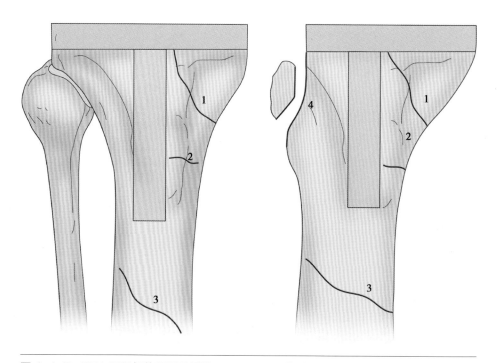

图 4-4-7　TKA 胫骨假体周围骨折的 Mayo Clinic 分型

1 型骨折累及胫骨平台；2 型骨折累及包括胫骨平台以下至胫骨假体远端区域内的骨折（干骺端区域）；3 型骨折累及胫骨假体最远端以远的骨折（骨干区域）；4 型骨折累及胫骨结节

(一)术中胫骨假体周围骨折

术中胫骨假体周围骨折的发生常常与以下因素有关:患者骨质疏松严重;关节脱位时用力过大或拉钩持续过度牵拉;带柄假体胫骨准备时用力过大;植入试模或假体时用力过大;试验复位时的轴向压力等。1C 型骨折可采取骨松质螺钉固定骨折块后按照常规步骤植入假体。对于骨松质螺钉无法有效固定的 1C 型骨折和大部分 2C 型骨折,可采用带胫骨延长杆的假体,一方面起到髓内钉的作用,另一方面可有效分散应力。对于 3C 型骨折,由于骨折线已经超过胫骨假体最远端,术中可采用接骨板螺钉内固定的方式固定骨折块,术后适当延长下床负重时间。4C 型骨折往往是由于术中髌骨外翻屈膝时应力过大所造成,与手术技术相关,特别是翻修手术。处理上主要采用螺钉或接骨板捆扎的方法固定胫骨结节6 周。

(二)术后胫骨假体周围骨折

术后胫骨假体周围骨折常常继发于低 / 高能量暴力损伤,并与假体松动、骨溶解、力线不良等因素有关。患者往往是在假体松动、骨溶解或力线不良的基础上,加之以低能量暴力损伤而造成骨折。在膝关节功能良好、假体位置正常的情况下受到高能量暴力损伤也可造成骨折。

对于累及胫骨平台的 1 型骨折,患者假体位置良好、固定牢固、仅仅由高能量暴力造成的1A 型骨折相对少见。对于 1A 型骨折,由于假体无松动移位,往往采取保留治疗策略。对于 1B 型骨折,其发生多继发于假体松动、骨溶解或力线不良,患者往往需要接受翻修手术。对于骨量减少或骨质疏松患者,术后力线不正可导致假体内翻或外翻应力增加,增加骨折风险。翻修手术往往需要使用带延长杆的假体,同时术中需要矫正下肢力线到中立位。对于骨缺损可采取金属垫块或异体骨的方式修复。

累及干骺端的 2 型骨折往往由高能量暴力损伤造成。对于 2A 型骨折,由于假体龙骨和骨水泥的限制作用,骨折移位往往不明显,常常可采取石膏固定、限制活动的保守治疗策略。对于移位明显的 2A 型骨折,处理上比较棘手,切口复位内固定往往是有效的手段,可维持正常的膝关节位置和力线。对于胫骨近端存在骨缺损、难以提供内固定有效把持力时,可采取膝关节翻修手术,但可造成胫骨近端骨量进一步丢失。对于 2B 型骨折,大部分学者认为翻修手术是最佳的治疗策略。选择带延长杆的假体、采用同种异体骨结构性或颗粒植骨修复骨缺损,被认为是常用的手术方式。

骨折线超过胫骨假体最远端的 3 型骨折,治疗方法的选择上存在个性化。对于假体固定牢固的 3A 型骨折,如骨折对位对线良好的稳定骨折,可选择保守治疗;移位明显的不稳定骨折,可选择切口切开复位内固定的手术治疗。对于下肢力线不良的 3A 型骨折和大部分 3B 型骨折,可选择以下两种治疗方式:一期手术治疗,手术方式包括单纯膝关节翻修手术,膝关节翻修手术联合内固定手术等;二期手术治疗,即通过保守治疗促进骨折愈合,待骨折愈合后再二期行膝关节翻修手术。

对于累及胫骨结节的 4 型骨折,多由创伤或胫骨结节截骨后愈合不良所造成。无明显移位的 4 型骨折可采取膝关节伸直位固定的方式治疗。移位明显者可采取切开复位内固定方式治疗，内固定材料可选择张力带钢丝或骨松质螺钉。有学者报道可采用自体半腱肌移植加强固定强度。

三、髌骨假体周围骨折

TKA 手术造成髌骨骨折的发生率大约 0.5%~1.0% 左右。由于 TKA 手术对髌骨周围血供已经造成了影响，且由于髌骨假体的植入可造成髌骨骨量明显减少，因此处理髌骨假体周围骨折的治疗策略与普通的创伤性髌骨骨折完全不同。髌骨骨折可影响假体的轴向旋转位置、下肢力线等，造成假体生存率降低，同时可影响膝关节伸膝装置，降低关节活动度，因此在处理上需要特别谨慎。

髌骨假体周围骨折多采用 Ortiguera & Berry 提出的分型方法指导临床治疗，主要分为三型：Ⅰ型骨折：髌骨假体稳定，伸膝装置结构完好，患者无疼痛或疼痛轻微，关节功能良好；Ⅱ型骨折：髌骨假体稳定，伸膝装置断裂，患者疼痛明显，关节功能丧失；Ⅲ型可分为 a 和 b 两个亚型，a 型骨折髌骨假体松动，但髌骨骨量充足，b 型骨折髌骨假体松动，伴髌骨骨量明显丢失。根据上述分类方式，Ⅰ型骨折多采取保守治疗策略。Ⅱ型和Ⅲ型折多采取手术治疗，其中Ⅱ型骨折以修复伸膝装置为主，可部分切除髌骨骨折块，恢复关节面平整；Ⅲ型骨折需取出髌骨假体，行髌骨翻修手术、髌骨成形或全髌骨切除，并修复伸膝装置。

（一）保守治疗

对于随访时摄片偶然发现的髌骨骨折，如患者无相关症状，可以选择密切随访观察。急性髌骨骨折、假体未见明显松动移位者，如伸膝装置功能完好，可选择石膏或支具伸膝位固定 6 周。一般而言，对于 TKA 术后出现的髌骨假体周围骨折，能够保守治疗尽量保守，手术治疗效果一般不甚满意。

（二）手术治疗

手术治疗的适应证包括：髌骨骨折伴假体松动移位，伸膝装置异常或断裂，伴或不伴有膝关节疼痛等临床症状。手术方式包括：髌骨骨折切开复位内固定、部分或完全髌骨切除联合伸膝装置修复、髌骨假体取出联合髌股关节面翻修、髌骨假体取出联合髌骨切除成形。手术禁忌证包括：髌骨假体周围骨折但患者伸膝装置完好，髌骨假体稳定，关节功能良好者；髌骨纵行骨折；影像学偶然发现髌骨骨折但患者无明显症状。TKA 术后髌骨假体周围骨折手术效果往往较差，术后患者多遗留一定的关节功能障碍或膝前疼痛，因此选择手术治疗时需慎重。

1. **髌骨骨折切开复位内固定** TKA 术后髌骨假体周围骨折不同于普通创伤性髌骨骨折。初次 TKA 手术切口对髌骨血供的破坏，髌骨骨床准备时丢失部分骨量，骨水泥发热聚合释热反应引起的局部骨细胞坏死，都对髌骨骨折的愈合产生明显影响。文献报道，采用切开复位内固定方式治疗 TKA 术后髌骨假体周围骨折，术后骨折不愈合率高达 90% 以上。因此大部分学者不建议对髌骨假体周围骨折采用切开复位内固定方式进行治疗。对于髌骨骨量保留较多的患者可酌情考虑该手术方式，内固定材料可选择 2 根 0.625mm 克氏针或 2 枚 4.0mm 中空螺钉，辅以不锈钢丝或不可吸收线张力带（图 4-4-8、图 4-4-9）。

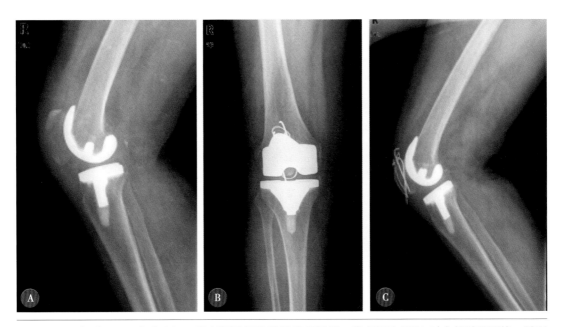

图 4-4-8 初次 TKA 术后 1 年，患者因跌倒致髌骨横行骨折。患者初次 TKA 时未行髌骨置换，髌骨骨量保留较好，本次手术予以切开复位张力带钢丝内固定治疗

A. X 线片显示髌骨中份横行骨折；B、C. 术后 X 线片显示骨折完全复位，张力带钢丝固定牢固

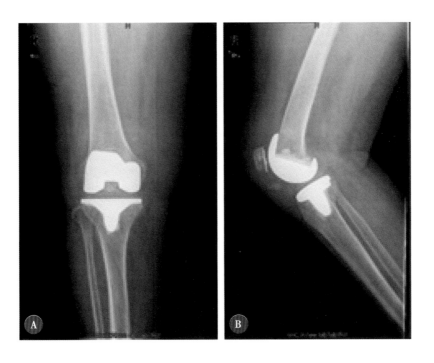

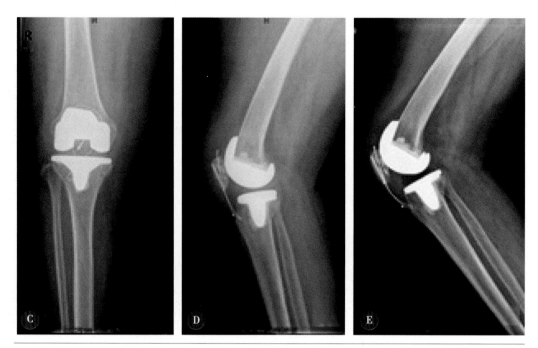

图 4-4-9 初次 TKA 术后 2 年，患者因跌倒致髌骨下极横行骨折。予以切开复位螺钉 + 张力带钢丝内固定治疗，骨折愈合后伸膝功能不受影响

A、B.术前 X 线片显示髌骨下极横行骨折；C~E.术后 X 线片显示骨折完全复位，内固定较好

2. **部分或完全髌骨切除联合伸膝装置修复** 完全性髌骨骨折、骨折块粉碎且难以修复时，可选择部分或完全髌骨切除，同时修复受损的伸膝装置。术中去除较小的骨折块，尽量保留较大的骨折块，髌骨假体如稳定无松动，可选择保留。尽量使剩余的髌股关节面平整光滑。伸膝装置的修复可选择不可吸收线进行编织缝合，同时需要修复髌骨支持带，避免伸膝时髌骨脱位。伸膝装置损伤严重无法修复时，可采用半腱肌、半膜肌或髂胫束等自体腱性组织来修复。

3. **髌骨假体取出联合髌股关节面翻修** 对于完全性髌骨骨折伴有假体松动者，术中去除骨折块后髌骨剩余骨量较多者，可选择髌骨假体翻修手术。可选择全聚乙烯髌骨假体或多孔钽金属外壳的髌骨假体。术中需要常规修复伸膝装置。如髌骨剩余骨量不足时，可考虑行髌骨切除成形术。

4. **髌骨假体取出联合髌骨切除成形** 髌骨假体取出联合髌骨切除成形适用于髌骨假体取出后，髌骨剩余骨量较少、不足以进行表面重建或翻修者。髌骨切除成形后需常规修复伸膝装置，但术后仍可残留一定的伸膝功能障碍。

（沈 彬）

第五节　伸膝装置并发症

在人工全膝关节翻修术（total knee arthroplasty，TKA）时，髌骨是在手术最后处理的部分，因此，它的重要性变得很小甚至被忽视。然而，人工全膝关节翻修术后的患者往往在术前就有膝前区疼痛或者其他症状，因此，术前对于髌股关节轨迹及伸膝装置的详细评估还是很有必要的。人工全膝关节翻修术后，功能很差的伸膝装置将是关节持续疼痛、功能限制以及翻修术结果不佳的主要原因。就像 Rand 所说，"在决定施行人工全膝关节翻修术时，髌骨问题总是被忽视"。甚至很多对人工全膝关节翻修术的研究都没有指定对髌骨的处理方法。尽管如此，仍然有很多处理髌骨的可行方案。全膝关节置换术中，在选择处理这块可疑髌骨的方法之前，我们应该先来看一下股骨和髌骨的旋转对位关系，因为如果存在旋转不良的话，这才是髌骨假体失败的主要原因。外科医师准备施行翻修术髌骨处理方案前需要周详的术前计划，慎重的术中选择，确保可使用特殊的手术器械以及植骨技术。假体稳定性的评价、现有假体的种类、剩余宿主骨骨量是计划中需要考虑的因素。对剩余骨量很少的残缺髌骨进行处理是一个挑战性的问题。如何在人工全膝关节翻修术中处理这些有难度的髌骨问题的一些技术已经有人报道过。这一章的目的是：综述人工全膝关节翻修术中处理髌骨的一般外科原则；讨论各类处理髌骨的方案的可行性；进行综述和更新这些传统方案的最新的临床结果；报道一些人工全膝关节翻修术中处理髌骨的最新外科技术。

一、生物力学因素

髌骨作为一个动态的支点，来传输由穿过膝关节的伸膝装置产生的力，相比于没有正常功能的髌骨或髌骨切除的患者，髌骨能使伸膝效率增加接近50%。在髌股关节中，股四头肌的收缩可使关节内应力增大至体重的6.5倍。有研究认为全膝关节置换术术后膝前区疼痛事实上是继发于髌股关节生物力学的改变。髌股关节内应力随着屈曲度的增加而增加，这是在一个成功的 TKA 术后能观察到的。随着更大屈曲度，应力集中在髌骨的外上面和内侧面。有报道称，髌骨置换之后，形变增加同时抗拉伸强度下降大概30%~40%。髌骨厚度减少，同时合并骨质疏松，可能是引起髌骨置换后骨折的一个因素。如果合并外侧支持带松解，情况可能变得更糟，这可能会影响伸膝装置的血供。因此，多种生物力学因素影响着 TKA 术后髌骨宿主骨和髌骨假体的应力。

二、手术因素

最近的一些研究中表述了人工全膝关节翻修术中髌骨的处理方式，一些新的综述阐述了一系列的髌骨问题和治疗方案。在一项由 Haas 等报道的研究中，总共79例人工全膝关节翻修术后的患者，其中38例髌骨假体固定良好未翻修，28例膝关节翻修成了新的髌骨假体，10例髌骨假体切除未置换，3例行髌骨切除术。在 Coon 等报道的拥有242例 TKA 翻修患者的多中心研究中，髌骨的处理方式也是类似的。Coon 等的研究得出结论：髌骨的处理方式显著影响临床疗效。具有先前髌骨切除术或髌骨切除成形术的 TKA 翻修患者与其他组相比具有显著更差的结果。在 TKA 翻修手术中处理髌骨的首要任务是避免髌骨撕脱或髌骨骨折而导致伸膝装置破坏。这与手术入路就有相关性。髌骨显露对于评估髌骨假体的状态和进行特定的处理方式是必要的。这应该以小心的、按部就班的方式完成。髌骨不应该在屈膝超过 90° 时立即翻转，虽然这在初次 TKA 中通常是可能的。侧沟应清除粘连，特别是在外侧。首先用拉钩侧向拉开髌骨，同时从髌股韧带开始松解粘连。虽然显露髌骨首选髌骨翻转，但是髌骨可以部分地翻转或侧向滑动（没有完全的外翻）以达到类似的显露并且对伸膝装置的应力较小。如果试图髌骨翻转或滑动导致髌腱附着点过度张力仍然明显，就应考虑采用其他显露方式。在髌骨显露已经完成之后，有必要显露髌骨假体和其下宿主骨之间的界面。通常这个界面被上覆的纤维组织 / 半月板遮蔽。应该清除这些周围组织并且对界面进行检查。骨刀可以插入髌骨假体下以探查髌骨假体是否可以被撬开。然而，在很薄的髌骨宿主骨上撬动可能会导致医源性损伤或骨折，如果髌骨假体看起来很固定，应该避免。偶尔以这种方式进行测试时，在影像学上看起来稳定的假体将被证明是松动的。如果在影像学上或术中测试下髌骨假体不松动，则必须决定是否有其他适应证去除髌骨假体。在选择了一种处理髌骨的方法后，要达到的最终的目的是伸膝装置最佳运动轨迹。无论髌骨如何处理，这一点都是最重要的。优化髌骨轨迹的主要方法包括适当的假体旋转，特别是股骨假体合适的外旋角度。而在翻修时最可靠的确定股骨假体外旋的方法，是参考股骨的通髁线。应避免胫骨假体内旋，一般而言，将胫骨假体中点对准胫骨结节的中点内侧一点部位。

如果伸膝装置不能在滑车内进行滑动，那么要仔细地对照股骨和胫骨的相关骨性标记，因为股骨和胫骨假体的联合内旋角度，与影像学上的髌骨轨迹不良的程度正相关。在一项 TKA 髌骨脱位研究中，髌骨轨迹必须在软组织重排以及翻修了对位异常和松动的假体以后才得到改善。虽然翻修手术显著改善了主动伸膝和膝关节评分，但 2/3 的患者仍残留疼痛和功能障碍。某些假体位置相关性因素会影响伸膝装置内部应力。如果股骨假体的前缘屈曲放置，使得假体边缘不与股骨皮质齐平，就会增加膝关节屈曲时伸膝装置内部的应力。关节线的抬高将产生类似的效果。如果使用非常厚的聚乙烯垫片，就会在膝关节屈曲时在伸膝装置内产生不适当的压力，所以翻修手术应仔细评估髌骨相对于关节线的位置。关节线通常在腓骨头上方约 1.5~2.0cm 处，并且在伸直位，髌骨的下极应该在胫骨垫片表面大于 1cm 处（在侧位 X 线片上为 1~4cm）。如果必须使用很厚的聚乙烯垫片以获得伸直位的稳定性，就会造成低位髌骨的后果，应考虑在股骨远端使用填充块以及使用较薄的垫片来有效地降低关节线。一旦髌骨假体已经充分暴露，并且其固定状态评估完毕，就要决定处理髌骨的方式了。如果选择去除髌骨假体，则要小心操作。髌骨通常用巾钳通过四头肌和髌骨肌腱进行稳定，同时要注意避免这些韧带附着点过高的张力。如果剩余髌骨厚度 > 15mm，有可能简单用锯片从假体固定柱那里切断。这种情况较为少见。然而，固定好的全聚乙烯髌骨假体仍然可以通过锯片在假体 – 骨界面处去除。然后可以锋利的骨凿或磨钻去除水泥和钉，注意勿造成髌骨骨折。剩余的聚乙烯固定柱可以用锋利的磨钻头清除；操作时要小心，以避免穿过前侧骨皮质进而造成髌骨内部应力集中。从水泥中除去聚乙烯，然后可以用锋利的刮匙和小的骨凿移除水泥，还是要小心不要骨折。当去除金属背托的髌骨假体时，通常首先从金属上去除聚乙烯。金属背托的髌骨假体用骨凿小心地从外围移除。最难去除的部件是骨长入的金属背托。金刚石轮切割工具可用于切割金属底板和固定柱之间的界面。如前所述，如果是无菌性因素引起的翻修，则可以将固定良好的固定柱保持在原位，并将修补部件固定在宿主骨和固定柱上。某些金属背托的髌骨假体在去除的过程中会造成大量骨丢失。在这种情况下，切割金属背托被认为是最小化髌骨骨折风险的方法。只有发现金属背托髌骨假体存在显著的假体位置异常，聚乙烯磨损以及大量骨溶解的情况下，才考虑去除假体。如果没有上述情况，假体形态匹配髌骨轨迹正常，则保留假体是明智的。最常见的处理髌骨的方法是保留固定良好的髌骨假体（这样做的几率大约是 30%~50%）或将髌骨假体更换为特殊的翻修型假体。因为在去除髌骨假体后，可能没有足够的宿主骨来植入标准的三柱髌骨假体。通常，如果在整个髌骨中宿主骨 ≥ 10mm，则可以使用一个全聚乙烯覆盖型水泥固定的假体。当少于此骨量时，外科医生面临许多选项，包括使用双凸型翻修假体，保留宿主骨不置换髌骨，使用"交叉克氏针"技术来加固中心柱水泥固定的髌骨假体，在滑膜袋中进行打压植骨，使用具有骨和软组织长入能力的多孔金属髌骨，并且使用"海鸥翅膀样"的截骨术。另一种情况是患者之前做过 TKA 和髌骨切除术。这组患者传统上具有最不理想的结果。在这种情况下，尝试重建类似于髌骨的生物力学环境，包括残余伸膝装置的管状化（图 4-5-1），髂骨取骨植骨或将软组织长入型假体固定于残余伸膝装置的软组织。这些治疗方案的最新的临床结果做后续讨论。

三、对失败髌骨部件的单独翻修

TKA 术后单纯的髌骨假体失败。在进行单独髌骨翻修前需要进行更全面的评估，以明确失败的机制。虽然很少的情况需要对髌骨进行单独的翻修，但是外科医生应该谨慎地处理这种情况，并寻找伸膝装置或者假体对位异常。需要获取详尽的病史，体格检查和系列 X 线片。在进行关节置换术之前拍摄 X 线片可用于评估术前髌骨轨迹。如果存在髌骨错位、半脱位或脱位，则可以用 CT 平扫来评估胫骨和股骨假体的旋转以进行轴向旋转测量。外科医生应评估股骨胫骨假体的联合不良内旋，这与髌骨向外的轨迹不良相关。如果存在内旋异常，则需要对假体进行翻修，以恢复装置的轨迹，并使髌股关节压力更接近正常。TKA 翻修中对髌骨假体进行单独翻修被报道很大比例的病例中出现不良结果，可能继发于未被发现的假体旋转不良。Koh 等报道了 29 个膝关节进行金属背托的髌骨单独翻修手术的结果：患者平均年龄为 71 岁，随访 2~9 年，并发症发生率为 24%，主要出现的是伤口问题。术后髌骨轨迹不良出现 1 例。作者得出结论，独立髌骨翻修可以在低需求老年患者中进行，出现髌骨轨迹不良的可能最小。Leopold 等报道了 40 例患者，独立翻修髌骨的失败率更高。进行独立髌骨翻修的 40 个膝关节中有 15（38%）个失败了。其中 8 人在平均49 个月时间里需要进行共 12 次额外手术。其中 3 个失败的患者严重到需要翻修两个或多个假体组件。作者强调，单独髌骨翻修，伴有或不伴有外侧支持韧带松解，有较高的二次手术几率，成功率较低。

Berry 和 Rand 报道了看似简单的独立髌骨翻修。42 个膝关节（41 例）仅接受髌骨翻修。其中 1/3 的手术是无菌性的髌骨组件松动引起的，1/3 为髌骨聚乙烯的磨损，1/3 是其他原

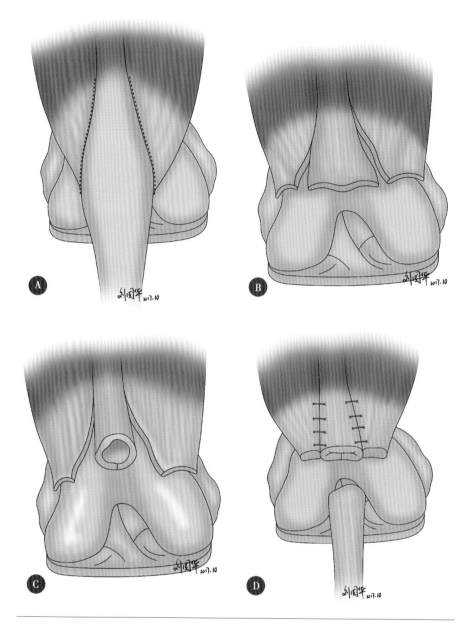

图 4-5-1 "管状化"试图改善美容外观以及髌骨切除术后伸膝装置的机械杠杆臂
A.内侧和外侧支持带切口；B.髌骨被切除，注意伸膝装置不连续；C.伸膝装置（股四头肌，髌骨软组织袖套，髌腱）；D.将支持带缝合到管状伸膝装置

因。2~8 年随访，并发症发生率为 33%：后期髌骨骨折（5 膝），髌骨不稳定（3 膝），腓总神经麻痹（2 膝），髌骨聚乙烯磨损直到金属背托（2 膝）感染（1 膝）和伸膝迟滞（1 膝）。作者得出结论，该术式与高并发症发生率相关。

在这每一项研究中，假体的设计和假体对位的因素可能导致髌骨假体失效；在进行 TKA 的髌骨部件的独立髌骨翻修术之前，针对以上两种问题应对患者进行仔细检查。另外，应认真告知患者，尽管这是一种独立髌骨翻修（或"较小的外科手术"），手术后并发症发生率和患者满意度往往令患者和医生都感到失望。

四、保留一个固定良好的髌骨部件

保留未松动的髌骨部件具有许多明显的优势，包括消除了在去除髌骨部件过程中发生髌骨骨折的风险，最大限度保留髌骨存量，从而使后期髌骨骨折的风险最小化，减少手术时间和减少额外的假体费用。但是需要满足一些条件才能保留一个固定良好的髌骨假体。

首先，必须确认术前 X 线片和手术时测试髌骨部件是固定良好的。任何有松动或明显骨溶解迹象的髌骨部件均应予以去除。

显然，在感染的情况下，应除去髌骨部件和下层水泥。如果该部件具有严重的关节表面磨损证据，还应根据患者的年龄和要求进行翻修。

如果髌骨部件固定好，损坏程度很小，并且轨迹良好，还必须在外形上与股骨假体相适应。大多数髌骨部件是几何对称的圆顶形，并与绝大多数股骨假体的滑车相适应。是否保留固定良好的金属背托髌骨部件的问题是有争议的。

金属背托可以安装新的聚乙烯，更换聚乙烯是为了解决磨损，这种情况是很少见的。更常见的是，如果发生明显的磨损，股骨部件被损坏和抛光，发生金属沉着病，就需要对所有部件进行全部翻修。然而，应寻求髌骨聚乙烯磨损的病因，也应调查假体和伸膝装置的对位异常。

大多数金属背托的髌骨部件具有较高的失败率。因此，有些作者建议在翻修手术时对所有金属背托的髌骨部件进行翻修。如果有足够的残余骨厚度使得在去除金属背托部件后保留 10mm 以上的骨骼，那么优先翻修成全聚乙烯假体。然而，如果金属背托固定良好，残余骨厚度已经 < 10mm，没有实质磨损，那么去除这种金属背托是不明智的。

在翻修术中保留固定良好的髌骨部件的结果是不错的。Barrack 等报道了一个系列的 34 例患者，其中保留了良好固定的髌骨部件，与 39 例髌骨部件在翻修时更换为全聚乙烯假体。两组病例在膝关节评分、满意度问卷和对髌股问题的回答上进行比较。

34 个固定良好的保留髌骨部件的患者中有 12 个是金属背托的，在平均 3 年内没有任何松动迹象。在 5 年以上的进一步随访中，保留的部件均未在临床影像学上显示出松动迹象。

这似乎支持当残余骨很薄并且易于在部件移除时发生断裂时，保留固定良好的金属背托是可取的。这些组件在翻修时没有磨损的证据，伸膝装置保持平衡，这也可能解释了为什么它们在翻修手术时依旧保持良好。

Lonner 等报道了 202 个 TKA 翻修的病例，其中保留了固定良好，位置优良的全聚乙烯髌骨部件，并且磨损极小。在这项研究中，68% 的翻修胫骨股骨假体来自不同的制造商，而不是保留的髌骨部件的制造商。平均随访 7 年，21 膝（10%）患有膝前区疼痛，其中半数归因于机械松动（X 线片或翻修术中发现）。在另外一半的膝前区疼痛患者中，症状可归因于骨性撞击或伸膝装置软组织问题。报告膝前痛的患者中有 80%（17/21）进行了重新手术以解决疼痛的根源。作者指出，由于松动或磨损引起的问题与聚乙烯部件是否在空气中被 γ 射线照射相关，并且这种灭菌方法与髌骨假体的氧化和失效有关。

此外，如果髌骨部件能够很好适应关节并且伸膝装置轨迹良好，大多数现代假体设计中些许的不匹配是可以接受的。如果进行对另一个假体部件的翻修，则必须有足够的宿主骨与骨水泥进行整合，这样早期松动不会发生。还应该尽量确保髌骨置换后厚度对称，并且建议使用卡尺来确保髌骨的厚度在内侧、外侧、近端和远端的测量中差别处于2mm以内。

在许多情况下，残余骨量不足，不适合植入标准的三柱髌骨部件。在这种情况下，需要一些处理髌骨骨缺损的手段。

五、处理髌骨骨缺损

需要一定量的残留髌骨来提供足够的髌骨假体的支撑。普遍认为髌骨的剩余厚度在10mm是必要的，如果髌骨 > 10mm，但是具有大的中心凹陷，使用诸如双凸髌骨假体可能优于标准的三柱髌骨假体（图4-5-2），当髌骨残留较薄的中央部分和完整的支撑边缘时，双面凸髌骨假体是一种有用的选择。

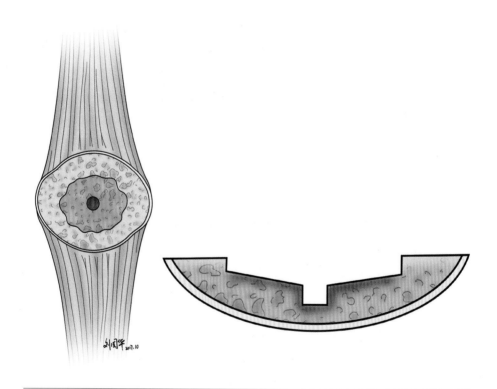

图4-5-2　髌骨剩余厚度 > 10mm，具有大的中心凹陷

双面凸髌骨假体可以用在仅仅5mm的中心骨残留，而有足够的假体周边支撑的情况。Ikezawa和Gustilo报告了随访2~7年的23例膝关节，经历了髌骨部件翻修。准备植入双凸面型髌骨假体时残余髌骨的平均中心厚度为5mm。没有病例出现髌骨骨折，尽管这些翻修中髌骨的骨残留较薄。作者得出结论，在TKA翻修中使用厚但小直径双凸面型髌骨部件，

恢复髌骨复合厚度，是可行的，并且可以获得可靠的中期随访结果。类似地，Laskin 报道了使用这种凸面内嵌型髌骨假体的 85 例 TKA 患者。仅有一例术中在磨锉期间骨折，无术后骨折。使用双凸面磨锉来协助来植入这种假体，并且建议去除所有的纤维组织和其下骨骼的 1~2mm。这种类型的假体需要一定量的骨松质剩余以便于与骨水泥整合。当只有皮层外壳，无论伴有或不伴有断裂，处理方式为假体移除而不重新植入新假体。

六、髌骨成形术

文献中关于髌骨切除成形术的临床结果存在争议。这个争议始于这个术式的恰当定义，传统上被定义为将髌骨部件进行切除成形而保留残余骨壳，它被称为髌骨切除成形术、髌骨部件切除术和髌骨骨壳。髌骨的轮廓是去除尖锐或偏心的骨边缘并帮助中心髌骨轨迹处于股骨滑车内。尽管经常实践，但这种技术在很大比例的病例中的临床结果非常差，会并发髌骨碎裂、残余髌骨的侧向半脱位和经常发生的持续性膝前区疼痛。Drakefordet 等首先报道了 9 个翻修病例，其中没有足够的骨骼用于植入新的髌骨部件。据报道，9 名患者中有 7 例获得了优良的 HSS（hospital for special surgery）膝关节评分——另外两个相对一般。在这个患者组没有发生股四头肌伸膝迟滞、伸膝无力或膝前区疼痛的病例，这促使作者在髌骨骨量不足的情况下推荐将其作为 TKA 翻修时的可接受的替代方案。Parvizi 等报道，在 TKA 翻修术中，35 个膝关节（31 例患者）中更多患者的髌骨骨量受到严重损害，髌骨切除术后随访了平均 7.9 年（2~18 年）。然而，随着更长的随访，疼痛评分更差。与同时翻修胫骨和股骨部件的患者相比，独立行髌骨切除成形术治疗的患者更有可能出现持续疼痛并需要再次手术。膝关节疼痛和功能评分有显著的改善。这些作者强调了在髌骨切除成形术后胫骨和股骨部件正确定位的重要性，并建议在此原则下翻修任何对位不良的股骨和胫骨部件。Pagnano 等报道了在 3.5 年随访（2~14 年）中，31 例患者的 34 个膝关节在施行 TKA 翻修中髌骨部件不能置入。31 例患者中有 10 例（32%）出现持续髌股关节症状，其中 7 人（23%）被评为中度或重度。作者们再次得出结论，髌骨部件切除术后不能再植入新的假体，是导致患者出现明显的骨缺损的一种原因，然而，约 1/3 的患者会出现持续性前膝关节疼痛。Barrack 等报道了 21 例膝关节由于残留的髌骨不足而在 TKA 翻修中保留骨壳。这项研究是独一无二的，因为它比较了这两组连续的 21 例膝关节和 92 例在 TKA 翻修后保留了髌骨部件的膝关节。在仅有髌骨骨壳的患者中，上下楼梯困难的、对手术不满意的、认为手术没能成功满足他们日常生活所需的患者所占百分比较高。近期髌骨切除成形术研究的共识是，这是一个可让人接受的替代方案，持续性症状、髌骨侧向半脱位和髌骨碎裂的较高的发生率似乎并不令人满意，这促使一些人去寻求更多的可选择的方案。

七、髌骨缺乏时的选择

Hanssen 最近描述了在 TKA 翻修术期间严重髌骨骨丢失的打压植骨的技术和结果。使用骨松质植骨恢复宿主骨量，该骨松质紧密的打压植入骨缺损部位，然后用组织瓣覆盖，组织瓣来自于周围纤维化组织或髌上囊或同种异体组织（图 4-5-3）。

8 例患者的 9 个膝关节施行了该术式，平均随访时间为 26.8 个月（范围：15~43 个月），

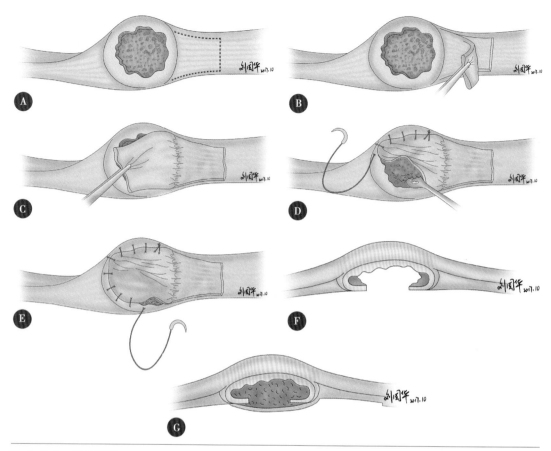

图 4-5-3 打压植骨

A."髌骨外壳"，髌骨骨量严重丧失只剩下前皮质，髌骨边缘不规则，残余髌骨出现不规则空洞表面；B.滑膜瓣从四头肌腱下表面分离；C.滑膜翻转，向远端旋转以覆盖髌骨；D.形成一个小袋；E.将骨移植物插入小袋；F.缝合封闭骨移植物；G.矢状截面图

9 例膝关节手术，术后平均活动范围为 1.0°～98.9°，疼痛评从 39.1 分升至 91 分，功能评分从 40 分升至 84 分，均有显著改善。影像学分析显示，髌骨轴位的平均髌骨高度平均为 19.7mm（17~22.5mm）。

　　该术式的短期结果表明，与以前的髌骨切除成形术相比，疼痛和功能评分有所改善。这个术式的技术要求对于获得成功是很重要的。瘢痕组织、假性半月板的残余和四头肌腱的下表面及残缘外周的大部分髌周纤维组织要保留。避免去除这类组织，同时去除髌骨外壳内的假膜是必要的。组织从近端分离到远端，使根部处于髌骨上置入物的远端。使用多个不可吸收的 0 号缝合线来封闭囊腔，这个囊腔用移植骨（局部股骨自体移植物或同种异体移植骨松质）填充。

　　植骨使新造髌骨生成 25~30mm 的高度。然后，移植骨根据股骨滑车进行压缩模制，并且执行常规的术后康复方案。Fisher 描述了一种使用交叉克氏针的技术来加强固定，以及在 TKA 翻修中遇到骨皮质外壳时水泥固定中心柱髌骨部件（图 4-5-4）。这种技术已经用于 6 个膝关节，随访 2~5 年后，临床结果良好，迄今尚未松动。

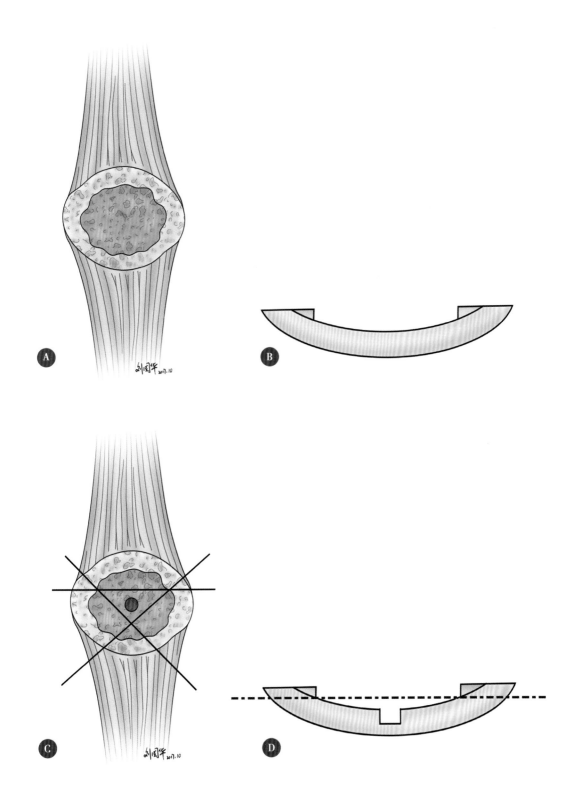

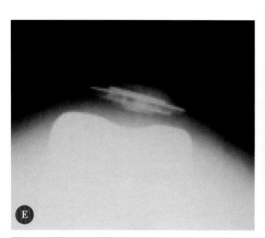
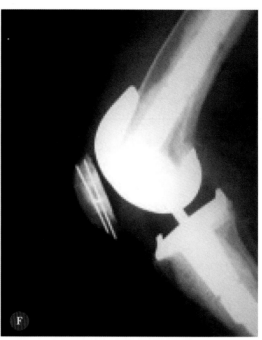

图 4-5-4 交叉克氏针技术

A.中心包容性缺损的髌骨壳；B.矢状截面；C.使用交叉克氏针，3 根克氏针形成一个支架；D.矢状截面；
E、F.使用交叉克氏针技术的髌骨修复的轴向和侧位 X 线片

Vince 等描述了当遇到舟状髌骨外壳时的治疗方案，如在广泛的髌骨骨溶解病例中可见的那样。这种情况倾向于侧向半脱位并且与外侧股骨髁形成假关节。髌骨残留骨通过中心纵向截骨故意折断，以形成内外侧"翼"。然后将髌骨碎片调整方向，使得碎片的下表面与股骨滑车相对，理论上便于中置髌骨轨迹。

4 例患者接受了髌骨的鸥翼矢状截骨术治疗。截骨的背面是用骨移植的，重塑的髌骨残余物集中在髌骨滑车上（图 4-5-5）。这种技术适用于横向椭圆形髌骨骨形壳。

对这些患者的短期随访显示，患者在体格检查中及术后髌骨轴位片发现髌骨轨迹处于中心位置。HSS 膝关节得分改善平均 32~75 分，患者明确否认膝前痛。作者仅在处理大而薄的髌骨残留骨时才推荐这种技术，在这种情况下，碎片的形状能够帮助中置轨迹。这是一个未被复制的单一中心研究结果，因此该术式的作用机制尚未明确。

处理髌骨残留骨的另一种技术使用髂骨植骨，将其形状匹配髌骨残留骨并用 4 个 1.5mm 皮质螺钉固定，皮质髂骨移植物的骨松质表面与髌骨相对。用骨松质填充所有残留骨缺损。

植骨用螺钉固定后，新的髌骨假体骨水泥就会固定在移植物上。考虑该术式，髌骨外壳不能有骨折，髌骨必须具有较好的质量以接受螺钉钉入，并且伸膝装置必须连续。需要将髌骨假体骨水泥固定到皮质表面，这可能在该界面产生术后放射性透亮线。有学者报道 2 例，随访 5 年，疗效满意。这代表了一个独特的方法与一个非常小的系列的单中心研究。

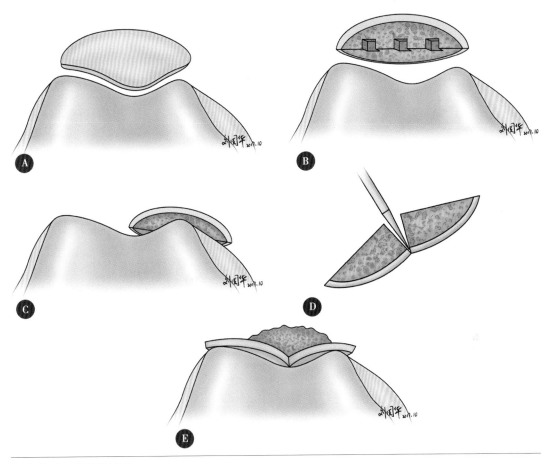

图 4-5-5　鸥翼截骨术

适用于横向椭圆形髌骨骨形壳

A. 正常髌股关节；B. 舟状髌骨外科，广泛髌骨骨溶解；C. 髌骨侧向半脱位，与外侧股骨髁形成假关节；D. 髌骨残留骨通过中心纵向截骨故意折断，以形成内外侧"翼"；E. 将髌骨碎片调整方向，使得碎片的下表面与股骨滑车相对，碎片背面骨移植，而后将重塑的髌骨残余物集中在髌骨滑车上

八、结论

在 TKA 中的髌骨翻修依旧是一个具有潜在并发症和技术不断演进的具有挑战性的术式。手术时的考虑因素包括患者行为能力、假体的固定、宿主骨存量、胫骨和股骨假体的旋转对位以及重建髌骨，同时避免进一步损伤髌骨及其供血。在解决髌骨之前仔细评估股骨和胫骨部件的位置和旋转的重要性不能轻视。进行髌骨部件翻修时却遗留胫骨和（或）股骨假体位置不良或旋转不良，都是注定失败的。目前施行的最常见的术式是针对 TKA 翻修设计的全聚乙烯髌骨假体。对于一些残留骨松质的轻度骨丢失，特殊翻修假体如双凸面髌骨假体可以给出一致令人满意的结果。对于髌骨只剩下缺损的骨皮质壳的患者，最新报道的技术有打压植骨、交叉克氏针技术、髂骨移植、鸥翼样截骨术和骨小梁金属模块髌骨假体的使用。在这些技术中，打压植骨已经显示出较好的短期临床和影像学检查结果，避免了供体部位以及内固定的并发症，并且不会再对髌骨造成更多损伤。需要从较大数量

的中心进行更长期的随访，以确定 TKA 翻修中的这些髌骨处理方式是否能够可靠地改善这些"髌骨问题患者"的预后。

（吴　坚）

第六节　伤口愈合问题

膝关节置换术的成功离不开伤口的顺利愈合。

膝关节置换术后伤口愈合问题并不少见。虽然严重的伤口愈合问题发生率较低，但一旦出现会导致康复延迟，关节功能障碍，假体周围感染，假体取出，多次手术，严重者截肢甚至死亡。因此，膝关节置换术后伤口愈合问题应该受到骨科医生和患者的重视。

伤口的愈合通常要经历三个连续的阶段：炎症阶段、增生阶段和重塑阶段。任一阶段的愈合过程出现障碍、延迟或停滞均会导致伤口愈合问题。伤口愈合问题可以有不同形式的临床表现：伤口血肿、渗出，伤口坏死、裂开，伤口感染，瘢痕过度形成等（图4-6-1）。

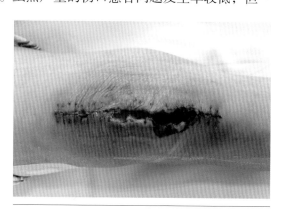

图 4-6-1 膝关节置换术后伤口坏死

影响伤口愈合的因素有很多。显然，预防伤口愈合问题的发生，远比治疗伤口愈合问题容易得多。术前要充分评估患者有无伤口愈合问题的危险因素，进行优化和改善。手术过程中注意操作细节，减少组织损伤。术后应注意伤口观察和护理。一旦发现有伤口愈合问题，应早期、积极处理。如果膝关节置换术后伤口坏死、裂开或感染，清创后皮肤软组织缺损较大无法直接缝合，就需要进行皮瓣手术来修复创面。

一、影响伤口愈合的危险因素

伤口愈合过程中会经历一系列分子水平和细胞水平事件。许多因素会影响（促进或干扰）这些事件，从而决定了术后伤口能否顺利愈合。这些因素可以分为全身性因素和局部因素。

充分了解这些影响伤口愈合的危险因素，就可以在膝关节置换术围术期对患者进行评估和内科情况优化。如果局部软组织条件不佳，则可以考虑进行预防性皮肤手术。这些预防措施有助于减少膝关节置换术后伤口愈合问题的风险。

（一）全身性因素

研究发现，可能影响术后伤口愈合的全身性因素有：糖尿病、吸烟、免疫系统疾病、药物、外周血管疾病、高龄、营养不良、肥胖等。

众所周知，糖尿病患者术后容易出现伤口并发症。糖尿病的患者往往有外周小血管病变和神经营养问题，皮肤的血运异常，血氧释放减少，氧张力低，容易出现伤口愈合延迟和不愈合。伤口愈合过程中涉及一系列生化反应和物质合成。营养不良尤其是低蛋白血症、维生素缺乏均会影响伤口修复与愈合的过程。严重的贫血或血红蛋白疾病也会影响血氧的携带、运输和释放，不利于伤口愈合。吸烟对人体多脏器都有损害。尼古丁及其分解产物会损害毛细血管循环，导致皮肤缺血，皮肤愈合困难甚至坏死。

激素具有抗炎、免疫抑制、调节糖、脂肪和蛋白质的生物合成与代谢等作用。长期使用激素的患者，蛋白质合成减少，成纤维细胞增殖受到抑制，容易出现伤口愈合困难，而且伤口愈合强度也会降低。此外，由于激素的免疫抑制作用，术后伤口感染的风险也增加。类风湿关节炎的患者术后伤口并发症发生率高，可能与多数患者长期使用激素有关。

因此，膝关节置换术前要仔细询问患者的内科病史和用药史，并检查评估身体状况。对于存在全身性危险因素的患者，要尽可能在术前进行内科优化。

糖尿病的患者行膝关节置换手术要特别重视血糖管理。围术期要检测血糖，最好请内分泌科医生会诊指导用药，控制血糖平稳。老年患者的伤口愈合过程相对缓慢，术后伤口拆线不宜过早。对合并贫血或营养不良的患者，术前要评估严重程度并寻找可能的原因。尽可能在术前提前一段时间纠正贫血和营养不良，注意补充维生素。建议患者术前和术后戒烟，目前关于术前戒烟多长时间最为有效还没有一致的意见，但最好在 3 周以上。

对于类风湿关节炎的患者，术前请风湿科会诊，调整激素或细胞毒性药物的使用。化疗药物通常不利于伤口修复与愈合。对于正在进行化疗的患者，最好推迟膝关节置换手术。

对于合并有严重心、肺疾病的患者，由于心、肺功能不全会影响外周组织灌注和氧合，因此在术前需要请内科医生进行充分的检查、评估，尽可能改善心、肺功能。此外，术中或术后的低体温、低容量、外周血管收缩等也会影响组织灌注和氧合，影响伤口愈合，应该予以重视。术中使用保温毯，围术期注意出入量平衡和水、电解质平衡，慎用影响血流动力学的药物。

（二）局部因素

目前已知，伤口部位充分的血运和血氧供给是保证伤口顺利愈合的前提。膝关节局部皮肤软组织损伤病史，如烧伤、碾挫伤，或既往手术伤口愈合不良、感染病史，均会导致局部组织血液循环差，血液灌注不足，血氧释放减少，从而影响伤口的愈合过程。如果膝关节部位接受过放疗，因放射线会损伤血管内皮，引起血管病变、闭塞，也会导致组织缺血、缺氧，术后伤口愈合能力下降。

所以，膝关节置换术前除了内科情况评估，还要重点检查膝关节部位的皮肤软组织状况。要检查局部皮肤软组织病损的范围、程度，与手术切口的关系。术前还要检查膝关节的活动度。膝关节僵硬的患者，膝关节周围软组织顺应性差，手术显露困难，需要广泛松解，术后容易出现伤口愈合问题。此外，术前还需了解整个下肢的血管情况，注意观察下肢皮肤颜色、温度以及皮肤营养，触诊外周血管搏动，如果有问题需要进一步的血管超声或血管造影检查。如果检查发现有严重的动脉硬化、狭窄甚至闭塞，则需要请血管外科会诊是否需要在膝关节置换术前进行血管手术。

如果术前评估认为膝关节局部皮肤软组织条件差，伤口愈合困难风险大，可以请整形外科医生或烧伤科医生会诊，考虑是否在膝关节置换手术前进行预防性手术：假切口手术、皮肤扩张术或皮瓣手术。

假切口手术在临床上应用多年，是在膝关节置换手术数周之前做皮肤和皮下组织切开，然后关闭切口。假切口手术可以帮助判断局部皮肤软组织愈合能力。同时，假切口手术还能够刺激和增强局部血运，有利于正式切口的愈合。如果假切口愈合良好，则可以进行膝关节置换手术。如果假切口愈合困难，则需要在膝关节置换手术前先进行预防性皮瓣手术。

近年来，皮肤扩张术的应用受到重视，尤其是存在膝关节僵直、皮肤软组织顺应性差、预计术后伤口闭合困难等情况。通过在皮下植入一个或多个皮肤扩张器，逐步扩张，可以有效地牵张局部皮肤软组织，增加皮肤面积，增强伤口愈合能力。

对于局部皮肤软组织条件很差（严重的瘢痕组织、明显的皮下组织纤维化、皮肤与骨粘连等）的情况，就需要考虑切除条件差的皮肤软组织，进行预防性皮瓣手术了。预防性皮瓣手术可以提供相对柔软的软组织袖套，对膝关节置换术后的康复锻炼影响也小。预防性皮瓣手术还有助于减少膝关节置换术后感染的风险。预防性皮瓣手术通常选择局部皮瓣或筋膜皮瓣转位。相对于肌皮瓣或肌瓣，其优点是供区并发症和功能缺失少，而且外观也好。

二、减少伤口愈合问题的手术操作

手术本身对皮肤软组织是有创伤的操作。适当的切口选择和良好的手术操作可以减少组织损伤，保护皮肤软组织的血液循环和灌注，改善组织愈合环境。而不适当的切口选择和手术操作技术则会增加术后皮肤愈合并发症的风险。因此，膝关节置换手术要强调微创理念（不同于小切口概念），注意组织保护，减少组织损伤，为伤口的修复和愈合提供良好的环境。

（一）切口选择

了解膝关节部位的解剖和血供，选择合适的切口很重要。尤其是膝关节既往进行过手术，存在先前切口的情况，更应做好手术切口设计。先前的横向切口通常对标准的膝前正中切口影响不大。先前的纵向切口如果离膝关节前正中距离比较近，则尽可能利用原切口。如果有几处纵向切口，由于膝关节的血运以内侧为优势，选择偏外的纵切口为宜。如果不能利用原切口，则新、旧切口的距离最好不要小于纵向切口长度的一半。

（二）术中显露

膝前正中切开皮肤后，向两侧分离皮下组织时注意要适度、全层，不要在筋膜浅面做过多剥离，以减少对皮肤血运的影响。术中对皮肤和软组织的夹持要轻柔。手术显露过程中要避免过度牵拉皮肤软组织。尤其对肥胖患者以及膝关节僵直、髌骨低位等显露困难的患者需要特别的注意。对这样的患者，手术切口不宜过小，做好软组织松解，皮肤软组织牵拉不要过度，以减少对皮肤软组织的损伤和血供的影响。

术中要避免过度使用电刀对组织进行切割。电凝止血时夹持组织不要过多。不正确的使用电切或电凝会造成较多的软组织损伤，损伤组织可能会发生坏死、渗出、感染，影响伤口的顺利愈合。

髌骨不稳定、髌脱位的患者通常需要在术中做髌骨外侧松解。研究发现，髌骨外侧松解会减少膝关节外侧皮肤血运，影响术后伤口愈合。因此，髌骨外侧松解操作要谨慎，避免损失膝上外侧动脉。

（三）伤口关闭

膝关节置换术伤口的关闭要注意逐层缝合。关节囊层强调结实和密闭，以利于术后功能锻炼，减少渗出。皮肤和皮下组织的对合要平整，注意缝线的间距和张力，以减少对皮肤血运的影响。关闭伤口前要仔细止血。术后血肿形成会导致皮肤软组织张力增加，血液灌注减少，容易出现皮肤缺血、坏死。血肿形成也增加了伤口感染的风险。如果术后血肿形成，康复方案要相应调整。应适当减少锻炼强度，避免屈膝活动度过大，以减少皮肤软组织的压力。如果膝关节置换术后关节肿胀明显，皮肤张力大，考虑有大的血肿形成，或者伤口持续渗出，应积极手术探查，清除血肿，清创、灌洗，止血，重新缝合伤口。

伤口敷料包扎要舒适。避免在伤口周缘使用粘贴紧密的胶布，因为术后伤口肿胀，在胶布粘贴紧密部位的皮肤容易形成水疱。

三、伤口坏死缺损的修复

膝关节置换术后伤口坏死或感染清创后的缺损创面通常需要皮瓣转位或移植修复。多种类型的皮瓣可以用来覆盖伤口，常用的有皮瓣或筋膜皮瓣、肌皮瓣或肌瓣。

皮瓣的选择要考虑伤口缺损的部位、面积、深度，假体有无外露。此外还要考虑是否合并感染。如果存在膝关节假体周围感染，在皮瓣手术之前需要彻底清创，必要时假体取出。

（一）皮瓣或筋膜皮瓣

如果膝关节伤口坏死面积不大，假体没有外露，清创后可以使用皮瓣（如果皮瓣带深筋膜结构则为筋膜皮瓣）转位或游离移植覆盖膝关节创面。

膝关节创面修复使用的皮瓣，应根据创面部位、面积、深度、邻近组织状况来选择，制订个体化的手术计划。可选皮瓣或筋膜皮瓣有膝内侧皮瓣、膝上外侧皮瓣、股前外侧皮瓣、小腿内侧皮瓣、小腿后侧皮瓣等。

膝内侧皮瓣以膝降动脉隐支为营养血管，血管蒂较长，皮瓣面积较大。由于膝降动脉隐支有一定的解剖变异或缺如，术前最好应用多普勒超声探测确认。膝关节创面采用局部转位皮瓣时，术中切取皮瓣，将皮瓣从远端向近端掀起，血管蒂不需完全分离显露，转位覆盖创面，供区创面使用皮片移植修复。

膝上外侧皮瓣以膝上外侧动脉为血管蒂，膝上外侧动脉发出皮支进入股骨下段外侧皮肤。膝上外侧皮瓣血管蒂较长，皮支解剖恒定，根据受区设计切取皮瓣，逆向转位修复膝关节创面（图4-6-2）。根据创面修复需要，膝上外侧皮瓣可以携带髂胫束。为防止皮肤与髂胫束分离，切取皮瓣时应固定皮肤和深筋膜。膝上外侧血管也有解剖变异，此外初次膝关节置换时髌骨外侧松解范围较广有可能会损伤该血管，因此皮瓣术前也应使用多普勒超声探测血管。

如果需要更大面积的皮瓣，可以采用股前外侧皮瓣。股前外侧皮瓣以旋股外侧动脉降支为血管蒂，降支发出肌皮动脉和肌间隙动脉至皮肤。其优点是皮瓣面积大，血管部位相对恒定，血管蒂长，方便切取，对供区影响不大。股前外侧皮瓣即可局部转位或逆向转位，也可游离移植覆盖膝关节伤口。

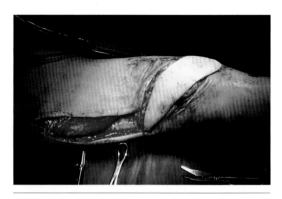

图 4-6-2　膝上外侧皮瓣转位修复膝前伤口

（二）局部肌皮瓣或肌瓣

膝关节伤口坏死或感染清创后，如果皮肤软组织缺损面积大、关节囊缺损关闭不全、膝关节假体外露，此时就需要使用肌皮瓣来覆盖伤口。

腓肠肌肌皮瓣是用来修复膝关节伤口缺损最常用的皮瓣。腓肠肌是小腿三头肌的一部分，有内侧头和外侧头，起于股骨内、外侧髁后方，两肌腹下行与比目鱼肌腱合成跟腱。在膝关节水平，腘动脉发出腓肠内侧动脉和外侧动脉进入腓肠肌内、外侧头，可以作为腓肠肌肌皮瓣的血管蒂。

内侧腓肠肌肌皮瓣较长，修复范围较大，可以对胫骨近端、胫骨结节、髌韧带、髌骨和膝关节内侧等区域提供良好的覆盖。根据膝前伤口部位和面积，设计皮瓣轮廓。切开皮肤和深筋膜后，辨别腓肠肌肌腹，分开腓肠肌内侧头与比目鱼肌，切断腓肠肌内侧头远端腱性部分。以腓肠内侧血管为蒂，将肌皮瓣掀起，通过皮下隧道转位至膝关节覆盖伤口。小腿供区创面用皮片移植修复。有些肥胖病人，在腓肠肌肌皮瓣转位后，小腿供区相对周围凹陷，而膝关节受区肌皮瓣明显高出周围皮肤，影响外观。因此，也可选择腓肠肌肌瓣转位，同侧或对侧大腿取皮片游离植皮覆盖肌瓣，小腿供区切口可以直接缝合。

外侧腓肠肌肌皮瓣修复范围较小，适用于膝关节外侧组织修复。术中应注意避免腓总神经损伤。

（三）游离肌皮瓣或肌瓣

局部肌皮瓣转位可以很好的处理大部分膝关节伤口问题。但有时候，缺损面积过大、局部肌皮瓣转位手术失败，或者患者经历了数次手术后没有合适的局部转位肌皮瓣可用，此时可以考虑使用游离肌皮瓣或肌瓣。

常用的游离肌皮瓣有背阔肌肌皮瓣和腹直肌肌皮瓣。

背阔肌肌皮瓣在临床上的使用非常广泛。相对于其他肌皮瓣，背阔肌肌皮瓣具有几个明显的优点。首先，背阔肌肌皮瓣可切取的面积宽广，肌皮瓣相对扁平，可以对膝关节伤口提供良好的覆盖，皮肤软组织厚度也比较接近；其次，背阔肌肌皮瓣以胸背血管为蒂，该血管蒂及血管分布比较恒定，解剖变异比较少。此外，背阔肌肌皮瓣的血管蒂管径大，血管长，便于在远离膝关节创面的地方进行血管吻合。受区血管可以采用股浅血管或隐血管。

腹直肌肌皮瓣的血供来自于腹壁上、下动脉。腹直肌肌皮瓣的切取不需要改变患者体位，可以包括皮肤、肌肉和筋膜。游离腹直肌肌皮瓣可以修复较大的膝部伤口，缺点是皮肤软组织比较厚，后期可能需要再次手术修整皮瓣。

四、总结

膝关节置换术后伤口的顺利愈合是膝关节置换手术成功的重要保证。随着膝关节置换手术和翻修手术数量的增加，术后伤口愈合问题也会越来越多。虽然总体来说严重的伤口愈合问题并不常见，但伤口愈合不良或坏死可能会引起膝关节假体周围感染和假体失败。

许多因素会影响或干扰伤口的愈合过程。膝关节置换手术前应对患者进行充分评估，明确有无这些危险因素，并在围术期做好优化、改善与预防，以降低伤口愈合问题的发生。

膝关节置换术手术细节对伤口的愈合也会产生影响。做好手术设计，选择合适的手术切口，贯彻微创理念，注意组织保护，减少组织损伤，可以为伤口愈合提供良好的环境。

术后一旦出现伤口愈合问题，早期、积极的处理非常重要。膝关节置换术后伤口坏死缺损的处理非常困难，需要丰富的经验和良好的手术技术。伤口问题的处理需要个体化分析和设计，选择合适的皮瓣进行伤口覆盖。可以选择皮瓣或筋膜皮瓣，肌皮瓣或皮瓣；可以局部转位也可游离移植。手术的目的不仅要使伤口愈合，还要尽力保住膝关节假体，维持膝关节的活动度，最终获得一个有功能的膝关节。

（唐杞衡）

第七节　单髁置换术后的膝翻修

一、概述

从 20 世纪 70 年代开始，由于外科手术技术以及假体设计的不断进步，以及对患者挑选的重视和正确手术适应证的把握，膝关节单髁置换术（unicompartment knee arthroplasty，UKA）已经成为治疗膝关节内侧间室骨关节炎（osteoarthritis，OA）非常成功可靠的治疗方式，已经取得了非常好的临床效果，10 年生存率为 94%~97%，15 年生存率达到 87%。随着 UKA 治疗单间室 OA 越来越流行，UKA 手术数量快速增长。由于 UKA 手术切口更小、去除骨量更少，并且能够保留前后十字韧带、髌股关节以及膝关节健侧间室，同时术后疼痛和术中失血量均会减少，所以有利于早期的康复训练，获得更好的后期功能。伴随着手术量的不断增加，以及手术的不断普及，将导致在一定的阶段因失败的 UKA 而需要翻修的病例数增加，翻修的风险日益体现出来。UKA 的翻修对于关节外科医生而言，是一个不得不面对的问题。

在 UKA 术后植入的假体组件被移出、更换，或者被添加任何一个的手术过程都称为UKA 翻修。假如 UKA 术后仅某一个假体组件松动，而另外的假体组件稳定，仅仅单独更换松动组件的手术过程，则称为部分翻修。

UKA 失败分成机械性、感染性和进展性 OA。机械性失败分为：①植入假体组件一个或者多个松动；②聚乙烯磨损；③一个或者多个组件移位或者塌陷；④不稳；⑤假体周围骨折。感染的诊断是基于细菌培养，致病菌的确定。进展性 OA 是指 OA 侵及到没有被假体置换的间室，出现疼痛和功能受限等临床症状，放射学检查提示受侵及的间室发生严重退行性改变，关节间隙狭窄。

按 UKA 失败发生的时间分为早期和晚期，在术后 2 年内发生的称为 UKA 早期失败，发生在 2 年以后的称为 UKA 晚期失败。

UKA 术后失败原因存在多种方式，关节炎进展、假体松动、感染、假体周围骨折和不明原因疼痛等。无菌性松动和 OA 进展是两个最重要的失败原因。文献报道 UKA 术后早期（< 5 年）、中期（5~10 年）和晚期（> 10 年）存在不同的失败方式，早期最常见的原因是无菌性松动（25%），其次是进展性 OA（20%），其他依次为半月板假体脱位（17%）、疼痛（8%）、感染（7%）和假体下沉（7%）。中期和晚期最常见的原因是进展性 OA，分别占 38% 和 40%，晚期无菌性松动占 29%，聚乙烯磨损占 10%。对瑞士关节登记系统 15 000 例 UKA 进行评估，UKA 失败发生率为 7.7%。其中，假体无菌性松动占 43%、进展性 OA 占 26%、聚乙烯磨损占 15%、机械性失败和骨折占 15%。

不常规开展 UKA 的单位和医生，手术量低至每年少于 10 例，存在 UKA 失败的高风险性。

评估瑞士膝关节登记系统发现，1998~2007 年 UKA 10 年的翻修率为 17.5%，澳大利亚关节登记系统为 8.7%，牛津大学 Nuffield 关节中心报道为 1.9%。

关于 UKA 翻修的结果和手术难易程度，没有一致的结论。

UKA 的推崇者认为，将 UKA 翻修为全膝关节置换（total knee arthroplasty，TKA）是一个相对简单的操作，可以获得与初次 TKA 相同的功能和生存率。假如 UKA 翻修是必需的，UKA 翻修需要的是精细的术前准备和术中的手术技巧，在技术上不比初次 TKA 困难。从技术层面看，UKA 翻修比初次 TKA 困难，但比初次 TKA 后的翻修简单。由于初次 UKA 截骨量少，随访及时，没有发生大量骨破坏，以及没有感染发生，此时失败 UKA 骨缺损少，可以通过常规 TKA 进行翻修，不需要金属垫块、移植骨块及髓内延长柄，限制性假体也没有必要。

早期关于 UKA 翻修 TKA 的报告，通常描述 UKA 翻修 TKA 为技术困难的手术，约有 50%~76% 的患者需要准备一些特殊的材料，包括骨移植、带延长杆的翻修假体，甚至定制型假体，胫骨骨缺损需要增强垫块的几率为 33%~77%。

也有报道在 1060 例牛津单髁 36 例翻修中，6 例需要延长杆假体，2 例因为胫骨骨缺损需要金属垫块，结论为 UKA 翻修 TKA 的手术复杂性及临床效果优于初次 TKA 翻修。

对英国国家关节登记系统数据比较分析，发现 UKA 与初次 TKA 的翻修所用聚乙烯垫片的厚度和限制性假体使用情况，在 UKA 翻修中聚乙烯的厚度平均为 12.9mm，TKA 翻修聚乙烯垫片的厚度平均为 10mm；UKA 翻修中限制性假体使用率为 4.19%，TKA 翻修限制性假体使用率为 2.5%。该研究显示，UKA 较 TKA 翻修需要更厚的垫片及更多会使用限制性假体，据此认为 UKA 翻修较 TKA 翻修更复杂。

随着 UKA 例数增多，失败 UKA 翻修难以避免，确定失败机制，重视面临的挑战非常重要。把术前计划做得更周密，使得 UKA 翻修 TKA 能成为一个相对简单的手术过程。

UKA 翻修 TKA 的原则：

（1）辨别 UKA 失败的原因；

（2）评估翻修手术可能遇到的问题和困难；

（3）充分准备术中可能需要使用的假体组件，例如金属垫块、延长柄等；

（4）记录手术中的发现；

（5）评估临床结果。

由于假体的移位和塌陷导致骨缺损，轻度程度的骨缺损时，失败的 UKA 翻修则较为简单，手术过程等同于初次的 TKA。中等程度的骨缺损时，骨缺损在完好的胫骨平台下 8mm 以内，使用金属垫块；严重骨缺损时，骨缺损在完好的胫骨平台下大于 8mm，使用冰冻异体股骨头，或者金属垫块加异体骨。翻修时使用移植骨块的比例为 23%~76%，使用金属垫块和胫骨延长柄的比例分别为 19% 和 55%。在胫骨平台明显骨缺损时，为获得稳定性，使用延长柄是最常用、也是可靠的方法。

翻修假体种类可有多种选择，使用 PS 或 CR 以及是否使用带延长柄的假体等，都与手术医生个人的习惯和经验有明确关系，似乎与 UKA 翻修的成功率没有关系。表面上看使用垫块或者延长柄，增加了翻修手术的难度，而实际上并没有关系，恰恰是根据骨缺损情况来使用这些特殊翻修组件，使得手术的成功率得以提高。

UKA 翻修结果报道不一致。一些研究认为失败的 UKA 翻修 TKA 可以获得与初次 TKA 相同的术后功能和假体生存率。而有些研究显示，失败的 UKA 翻修 TKA 取得相对初次 TKA 较差的功能结果，这可能与局部组织瘢痕、骨缺失、软组织不平衡，以及使用增强垫块及带延长柄假体有关。

UKA 翻修 TKA 术后存在一定的并发症，并发症发生率为 13%，包括股骨和胫骨假体的松动、关节僵硬、持续性疼痛及深部感染。

除了 UKA 翻修 TKA 外，UKA 还可再翻修为 UKA。UKA 翻修 UKA 适用于单一组件失败、轻度骨缺损、韧带完整，以及其他膝关节间室正常。UKA 翻修 UKA 从理论上讲具有一定优势，遵从初次 UKA 同样的假体植入原则，手术过程相对简单，相对 UKA 翻修 TKA 术后功能恢复更快更好。UKA 翻修 UKA 再次失败率低，仅为 8.3%，失败的原因为假体松动。

还可能遇到外侧间室 UKA 翻修的问题。外侧间室 OA 临床比较少见，发病率远远低于内侧间室 OA，是内侧发病率的 10%。同样，外侧 UKA 是内侧 UKA 的 10%，因此外侧 UKA 占全部膝关节置换的 1%。尽管如此，对于大的关节中心，外侧 UKA 也是一个不得不面对的问题。与大量的内侧 UKA 翻修的报道一致，进展性 OA 也是外侧 UKA 失败最常见的原因。一项对外侧 UKA 失败 16 个病例回顾性研究发现，术后 10 年内失败的常见原因是进展性 OA，占 56.3%，无菌性假体松动占 18.75%；10 年以后的失败原因仍然是进展性 OA，而第二位的失败原因为聚乙烯衬垫磨损。超过 40% 的病例失败发生在 5 年以内，平均发生在术后 9.4 年，30% 假体生存时间超过 15 年。外侧间室 UKA 的翻修较内侧困难，骨缺损更常见，大多采用翻修膝关节假体系统进行翻修。

关于 UKA 翻修 TKA 的再翻修，来自瑞士关节登记系统的报告提示初次 TKA 术后 5 年的翻修率为 4%，UKA 翻修 TKA 术后 5 年的再翻修率为 7%，几乎是初次 TKA 翻修的 2 倍。翻修原因为松动和感染，平均翻修时间为 6.1 年。如果将 UKA 翻修 TKA 后的失败，与初次 TKA 后的失败来比较，不尽合理。两者的手术患者情况：年龄、疾病程度、术后活动度等，都不一样，UKA 失败后翻修时胫骨平台的骨缺损情况，显然大于初次 TKA。而合理的比较应是 UKA 翻修的失败和初次 TKA 失败翻修后的结果之间进行。

二、感染

UKA 手术后感染发生率一般为 0.2%~1.0%，大约相当于 TKA 手术的 50%。它的一个显著特征为人工关节假体和自身软骨组织同时存在感染。UKA 感染尽管发生率不高，但是后果严重，需要采取多学科联合的诊断和治疗，以彻底根治感染并尽可能恢复关节的功能。慢性感染不可能通过保守治疗而治愈。在 UKA 疑似感染的诊断标准及操作流程上与 TKA 基本相同，但是核素扫描这一检查对于 UKA 术后感染的判断帮助不大。UKA 术后植入假体下方骨保持吸收放射性核素的活力，这一状态可以持续数年，因此扫描图上出现的热区显像并不一定表明存在假体周围感染或者松动。C- 反应蛋白（C-reactive protein，CRP）或者红细胞沉降率（erythrocyte sedimentation rate，ESR）对于判断 UKA 假体周围感染是一种非常有效的监测指标，但在感染初期 2~3 周内，上述两指标不一定明显升高。关于关节滑液中炎性标记物的检测及炎症细胞的计数、分类，在疑似 TKA 感染的诊断中已初步达成共识，但这方面的数据在诊断 UKA 感染中的意义仍需研究。

（一）急性感染

UKA 术后早期出现急性感染，其诊断及治疗的方式与 TKA 相同。手术治疗前常规关节液穿刺，标本留作生物学检测，注意所有抗生素至少停用 3 周。早期切开彻底清创，更换半月板垫片及用敏感抗生素抗感染，一般情况都能够较好的控制感染。特别注意的是 UKA 急性感染不推荐使用关节镜下关节腔灌洗治疗，相比较而言，开放清创及半月板垫片更换这一治疗方式更加有效并且可靠。

（二）慢性感染

急性感染治疗失败，或者晚期的感染发病均属于 UKA 慢性感染范畴，诊断标准同 TKA 术后感染，主要依赖于临床表现、影像学检查及细菌学检测。最早的影像学表现可能为对侧正常间室关节软骨变薄、关节边缘关节面下方骨溶解，后者提示存在感染及慢性滑膜炎。急性类风湿关节炎发作时也可有此影像学表现，必须注意鉴别。另外，UKA 术后感染假体下方存在明显的透亮线（>2mm），并且该不明透亮线仍在不断扩大，这一点与 UKA 术后正常的生理透亮线完全不同，生理透亮线稳定，且厚度 <2mm，据此也可作为诊断的一个参考指标。

慢性感染的诊断一旦明确，治疗方式基本确定，即取出感染的 UKA 假体，全滑膜切除，彻底清除所有感染的炎性组织，依据具体情况决定是否采取一期或二期 TKA 翻修手术。一期 UKA-TKA 翻修手术的最佳适应证为慢性 UKA 感染，致病菌术前已经从关节穿刺液明确，且对某种抗生素治疗敏感，预计感染组织及炎性组织能够完全清除。事实上与TKA术后感染相比，UKA术后感染的彻底清创更加容易、有效，这也解释了为什么在标准抗生素疗法及非抗生素骨水泥使用的情况下仍然能够得到彻底根治。大多数学者倾向的二期手术治疗，是目前治疗术后深部感染最常用的方法，而且对防止复发十分有效。首先取出人工关节假体，切除对侧间室的关节软骨面，用含有抗生素的骨水泥间隔器填充以维持正常的关节间隙，减少瘢痕及软组织收缩，并可缓慢持续释放高浓度抗生素，为控制感染和二期翻修创造有利条件。有3种类型的间隔器可供选择，包括单间室间隔器、传统固定型双间室间隔器和仿关节骨水泥间隔器。考虑到彻底清创需要去除所有感染的关节软骨组织，临床上推荐使用双间室骨水泥间隔器。间隔器可以是静态的或者活动的，这完全取决于医师的偏好。二期TKA翻修术中单髁假体取出后往往残留不同程度的骨质缺损，需要使用不同的骨填充技术，包括骨水泥充填、金属垫块、自体或异体骨移植。一般需用带有延长柄的胫骨假体的组合式翻修假体系统，或定制假体，甚至铰链式假体（图4-7-1~图4-7-4）。

　　但是，二期手术仍有不足之处，在第一阶段清创处理后伴随至少3个月左右的膝关节功能限制。尽管使用仿关节间隔器，患者的日常活动能力仍然不能令人满意。第二阶段手术植入新的人工假体的同时，也可能为患者带来更高的感染风险。文献报道二期翻修手术失败率高达25%，其中近1/4为感染所致。另外，二期翻修住院时间长、需要两次手术、医疗费用高，给患者带来心理和生理压力不容小视。

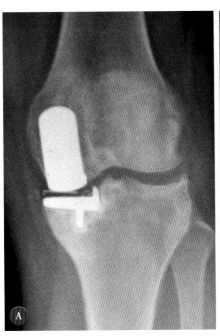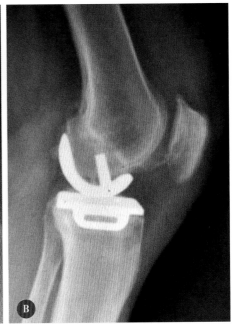

图4-7-1　膝内侧间室关节炎行单髁置换手术治疗

A. 正位片；B. 侧位片

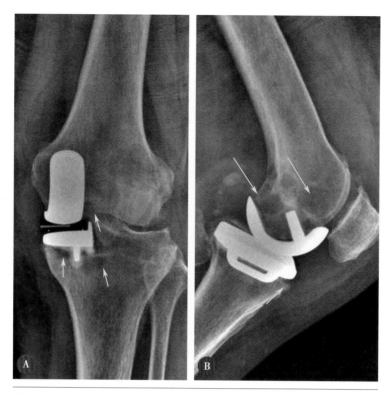

图 4-7-2 UKA 术后 1 年膝关节胫骨假体下方可见明显的透亮线（厚度 > 2mm），假体周围多处可见骨溶解现象（黄色箭头），膝关节外侧间室间隙变窄

A. 正位片；B. 侧位片

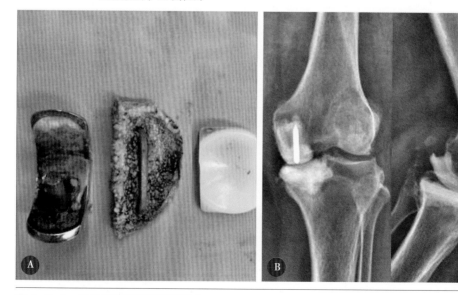

图 4-7-3 膝关节感染二期翻修手术

第一阶段先行膝关节开放清创术，术中取出感染的单髁假体，显示股骨、胫骨假体松动，表面覆盖一薄层细菌生物膜。彻底去除感染组织，用含万古霉素的单间室仿关节骨水泥间隔器填充。A. 术中取出的单髁假体及垫片；B. 用含万古霉素的单间室仿关节骨水泥间隔器填充后正侧位 X 线片

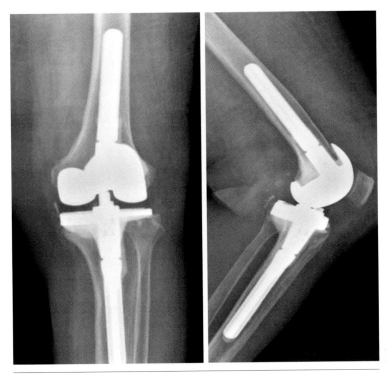

图 4-7-4　膝关节感染完全控制，用髁限制型膝关节假体（LCCK）翻修，术中用带延长柄的股骨和胫骨假体，金属垫块填充内侧胫骨平台骨缺损

三、内侧胫骨平台骨折

胫骨假体周围骨折（tibia plateau fracture，TPF）是单髁置换术一个相当少见的并发症，但一旦发生临床处理往往比较棘手。近年来，单髁置换术越来越引起关节外科医师的兴趣，伴随着手术量逐年递增，这一并发症有逐年增加的趋势。关节假体周围骨折在术后当天至术后数年随时可能发生，平均发生时间在术后 19 个月，约占特异性并发症总数的 5.0%~6.8%。关于 UKA 假体周围骨折的发生率，不同国家的关节注册中心报道不一。英国关节注册中心（NJR）统计了 2003~2015 年 75 719 例 UKA 的假体周围骨折发生率为 3.26%。牛津大学 Nuffield 骨科中心统计了 1998~2009 年共 1000 例 Oxford 三代骨水泥型 UKA，无一例 TPF 发生。瑞典关节注册中心报道 1992~2002 年 UKA 翻修病例中骨折发生率为 1%。新西兰关节注册中心登记的 TPF 发生率为 0.2%。美国 Luke 医疗中心报道 62 例 UKA 中 TPF 发生率高达 4.8%。TPF 经常在 UKA 围术期发生，即假体获得稳定的二期生物学固定之前。术后发生率高于术中，文献报道早期康复锻炼 3 个月内比较多见，一般发生于术后 2~12 周。术中骨折如果没有明显移位，术后平片经常不容易发现，一般下床负重行走致骨折移位，膝关节突然剧烈疼痛、肿胀或者内翻畸形才得以诊断。

（一）原因
UKA 手术在处理单间室病变中具有较大的优势，但是技术要求非常高，需要术者有丰富的临床经验。TPF 作为一个少见且严重的并发症，尽管文献多以个案报道为主，实际发生情况可能更加普遍。特别是对于初次开展 UKA 手术经验不足的医生，技术性的错误往往是 TPF 发生的主要原因。骨折可归因于由各种因素引起的在置换侧近端胫骨上压力负荷过大或胫骨平台抗压载荷减退，比如假体型号过小、股胫角不佳、矢状面截骨时胫骨锯片倾斜致截骨过深，而损伤后方骨皮质。局部应力增加或胫骨平台抗压能力减退，都会导致假体下沉骨折。

1. **骨平台抗压载荷减退的因素**　矢状面截骨时胫骨锯没有与导引截骨器保持平行，锯片倾斜致截骨过深损伤后方骨皮质。研究表明胫骨锯片呈 10° 后倾角进行垂直截骨后，胫骨平台的抗骨折载荷下降近 30%，因而被认为是 TPF 的首要风险因素。对于缺乏经验的手术医师，后倾截骨的可能性高达 30%。

另外，水平截骨量过多，特别是对于体型偏小的亚洲人群，胫骨假体下方支撑骨量 / 面积不足致抗压载荷减少。

为放置胫骨假体立柱，用胫骨鹰嘴凿制备骨槽时，频繁开凿晃动，常常突破前后方骨皮质而损伤胫骨周缘的坚硬骨质，或者开槽过深，接近甚至穿透骨皮质，都是手术技术不恰当而导致术中或术后的 TPF（图 4-7-5）。

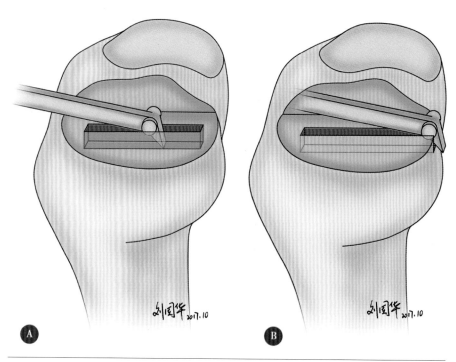

图 4-7-5　手术技术不恰当导致 TPF

A. 开凿器准备胫骨假体骨槽，未使用开槽挡板限制，开槽深度可能过深；B. 开凿器过于偏后，损伤了后方骨皮质

其他损伤胫骨近端皮质环结构的因素也可减少胫骨平台的抗压强度。有研究表明，胫骨截骨导引器反复调整易使固定螺钉在胫骨前方皮质反复钻孔，当钉孔（pinhole）数量超过

3 个，甚至钻孔累及内侧骨皮质，钉孔所导致的局部应力集中，使得 TPF 风险会大大增加。

研究发现 TPF 与单髁假体设计有相关性，比如 P.F.C.Sigma（Johnson & Johnson）和 Duracon（Howmedica Osteonics Corp）假体，其固定螺钉孔过于靠近胫骨前内侧骨皮质，反复钻孔形成了局部受力薄弱点，容易发生应力集中而诱发骨折。

特定风险因素包括使用带桩、立柱或者鱼鳍柄样的胫骨组件，在术中胫骨骨槽准备或者锤击置入胫骨假体过程中，因锤击力量过大或不均匀造成胫骨平台骨折，也可因为假体置入过程中近端胫骨产生多个钉孔或凹槽，此处形成应力集中点，导致术后诱发应力性骨折。

也有文献报道机械性因素或骨水泥致胫骨平台表面发生缺血性骨坏死，继而诱发产生应力性骨折，但无进一步研究证实。除此之外，为避免与前交叉韧带撞击，胫骨组件过度靠内放置，导致下方支撑骨量不足，可能诱发胫骨骨折。

患者选择不合适也是 TPF 的风险因素。比如，代谢性疾病如严重骨质疏松症患者，胫骨平台支撑力明显减低，TKA 可能是比较合适的选择。与骨质量下降相关的因素还包括：类风湿关节炎、骨质疏松症、骨软化症、Paget 病、骨硬化症、成骨不全症等。文献报道胫骨抗骨折载荷与骨密度存在强相关性，BMD 很小的患者使用非骨水泥型假体具有很高的 TPF 风险，此类患者推荐选用骨水泥型假体。

2. 引起胫骨平台负荷过载的因素 手术操作技术不当，使用大号锤子并且锤击力量过大，特别是非骨水泥型胫骨假体的稳定需要假体 – 骨完全压配，敲击过程中容易发生骨折。

其次，术中 UKA 假体大小选择不当。股骨假体偏大在矢状面上有明显的后方凸出，负重位屈膝时对胫骨平台产生巨大的压应力。

需要强调的是选用合适大小的胫骨组件非常重要，研究发现如果胫骨假体尺寸过大，负重屈曲位时胫骨底板的非支撑部分会承受巨大的压应力，导致应力性骨折，胫骨假体尺寸过小或者过于靠内侧放置，将会导致从胫骨假体向胫骨平台的载荷传导不充分，应力集中在胫骨平台的一个小而偏心的区域，导致胫骨平台应力性骨折（图 4-7-6）。

另外，术中 UKA 假体位置放置不准确，为达到下肢力线维持轻度内翻的目的，内侧间室负荷过载等也是主要原因。有限元分析表明，胫骨组件内外翻倾斜会显著影响胫骨内侧髁的应力集中以及假体 – 骨界面的接触应力分布。当胫骨假体逐渐从外翻位变为内翻位倾斜时，股胫假体接触点内移，干骺端内侧骨皮质的应力集中、剪切应力及界面接触应力均显著增加，10° 内翻倾斜位应力集中增幅高达 50%，这一风险因素累积或叠加其他因素，可能诱发骨折。考虑假体生存率，应避免过度内、外翻位放置胫骨组件，推荐的最佳位置为中立位 0° 至轻度内翻 3°。

最后，对于患者过于肥胖的风险，研究表明患者体重 > 80kg 或者体重指数 BMI > 32，内侧间室负荷过载导致 UKA 失败的风险大大增加。

基于上述原因，为了尽可能避免骨折的发生，我们推荐：①胫骨截骨不能太激进，遵循由少到多的原则，尽可能保留较多的骨量；②胫骨锯垂直截骨时应特别注意保护后方骨皮质，避免锯入过深；③为胫骨假体骨槽准备足够的植入空间、骨槽准备操作轻柔；④植入假体时避免过度用力敲击；尽量恢复下肢的力线，避免内翻畸形纠正不足；⑤假体位置安放良好、覆盖正确不偏内；⑥假体大小选择合适、避免过小；⑦对于年老或者明显骨质

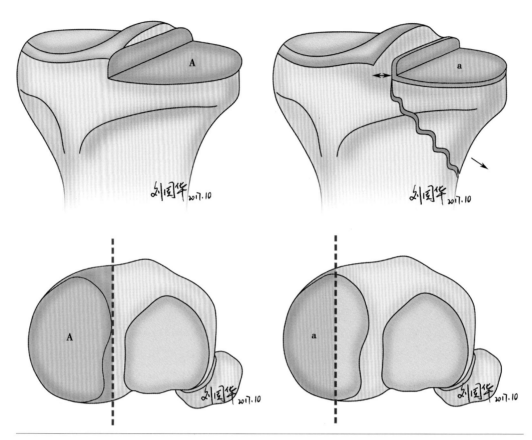

图 4-7-6　胫骨假体大小选择

A.胫骨假体大小合适，假体外侧缘紧贴内侧髁间棘内侧截骨面；a.胫骨假体选择过小，并且假体过于靠内侧放置，压力载荷过度集中在小而偏心的区域，胫骨内侧平台骨折风险高

疏松患者，适当推迟术后负重时间，并加强骨质疏松的药物治疗。

（二）病理解剖

膝关节内侧副韧带（medial collateral ligament，MCL）形如计时沙漏，强大的纤维束从股骨内侧髁向下方延伸至胫骨内侧髁及相邻骨结构的广泛区域。因而，即便有轻微的 TPF 发生，也能够较好维持 UKA 假体的稳定。对于无移位 TPF，MCL 能够使股骨 - 胫骨假体间隙保持不变，可移动半月板垫片不容易发生脱位。而如果 TPF 向远端移位，内侧平台向下塌陷，下肢股 - 胫轴会出现明显的内翻畸形。

（三）治疗

关于胫骨假体周围平台骨折的治疗，意见并不统一。有学者倾向保守治疗，因为骨折程度一般比较轻，并且骨折能够自行愈合（图 4-7-7）。也有学者认为保守治疗效果不佳，骨折愈合不满意，临床疗效较差，最终仍需 TKA 翻修。一般而言，对于 TPF 的处理，需要综合考虑以下几个方面：患者的症状、骨折发生的时机（术中诊断还是术后诊断）、骨折移位的程度、假体有无松动、内翻畸形的程度以及患者对手术方式的主观接受程度等。如果骨折基本无移位、发生时间距离 UKA 时间久、没有并发关节假体松动，可以尝试保守治疗；如果骨折伴有移位，但关节假体没有松动，可以采取切开复位内固定术；如果伴有可疑假体松动，应当毫不犹豫选择 TKA 翻修手术。

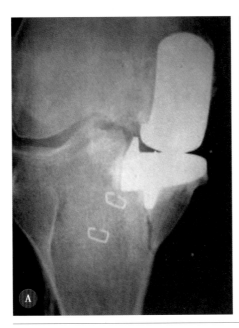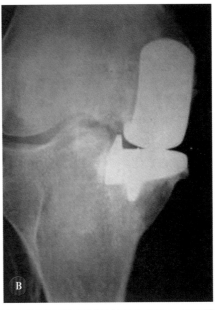

图 4-7-7　术后 X 线片

A. 术后即刻显示胫骨平台骨折，无移位；B. 术后 6 周显示骨折愈合

1. **术中诊断**　UKA 术中如果发现 TPF 骨折，及时采用积极的治疗手段是必需的选择，因为一旦发生骨折，意味着胫骨假体的稳定性受到极大的挑战。没有明显移位的骨折，可以采取石膏托或者支具固定的方式，严格限制负重活动，4~6 周后复查 X 线片，骨折临床愈合方可下床活动。研究表明，保守治疗期间如果骨折愈合且无进一步移位，临床疗效仍会比较满意。更多的学者认为采用直接复位，内固定的方式比较可靠，特别适用于移位的骨折。关于固定的方式，可以选用 2~3 枚空心拉力螺钉或者一块支撑接骨板固定。研究发现支撑接骨板比中空螺钉固定强度更高、稳定性更好。

2. **术后诊断**　UKA 术后发生 TPF 的风险高于术中，基本的治疗原则同术中 TPF 处理一致。如果术后早期诊断，骨折无明显移位或者轻度移位，用夹板或石膏外固定，限制下床负重，维持良好的下肢力线直至骨折愈合。一般而言，只要骨折愈合，可以接受 5° 以内的内翻畸形。这与 TKA 术后下肢力线内翻会带来严重并发症（偏心性负荷过载、倾斜及假体松动）完全不同，事实上 UKA 术后保留轻度内翻也是手术的目标之一。如果骨折发生明显移位，胫骨假体无松动，可以采用切开复位，支持接骨板内固定治疗。术中如果发现骨折块小或骨块质量差难以牢固固定，直接采用 TKA 翻修是比较合理的选择。

如果经保守治疗骨折仍无愈合表现，内固定后即使愈合仍然持续疼痛伴功能障碍，或胫骨内侧髁明显塌陷，伴部分骨质缺损，或胫骨假体松动，毫无疑问需要进行 TKA 翻修。

研究报道胫骨假体需要选用带延长柄的假体，骨缺损需加用金属垫块，对大的骨折块以辅助拉力螺钉或支撑接骨板内固定。

四、活动半月板脱位

随着活动半月板单髁膝关节置换术的发明，半月板脱位的并发症才开始出现。聚乙烯衬垫脱位是 UKA 术后最常见的并发症，多见于术后 2~7 个月，约占特异性并发症总数的 47%~51%。英国国家关节登记系统显示在活动半月板单髁膝关节置换术中，因为活动半月板脱位或者半脱位而翻修的发生率为 1.2 个 /（1000 个·年），10 年的翻修率为 0.1%。在一项关于第三代牛津单髁置换术因活动半月板脱位而导致翻修的 meta 分析，其纳入了 34 个研究，包括 10 125 个膝关节，平均随访 54 个月，共发生 74 个脱位，翻修率为 0.73%。英国国家关节登记系统显示因活动半月板脱位而导致翻修的翻修率非常低，可能与手术医生还没认识到翻修的原因为半月板脱位 / 半脱位相关。据牛津单髁设计者 1000 例手术 10 年随访报道，绝大多数活动半月板脱位发生在早期，发生在术后 2 年内，半月板脱位总的发生率为 0.5%。澳大利亚关节登记系统显示脱位率为 6.5%。其他报道的脱位率总体较低，在 0.6%~1.2% 之间。

（一）原因

衬垫脱位一般都是由于外伤所激发的，也有少数是因为活动方式不当产生的。研究表明，过度屈曲膝关节、膝关节屈伸间隙不平衡、膝关节内翻程度 > 5°、膝内侧副韧带松弛或损伤、撞击、活动型衬垫、衬垫型号过小或继发于金属假体松动，都是导致衬垫脱位的潜在诱因。

1. **原发性脱位** 半月板假体脱位必备两个条件，一个是关节分离，另一个是半月板假体移位，两个因素叠加才能导致半月板假体脱位。原发性半月板假体脱位是最常见的脱位形式，绝大多数与手术操作失误有关，所以通常发生术后早期。下面所列的一些手术失误与半月板假体脱位有明确关系。

（1）没有去除股骨后髁骨赘：当膝关节屈曲，特别是极度屈曲时，活动半月板衬垫与股骨后髁骨赘产生撞击作用，拉伸韧带，关节间隙张开，使得半月板假体前脱位（图 4-7-8）或者后脱位（图 4-7-9）

（2）膝关节屈曲 20° 和 110° 间隙不平衡，或者内侧副韧带损伤。

（3）存在突出胫骨平台假体表面的骨水泥残留，对半月板假体产生撞击。

（4）股骨假体放置偏离股骨髁中线，从而导致半月板假体远离胫骨平台假体外侧壁，半月板产生旋转移位。

（5）即使屈伸间隙平衡，插入太薄或者太厚的半月板假体均可导致半月板脱位。插入一个相对于关节间隙小的半月板假体，理论上来说，半月板脱位的可能性明显增高。而初学者认为插入一个更厚的半月板假体更安全，更不容易脱位，实际上这是错误的认识。插入太厚的半月板，产生关节间隙填塞效应，半月板脱位的风险增加，另外还可导致术后疼痛和恢复延迟。

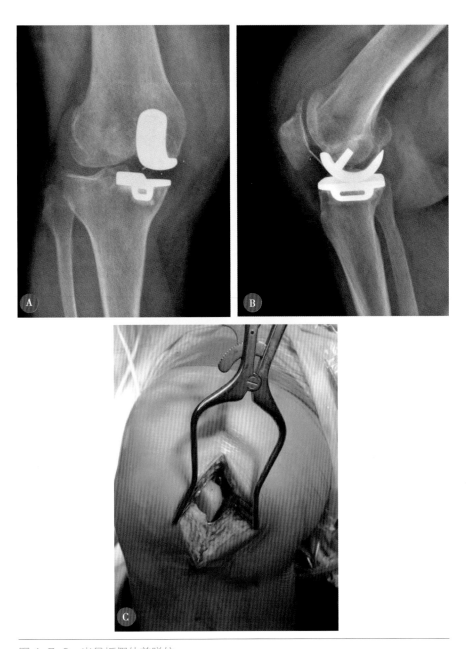

图 4-7-8　半月板假体前脱位

A. 正位片；B. 侧位片显示股骨后髁残留大的骨赘；C. 切开关节囊发现半月板假体前脱位

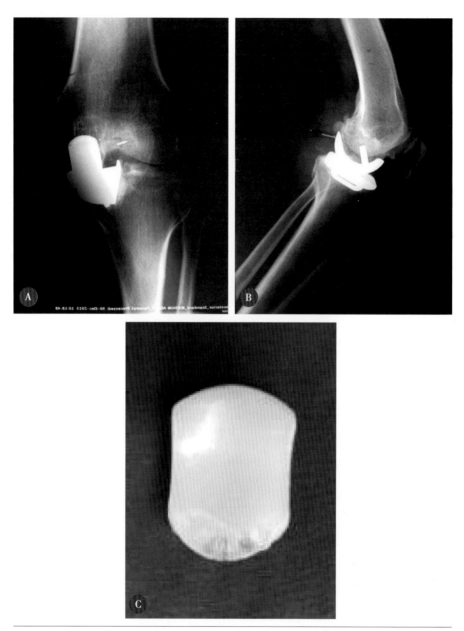

图 4-7-9　半月板假体后脱位

A.正位片；B.侧位片；C.半月板假体后侧磨损

2. 继发性脱位　比较少见。通常由于胫骨平台假体和（或）股骨假体松动、下沉，导致金属假体对半月板假体的捕获性下降，产生半月板继发性脱位。然而，韧带的自发性拉伸，以及撞击导致过屈或者过伸位韧带的拉伸，这种情况很少发生，由此因韧带延长导致的继发性脱位极少发生。

3. 创伤性脱位　极少发生。功能完全正常的单髁置换后的关节，由于创伤导致膝关节极度屈曲或者极度过伸，损伤内侧副韧带，或者瞬间拉长内侧副韧带，偶然可发生半月板脱位。

（二）诊断

半月板脱位既可以发生在负重状态下，也可以发生在非负重状态下。例如从椅子站起，或者起床的动作，可以引起半月板假体脱位，导致膝关节疼痛，活动受限，行走困难，患者会寻求紧急的救治。而脱位也可以在毫无知觉的情况下发生，即使半月板脱位，相对的胫骨和股骨金属假体相互支撑，仍能负重行走。

由于半月板假体的特殊设计，假体的前缘和后缘相对于假体的最低点分别高出 5mm 和 3mm，也就意味着前缘相对于后缘高出 2mm，所以前脱位及后脱位都不容易发生。特别是后脱位更难以发生，只有当膝关节屈伸间隙不平衡，或者存在内侧副韧带损伤情况下，半月板假体发生旋转和（或）关节间隙张开，才可能发生半月板脱位。临床上更常见的是前脱位，脱位的假体位于关节前间隙，或者位于髌上囊。后脱位假体位于后关节间隙。解剖型半月板假体增加了外侧边的长度，具有外旋的功能，使脱位率明显下降，但手术失误导致的屈伸间隙不平衡和内侧副韧带损伤，仍然不能避免解剖型半月板假体的脱位。

X 线摄片能够提示脱位的半月板的位置，还可以提供导致脱位的可能原因，需要仔细观察是否存在股骨后髁骨赘、残留骨水泥以及金属假体是否存在移位。

（三）治疗

对于半月板假体脱位，偶然可能会发生在麻醉后半月板自行复位的情况。但通常需要行关节囊切开，取出脱位的半月板，并确定脱位的原因。绝大多数可以通过关节前切开方式，取出脱位的半月板，极少数情况需要添加关节后侧切口，从后侧取出半月板。当从前方取出脱位的半月板极度困难的情况下，也可以考虑先取出股骨髁假体，增加关节间隙。在取出半月板之后，再重新用骨水泥固定股骨髁假体。

根据发生原因还需做更具体的处理方案：针对内侧副韧带损伤或松弛可以采取对应的手术修补和加固内侧副韧带；针对撞击可以采用关节镜对撞击产生点作清理术；针对较轻的并发症可以采用更换加大型号的衬垫；针对较严重的并发症或更换衬垫后仍然发生脱位的患者，可以采取 TKA 翻修手术。

1. 原发性脱位　当股骨髁和胫骨平台假体非常稳定时发生半月板脱位，寻找并处理导致脱位的其他原因变得非常重要。任何可能与半月板假体产生撞击的骨赘和骨水泥残留都需要被清除，股骨后髁残留的骨赘通过骨凿清除。脱位的原因处理后，通常插入同一个型号但厚度大一号的解剖型半月板假体（图 4-7-10），但要防止内侧副韧带过紧。

复发性脱位比较少见。当屈伸间隙不平衡，以及存在内侧副韧带损伤发生半月板脱位，即使更换同一个型号但厚度大一号的解剖型半月板假体，还可能继续发生半月板脱位，并且反复发生脱位。这时，全膝关节翻修是唯一的选择。

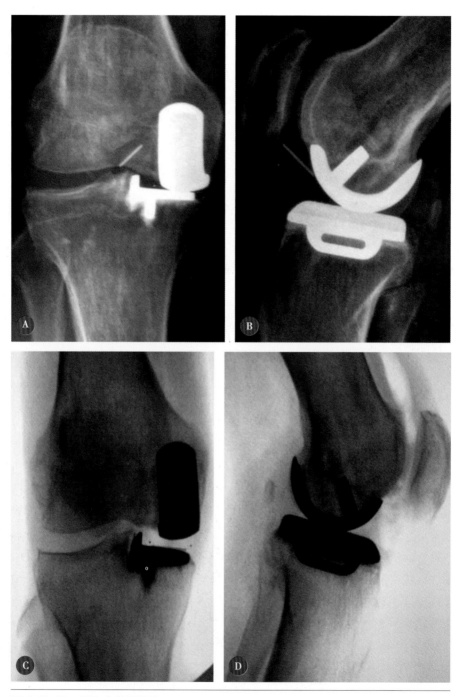

图 4-7-10 更换半月板假体

A、B. UKA 术后半月板假体前脱位；C、D. 更换同一个型号但厚度大一号的解剖型半月板假体术后

2. 创伤性脱位　因创伤而发生半月板假体脱位的几率非常低，手法复位也许有效，但更有效的方法是更换一个新的同型号的半月板假体。

3. 继发性脱位　无论是股骨侧假体还是胫骨侧假体，以往采用骨水泥固定，近几年才开始采用非骨水泥方式。多年以来，对于骨水泥固定假体松动发生的原因和表现有较深刻的理解。可能由于非骨水泥固定假体松动的发生率非常低，且导致松动的原因不同于骨水泥固定假体，所以对于非骨水泥假体松动的机制还缺乏了解。

偶尔情况下，金属假体的松动会引起半月板假体的脱位。以下主要讨论固定金属假体松动的问题。

在国家关节登记系统，假体松动是关节置换手术失败的最常见原因之一，但非骨水泥固定假体比骨水泥固定假体松动发生率少见，英国国家关节登记系统假体松动的发生率为 4.01 例 /（1000 例·年）。而检索发表的文献，发现假体松动率比国家关节登记系统要低得多。牛津大学 15 年的随访结果仅仅报道 1 例股骨假体，1 例胫骨假体松动。分析国家关节登记系统记录的假体松动率高的原因，可能与上报的医生对位于假体下方的生理性透亮线误判为病理性透亮线有关。

（1）金属假体松动的诊断：对于牛津单髁膝关节置换，金属假体松动的唯一可靠的放射学证据是假体移位。比如，松动的胫骨假体表现为倾斜，松动的股骨表现为绕着固定栓旋转。对于假体移位的诊断，需要对两张术后间隔一段时间的 X 线片进行比较，只有高质量的 X 线片才能反映出假体位置细微的变化。两次摄片的质控标准一致，在影像增强器监视下，调整球管射线的角度与关节间隙平行。

由于单髁置换术后胫骨假体下骨存在骨改建，并持续多年，典型的骨扫描显示胫骨侧摄取增加，而股骨侧并不存在摄取增加，因而核素扫描报告提示胫骨假体松动。根据扫描报告进行翻修会发现实际情况与报告结果相反，术前报告提示胫骨假体松动，股骨假体牢固，而手术实际情况往往是胫骨假体牢固，股骨假体松动。骨扫描非常容易引起误导，建议不要将核素扫描用来判断金属假体是否松动。

稳定的透亮线在骨 – 水泥界面非常常见，不能作为假体松动的证据。由于医生对生理性透亮线的良性性质不熟悉，才产生对生理性透亮线的误判，导致不必要的翻修。由于股骨假体病理性透亮线难以观察到，所以股骨假体的松动的诊断难以确定。假如怀疑可能存在股骨假体松动，推荐在膝关节屈曲 90° 和完全伸直状态下拍摄侧位片，这样可以显示股骨假体移动的征象，从而诊断股骨假体松动。

（2）金属假体松动的原因：一些来自对检索资料研究的证据认为，后期的胫骨平台假体的松动与累积效应有关，在膝关节完全伸直的状态下，半月板假体前缘对胫骨平台假体的冲击负荷增大，在膝关节屈曲时，半月板假体对胫骨平台假体的冲击负荷减小。在往复的冲击负荷改变中，胫骨平台骨质发生微量形变，导致与胫骨平台假体接触面之间产生极少量的相对微动，长此以往胫骨平台骨质发生疲劳性松动。

（3）金属假体松动的治疗：由于胫骨平台假体和（或）股骨假体松动、下沉，导致半月板假体脱位。半月板继发性脱位的治疗主要是针对金属假体的松动。对于早期松动，只要假体下骨质没有被严重侵蚀，使用同一型号的新的假体替代松动假体，使用骨水泥固定，并且更换一个新的半月板假体，可能是一种行之有效的方法。然而，对于晚期松动，可能存在大面积的骨缺损，最好立即采取全膝关节翻修术。

五、外侧间室骨关节炎

虽然膝内侧 UKA 后外侧间室进展性 OA 非常少见，但却是内侧 UKA 失败的主要形式，也是翻修最重要的原因，约占特异性并发症总数的 3.4%~3.8%。美国的一项荟萃分析报道，在膝内侧 UKA 失败中无菌性松动占 36%，进展性 OA 占 20%。术后早期失败主要原因是无菌性松动（26%），而中、晚期失败的主要原因为进展性骨关节炎（38%、40%）。

尽管膝外侧间室 OA 的发病率在不同的病例报道和关节登记系统数据中各有不同，但膝内侧 UKA 后外侧间室严重的进展性 OA 需要翻修的风险比较低，尤其在避免了膝关节过度矫正的情况下，外侧间室进展性 OA 发生率更低。牛津大学 Nuffield 医院研究报道了 1000 例骨水泥型第三代牛津单髁膝关节置换术 15 年随访结果，平均 7 年随访时间（1.9~11.4 年），因外侧间室进展性 OA 需要翻修 25 例（2.5%）。通过膝外侧间室进展性 OA 与对照组配对研究，并没有明确导致这种退行性改变的原因。英国国家关节登记注册中心的数据显示，膝内侧 UKA 后因外侧间室进展性 OA 而行翻修术的占 2.6%。另外有随访 20 年的研究，报道膝外侧间室进展性 OA 发生率为 2.3%。

（一）诊断

主要症状表现以膝关节外侧部疼痛为主，有时疼痛不仅局限于膝外侧。早期的影像学特征为外侧膝关节间隙的狭窄，它可能远早于膝关节疼痛开始，接着软骨下骨硬化，膝关节间隙消失。膝外侧间室边缘骨赘非常常见，但不一定发展为退行性骨关节炎。膝关节 MRI 也可作为一种辅助检查方式。

（二）原因

一些学者认为 UKA 后对侧间室骨关节炎是缓慢进展且不可避免的，最后发展为全膝关节骨关节炎，它是一种时间相关性的结果，膝关节腔内的植入假体材料可能加速这种退变过程。假如果真如此，那么应该会有膝外侧间室和髌股关节同时发生退行性骨关节炎的证据。一项 UKA 术后 1 年和 10 年的影像学对比研究并没有发现这一现象发生。此外，因退行性变所致的膝关节翻修率非常低（15~20 年约 2.5%），况且由于髌股关节退行性改变而行翻修术的几乎没有发现。一般认为，UKA 可以有效治疗膝关节骨关节炎，说明根本的病因是局部的机械应力变化。少数发生在 UKA 术后外侧间室退行性改变的病例可能与一些因素相关，包括手术适应证的把握、手术技术、炎症性膝关节炎及低度的膝关节感染。

多数学者认为，术中股胫角过度纠正所致的对侧关节负荷明显增加，膝内翻畸形过度矫正为膝外翻是膝外侧间室 OA 的最主要原因，建议 UKA 术后遗留轻度膝内翻来避免过度矫正。膝内侧 UKA 术后改变了膝内、外侧关节间隙（61.8%），膝外侧间隙比内侧关节小（13.7%）与膝外侧进展性 OA 和胫骨平台磨损相关。因为膝内侧单髁关节置换术可以改变膝关节力线及关节表面应力分布，继而影响关节软骨活力，导致膝外侧间室进一步退行性改变和疼痛。还有部分病例的原因是由于衬垫假体磨损产生大量聚乙烯颗粒，其刺激滑膜快速增生，进而破坏对侧关节软骨。

膝单髁置换术必须遵循的重要原则是：通过选择适当厚度的聚乙烯垫片，恢复内侧副韧带的正常张力、术后的正常胫股角以及下肢正确的力线，而并不是由手术者在术中任意选择决定，以上结果都与聚乙烯垫片厚度的选择有关。只有内侧副韧带解剖完整并且张力合适，才能避免过度矫正，这一点至关重要。

（三）治疗

如果出现明显的膝外侧间室骨关节炎的临床症状，则需外科手术治疗。膝内侧 UKA 术后的外侧间室进展性 OA 的标准治疗方法为翻修成 TKA（图 4-7-11）。从技术角度来看，由于解剖参考标记的缺失和骨量的缺损，失败 UKA 翻修手术是比较困难的。在一些学者看来，技术上和 TKA 翻修术一样具有挑战性。手术首先做股骨远端内侧髁水平截骨，然后在外侧胫骨平台水平做标准的胫骨截骨，接着评估骨缺损程度和使用胫骨垫块的必要性，最后参考通髁线做股骨后髁截骨，测量截骨后，股骨髁假体适当旋转来维持屈曲间隙的平衡。只要按照标准的手术操作技术，尽管存在骨量缺损和解剖标志的缺乏，每一例失败 UKA 均可翻修成功。对于较肥胖患者，无论术中遇到怎样的骨缺损，常规使用带延长柄的胫骨假体。

一项对 467 例 UKA 进行回顾性研究报道，在平均 49 个月的随访时间有 38 例膝（8.1%）翻修为 TKA，主要原因为膝外侧间室 OA（47%）。翻修 TKA 5 年累计生存率为 98.5%。另外一项通过对 1000 例 UKA 患者进行长期随访研究发现，UKA 后在平均 23.1 个月（2.3~74.2 个月）随访时间里共行 40 例膝翻修术，主要原因也为膝外侧间室 OA，UKA 生存率达95.2%。

如果在内侧 UKA 后功能良好、假体无松动，那么对于合并的外侧间室进展性 OA，实施外侧 UKA 也是一个可行的选择，其具有术后康复快、术后并发症少的优点。

（四）预防

为了减少外侧间室发生进展性 OA 的风险，需通过术前外翻应力位摄片确定外侧间室正常。目前较为一致的观点是行 UKA 时，对股胫角作中性的纠正或者轻度的纠正不足，临床能获得较为理想的结果，绝对避免过度纠正。术中在胫骨平台水平截骨时注意保护内侧副韧带，避免损伤内侧副韧带的深层纤维组织。此外还要避免内侧间室过分填塞，不可盲目选择过厚的半月板衬垫，避免产生膝外翻。

六、假体松动

英国国家关节登记系统记录显示，每 1000 例接受 UKA 治疗的患者中，假体松动的发生率为 4.01%~4.30%。导致内侧 UKA 失败的主要原因为无菌性松动，由无菌性松动导致的 UKA 手术失败率约占 36%。其中，在 UKA 术后早期（<5 年），由于无菌性松动导致的手术失败率占 25%，晚期（>10 年）占 29%，术后早中晚三期由于假体无菌性松动导致的手术失败率大致相同。

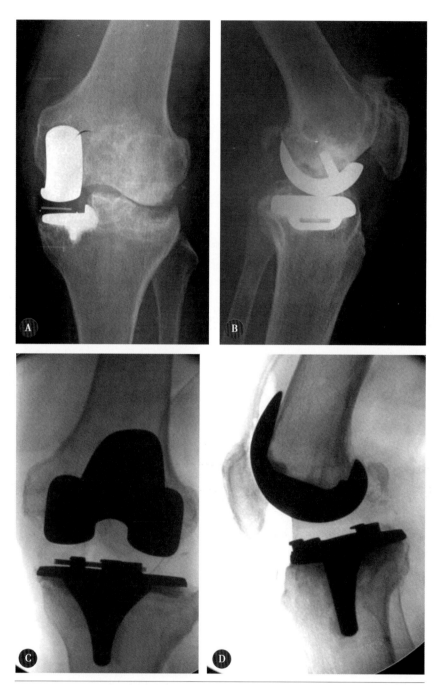

图 4-7-11　外侧间室进展性 OA 翻修成 TKA

A. 外侧间室进展性 OA 正位片；B. 外侧间室进展性 OA 侧位片；C. 翻修 TKA 正位片；D. 翻修 TKA 侧位片

（一）诊断

假体组件下沉或位置发生改变即为假体松动。如果假体周围仅有透亮线则为可疑松动（图 4-7-12）。Chatellard 等的研究认为，术后如果内侧间隙比外侧间隙狭窄超过 2mm，就提示存在无菌性松动可能。细微的松动只有通过在透视中调整膝关节位置，使球管射线与松动间隙平行才能发现。要发现股骨假体的松动非常困难。如果怀疑股骨假体松动，需要拍摄膝关节屈曲位和伸直位侧位片，非常仔细地辨认，才有可能发现股骨假体移动的证据。由于骨扫描经常会出现胫骨假体松动假阳性，股骨假体松动假阴性的情况，所以并不推荐根据骨扫描来诊断假体松动。生理透亮线的形成原因目前尚不明确，在胫骨假体侧出现的几率为 14%，在股骨假体侧仅为 2%，主要在术后最初的两年形成，但并不进行性发展，此后一直维持稳定。由于生理透亮线不会导致假体松动和手术失败，对于术后膝关节的功能恢复没有任何影响。

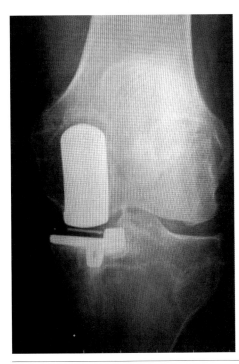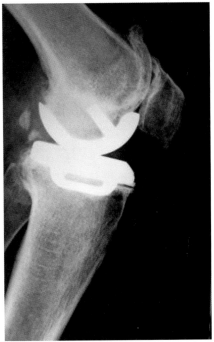

图 4-7-12　胫骨假体松动正侧位片

（二）原因

假体无菌性松动，大多与病例选择、假体材料设计、手术技术等有关，主要原因可能是：术中截骨不精确、股骨髁假体放置略外翻、假体与骨面贴合不够紧密、截骨后打磨不彻底、骨水泥无法坚强固定、术后衬垫磨损（聚乙烯颗粒大量产生，激发骨溶解，导致假体松动）、力线的改变以及与之相关的机械力学变化。

早期的松动需要考虑与安放假体时，即刻的固定失败有关。内侧平台张力过紧，也是导致胫骨侧假体无菌性松动或塌陷的原因之一。术后复查 X 线片时通常会发现胫骨假体骨水泥放置不足，或胫骨假体太小，假体后方没有达到平台后侧皮质上。骨水泥技术问题也可能会导致假体松动，特别是股骨假体。因为每次植入假体时，总是首先植入胫骨假体，最后才会植入股骨假体。曾有报道，UKA 术后股骨假体就发生松动，但大多情况下发生在术后几年内，是否与股骨假体 6mm 的固定孔中骨水泥放置过少，以及以往使用的股骨假体单柱固定抗旋稳定性不够、骨水泥凝固时股骨假体有微动等因素有关。回顾性研究表明，晚期的胫骨假体松动归因于伸膝时股骨髁前方与垫片发生撞击而所致，这一点往往是手术中遗忘清除股骨前方的骨质或清除不够，没有仔细检查膝关节稍过伸时，是否有股骨前方的骨质与衬垫碰撞。

严重的矫正不足的内翻畸形，仍然残留内翻畸形，以及股骨假体放置不当，力线偏斜，会导致假体的松动。第三代牛津单髁系统股骨假体单个固定柱的设计也是导致股骨假体松动的原因之一。显然，单个固定柱不能提供股骨假体抗屈曲及抗旋转的可靠稳定性。针对这一点，股骨假体已改进设计为带有 2 个固定柱，具有很强的抗旋功能、增强了稳定性，被认为更为合理。但笔者也认为，由于股骨假体带两个固定柱，损伤了更多的股骨侧骨质，假体与骨的有效固定面积减少、加上手术中的操作，因而固定柱的直径和精准操作，显得尤为重要。严重的骨质疏松也被认为是无菌性松动的原因。

（三）治疗

1. 早期松动 由于 UKA 最大的特点之一就是保留骨量，没有明显的骨量丢失，所以早期松动，既可以进行翻修 TKA，也可以翻修 UKA。翻修 UKA 与 TKA，两者术后假体生存率相当，但翻修 TKA 的技术难度要大于翻修 UKA。UKA 失败后翻修成 TKA 的困难，在于解剖标志的丧失，导致翻修假体放置时定位困难。

2. 晚期松动 晚期松动往往存在骨量的丢失，需要考虑骨移植、金属填充物 / 垫块、厚的聚乙烯垫片、胫骨延长柄、股骨延长柄、骨皮质螺钉以及限制型假体。采用何种手术方式则根据医生的偏好而不同，有的喜欢保存骨量，采用内侧填充物附加延长柄；有的喜欢将截取的骨头填在骨缺损处，同时使用大号的垫片，而不使用延长柄。还有的采用楔形金属垫片修补 < 8mm 的骨缺损，也有使用去抗原的冻干股骨头修补 > 8mm 的骨缺损，同时采用带延长柄的胫骨假体。如果假体松动同时伴有内侧副韧带损伤或松弛，建议采用限制型全膝假体。翻修 TKA 应该将下肢力线控制在中立位机械轴的 3° 以内，避免矫正不足，当下肢力线偏离中立位机械轴 3°~5°，可能导致膝关节外侧应力增加，导致翻修失败，翻修术后再次手术率大概为 10%。

3. 非骨水泥假体松动 非骨水泥型的 UKA 近期才在临床使用，植入的假体量少，因此对于非骨水泥型的 UKA 的经验不多。非骨水泥型的 UKA 发生松动的病例似乎比骨水泥型的 UKA 要少，但并不意味其发生率更低。后期股骨假体松动几乎没有发生，但有报道在手术结束时就发现股骨假体松动，这可能与 6mm 的股骨假体固定孔变大有关。

如同股骨假体植入后期非常稳定一样，还没有发现晚期胫骨假体松动的情况，但是发现一定数量的假体早期下沉。典型的表现为在术后第一个月的情况及复查 X 线片都是正常的，在其后的数月中，患者往往会抱怨新出现的或持续性的疼痛以及 X 线片显示胫骨假体周围有一完整的透亮线，可见假体下沉外翻，向后倾斜。此时采取积极的保守治疗的方法，疼痛倾向于偶发出现甚至消失，植入物停止下沉，X 线片中的透亮线逐渐消失，假体也趋于稳定。

胫骨假体下沉的原因主要是技术性的，如下沉的假体后方没有安放到胫骨平台后方的骨皮质上，截骨过深，多次较深的截骨或骨槽后方破损，最为重要的因素可能是屈曲时半月板活动垫片与胫骨假体外侧壁发生撞击。如果这种情况出现，胫骨假体外侧的负荷将会增大，可能导致假体外翻。

一旦松动症候群出现，推荐进行保守治疗，严格限制负重，定期复查，而不是急于翻修。

七、不明原因疼痛

（一）原因

疼痛是导致 UKA 效果不佳和翻修的常见原因。引起疼痛的原因众多，除了上述的感染、假体脱位、松动、对侧进展性关节炎等原因外，不明原因疼痛更为多见。在以往文献报道中，相对于 TKA，不明原因疼痛在 UKA 中更为多见，占总翻修的 12%~23%；其中在活动衬垫中的发生比例远高于固定衬垫中的发生比例（14% *vs.*2%）。不明原因疼痛多出现在术后半年内，并有可能自然好转，近期研究表明可能由多种因素导致，诸如病例选择不当（软骨部分厚度丢失患者行 UKA）、手术操作不当（骨过载、假体悬挂、撞击、骨水泥残留等）和关节外因素（滑囊炎、肌腱炎等）。

1. 软骨部分厚度丢失　牛津单髁置换的经典适应证为久坐老年女性，处在 OA 终末期，内侧软骨全层损害，骨对骨接触。随着技术进步和器械的改进，UKA 术后的生存率逐渐增加，UKA 的使用范围有扩大到年轻人的趋势。但仍然不推荐 UKA 应用于软骨部分厚度丢失（partial thickness of cartilage was lost，PTCL）患者。因为膝关节疼痛原因复杂，软骨部分磨损并非导致膝关节疼痛的确切原因，UKA 治疗效果并不确切；而且软骨部分磨损常提示骨关节炎较早期，其致痛机制不同于终末期骨关节炎。早期骨关节炎多因炎症介质导致疼痛，采用非甾体抗炎药治疗大多能取得很好的效果。由于疼痛并不一定由 PTCL 引起，如果此阶段采用 UKA 治疗，手术效果非常不可靠，可能因为其他间室发生病变而导致失败。在 Pandit 等报道的 29 例 PTCL 病例，术后评分要明显低于软骨全层磨损和骨丢失病例评分，21% 的 PTCL 患者术后症状无实质性改善或更差，14% 的患者出现术后持续性疼痛。其他研究表明，PTCL 患者有更高的再手术率，再手术原因多为持续性疼痛。Niinimaki 等建议采用软骨丢失高度分层来预测手术疗效。在其观察的 113 例 UKA 中，在负重位 X 线下内侧间室高度 > 2mm 的翻修率是高度 < 2mm 的 6 倍，内外侧间室高度比值 > 40% 的翻修率是比值 < 40% 的 8 倍。即使术前关节镜检查提示内侧间室软骨存在严重损伤，也不适合行 UKA 手术治疗。术前评估十分重要，内翻应力位 X 线并非评估软骨情况的可靠方法，在一些软骨磨损明显的病例中，骨赘和残留的阻挡可导致内翻应力下无法骨对骨接触；在负重位正位 X 线片中，当内外侧间室高度比值为 < 30% 时多预示软骨磨

损严重，有必要行 MRI 或关节镜检查进一步明确手术指征。

2. **假体过度悬挂**　一般指胫骨假体内侧面过多伸出，刺激内侧副韧带导致持续性疼痛。理想的胫骨假体应与胫骨截骨边缘平齐。研究表明，胫骨假体伸出 3mm 以内并不影响疗效。生物力学实验表明，胫骨假体过伸 / 悬突将导致内侧副韧带撞击，当伸出大于 4mm 时，内侧副韧带载荷是小于 2mm 的 2 倍以上，这将导致膝关节内侧的持续疼痛，而产生手术疗效不佳。目前建议假体与胫骨缘平齐或略伸出（≤ 2mm），可避免覆盖不足导致的下沉和松动，也避免了过度悬挂导致术后疼痛。对于牛津假体 2mm 为一个规格差距，术中对胫骨尺寸的精确测量和假体尺寸的准确选择可避免软组织刺激和持续性疼痛的发生。股骨假体过大可能刺激到后方关节囊而导致疼痛，也应在术中避免。

3. **骨过载**　骨过载可能为导致不明原因疼痛的因素。尸体标本和有限元研究都证明了在 UKA 术后，胫骨假体下方骨应力较正常增加 60%，随着骨重构的进行，应力会逐渐减低，这一理论解释了为何不明原因疼痛多见于胫骨近端前内侧，而且多数患者会在 1 年内疼痛症状缓解。进一步的研究表明下肢力线内翻 2° 较中立位应力增加 14%，假体悬挂 2mm 较正常应力增加 11%，胫骨截骨面每下移 2mm，应力增加约 6%。提示我们在手术中尽量采取保守的截骨，准确地选择假体尺寸和力线中立位，可能会减少术后不明原因疼痛的发生率。

4. **骨水泥技术失误**　骨水泥残留是导致不明原因疼痛的另一个确切原因。多出现于后方或内后侧，可刺激内侧副韧带和后方关节囊导致持续性疼痛，较大的残留可撞击假体导致衬垫脱位或假体松动，部分残留的骨水泥还可能脱落形成关节内游离体，造成活动时疼痛和交锁。文献多有这方面的个案报道。关节镜下清理取出残余骨水泥，或游离的骨水泥块，多能取得良好效果。

5. **前方撞击**　术中准备股骨时需要去除股骨假体模块前方约 5mm 的骨组织，使膝关节完全伸直时与衬垫至少有 3mm 间隙以防止撞击。如术中遗忘此步骤或骨组织去除不足（在新的 MP 系统已不存在去除不足问题），则会在膝关节伸直时衬垫与骨组织撞击，导致疼痛和膝关节伸直受限。

（二）预防

虽然导致不明原因疼痛的因素并未完全阐明，但采取一些必要的措施将有助于减少术后疼痛的发生率。

这些措施包括：

（1）严格手术指征，避免对非骨对骨接触患者采用 UKA 治疗；

（2）严格手术技术，包括选择尺寸合适的假体，避免过度悬挂或覆盖不足；

（3）术中截骨尽量保守；

（4）合适的衬垫与股骨前侧的防撞处理；

（5）仔细清除多余的骨水泥；

（6）术前的患者宣教十分重要，告知可能会出现不同于目前的疼痛症状。如术后出现上述不明原因的疼痛，需采取限制活动等方式减轻症状，告诉患者大多数疼痛症状可在 1

年内逐渐缓解。

（三）诊断

疼痛的部位和发生时间是明确诊断的重要考量因素。虽然不明原因疼痛可以发生在膝关节的任何部位，但临床上还是以膝关节的前方中部多见。疼痛发生时间多为术后早期，少有手术半年后出现。疼痛可为中度或重度，可为持续性，负重活动时加重。

有必要排除因腰椎和髋部的疾病而引起的膝关节牵涉痛。

体格检查无特异性体征，但详细的查体仍十分必要。不明原因疼痛可能会在内侧关节间隙或附近，有局限性压痛，而关节功能和活动范围多无影响。皮肤红热和广泛压痛多提示感染；肌腱部位压痛，则提示可能为肌腱炎（鹅足滑囊炎、腘肌腱炎等）；膝关节扭伤后固定在某个位置且活动受限，则衬垫滑脱可能性大；膝关节的突然交锁，活动后解除，反复发生，提示有骨水泥游离体。

X线检查对诊断是有用的，可以发现是否存在假体过度悬挂、骨赘和骨水泥残留，有助于判断是否存在撞击和可能的软组织激惹。虽然临床上并非常见，但"生理性X线透亮带"确实存在于部分患者中，再加上疼痛很容易让医师误解为假体松动，需要警惕因此而实施的不必要的翻修。牛津单髁出现假体松动的几率极低，在10年1000例的随访中没有出现假体的无菌性松动病例，所以除非在系列X线片上出现假体移位迹象，须谨慎做出假体松动诊断。

随着减金属伪影的技术提高，MRI检查可为诊断提供更多帮助。MRI可更好地显示外侧半月板情况和软骨进行性磨损情况，可为早期外侧进展性骨关节炎和不明原因疼痛之间的鉴别诊断提供更准确证据。此外，文献报道，MRI在诊断假体周围骨溶解敏感性和特异性方面，均高于X线和CT。

关节镜检查在UKA术前诊断的意义已被诸多研究肯定，也可用于UKA术后检查疼痛原因，一些个案报道关节镜在处理关节腔内骨水泥残留和游离体能取得较好疗效。在我们有限的经验中，UKA术后关节镜检查可观察膝关节诸间室、假体表面和衬垫情况；关节镜下可确切检查是否存在假体松动情况，且鲜见关节镜检查导致假体感染发生情况。

（四）治疗

此类疼痛症状有较好预后，大多数患者在术后3~6个月疼痛症状消失，很少患者疼痛超过1年。对患者的进行病情解释和良好的沟通，使其相信预后良好，这一点十分必要。保守治疗可有效地控制疼痛，包括膝关节减少活动、口服抗炎止痛药或关节腔内注射。

应避免早期采取假体翻修或其他手术处理，除非已明确导致疼痛的原因，例如感染、衬垫脱位、假体松动等。文献报道UKA术后因疼痛翻修比例（23%）远高于TKA术后因疼痛翻修比例（9%）。Baker等的研究认为，由于UKA的翻修远较TKA翻修简单，即使在膝关节评分相同情况下，更多医师对UKA术后疼痛更倾向于翻修手术，这在早期经验不足时尤为多见。文献报道对不明原因疼痛采用TKA手术翻修常难取得较好疗效，术后多数患者的疼痛缓解不理想。

少量文献报道了对于骨水泥残留或骨水泥游离体可采用关节镜下清理，对于考虑因悬挂或衬垫选择过厚导致内侧副韧带过度紧张引起的疼痛，通过更换更薄的衬垫予以解决。即使有影像学证据（骨水泥残留或假体悬挂等），也很难判断其为导致疼痛的确切针对性因素，不建议早期采取手术干预，而观察和保守治疗（6~12 个月）十分必要。

（李　立　涂意辉　徐卫东）

第八节　膝关节置换术后复发性自发关节内血肿

随着人工膝关节置换手术技术的进步和人们对于治疗理念认识的加深，接受膝关节置换术的患者逐年增加，人工关节置换术已成为治疗严重膝关节疾病的重要手段之一。手术量的逐年增长，各种术后并发症随之而来。复发性自发关节内血肿是膝关节置换术后少见的并发症，发生率在 0.1%~1.6%。这一并发症首次由 Ballard 等于 1993 年报道，此后虽陆续有相关文献发表，但总体病例数量少，鲜有对此并发症的长期随访报道。同时，血肿并非仅发生于全膝置换术后的患者，Asanuma 等报道单髁置换术后的患者也可出现复发性血肿。

目前认为引起术后复发性自发关节内血肿的病因很多，然而仍有超过 50% 的病例发病原因不明，因此对于这一并发症尚无统一的诊断和治疗流程，膝关节翻修术并非此并发症的治疗首选或唯一治疗方案，对于此类患者不应盲目进行翻修手术治疗，严格把握手术指征。明确关节肿胀、出血的原因，同时有效止血是诊断和治疗的核心，也是影响预后的关键。错误或不及时的诊断、不恰当的治疗方案可造成关节僵硬、功能受限，严重降低患者术后的满意度，甚至引发更为严重的并发症。

一、病因分析

结合文献报道，总体认为复发性自发关节内血肿的病因可源自于全身因素和局部因素。全身因素指的是系统性或遗传性疾病等因素引发凝血功能异常，进而导致关节内血肿的反复发作；局部因素较全身因素而言，是血肿更为常见的病因。其中，引起关节内反复出血的最常见原因是残留或肿胀的滑膜、半月板嵌顿于关节假体之间，此外血管病变和损伤、肿瘤、假体松动、力线不佳等因素也可造成关节内血肿的发生。

（一）全身因素

全身因素包括系统性或遗传性疾病、抗凝药物引起的凝血功能异常，这些因素往往与局部因素合并出现，效应叠加，加重病情。

1. **血友病**　血友病是继发于遗传性凝血功能障碍的出血性疾病，由于活性凝血酶形成障碍，导致凝血时间延长。血友病患者在膝关节置换术后可发生复发性自发关节内血肿，甚至这一并发症的发生率仅次于感染。

2. **抗凝药物的使用**　下肢深静脉血栓曾是膝关节术后常见的并发症之一，为降低血栓的发生率和程度，目前术后常规进行抗凝治疗。既往长期或术后应用抗凝药物的患者，术后出现关节内血肿的危险性增加，停药后病情有效好转。

3. 其他全身性合并症　诸如糖尿病、高血压等疾病，由于会间接造成血管脆性增加，进而使得滑膜在术后更容易出血。

（二）局部因素

同全身因素类似，局部因素往往也并非单一存在，有时甚至多种因素互为因果，恶性循环。

1. 软组织嵌顿　目前文献报道认为引起关节内反复出血的最常见原因是残留或肿胀的滑膜、半月板嵌顿于关节假体之间，而这一因素导致的血肿多表现为迟发性，这一类患者在手术探查时可见到局部肿胀的滑膜或残留的半月板卡压于假体之间。膝关节屈曲时滑膜会因假体间的撞击而被挤压，滑膜组织或部分脂肪垫在髁间窝处受到撞击最为明显，切除卡压的软组织后患者出血得到有效控制。类风湿关节炎的患者，术后关节内局部炎性反应更为严重，使得血管脆性高、滑膜增生重，从而更容易出现软组织的嵌顿和出血。

2. 血管病变和损伤　血管病变和损伤是引起膝关节置换术后早期关节内血肿的最常见原因，在复发性出血的病因中发生率仅次于软组织嵌顿，包括直接血管损伤、动静脉瘘、动脉瘤和假性动脉瘤等。由于手术技术的逐渐成熟，直接血管损伤在术中发生几率并不高，多见于膝内外动脉、腘动脉，常继发于截骨、软组织松解、半月板或交叉韧带的切除。Langkamer 等报道假体周边溢出的骨水泥如未得到有效清除，也可能损伤周围血管。由于止血带的使用，微小损伤或出血往往在术中被遗漏，这便导致部分患者在术后早期就出现了关节内的血肿。一些微小的血管损伤可能会转化为动脉瘤、假性动脉瘤或动静脉瘘，此时由于周围软组织包裹，可使出血停止。一旦因关节活动造成局部压力增高，这些血管病变会破裂出血，进而引发关节内的血肿。

3. 假体位置异常　膝关节置换术后如存在假体对线不良、局部不稳定、假体松动等因素，可直接造成血管损伤出血，也可刺激滑膜增生水肿，进而引发软组织嵌顿。Cunningham 和 Mariani 的报道中，患者在术后 6 年时出现关节内血肿，膝翻修术时，可见膝关节出血是由于股骨假体放置位置过于偏外，反复撞击引起膝外上动脉破裂所致。

4. 肿瘤或软组织病变　色素沉着绒毛结节性滑膜炎（pigmented villonodular synovitis, PVNS）是一种滑膜增生性病变，主要临床表现为关节局部疼痛、肿胀、关节交锁和复发性关节内出血。表现形式分为结节性和弥漫性，后者尤其好发于膝关节，且术后容易复发。Ballard 等的报道中，患者在全膝关节置换术后 9 年时出现复发性关节内血肿，关节镜下发现广泛的滑膜增厚，并有含铁血黄素的沉积，病理证实为 PVNS，行滑膜切除术后 6 个月未再出现关节肿胀。Drexler 等的报道中，患者因创伤性关节炎行全膝关节置换术，术后 1 年时出现复发性血肿，X 线和诊断性血管造影均未发现异常，膝关节探查时发现胫骨近端有一处位于前方干骺端而不与平台相邻的骨缺损，术后病理证实为高分化上皮样血管肉瘤。

二、临床表现

由于引发出血的原因不同，所以术后症状首次出现的时间也有差异，平均 24.2 个月

（2~103 个月）。典型的临床表现为自发性关节肿胀（图 4-8-1），并伴有疼痛和关节活动受限。大部分患者无外伤史。上述症状的程度因人而异。同一患者每次发作程度也不尽相同。通过休息、制动等保守治疗症状逐渐缓解。间歇期无症状，膝关节功能良好。症状一旦出现，往往反复发作。血肿发作的频率也有较大差异，频繁发作者生活质量受到严重影响。

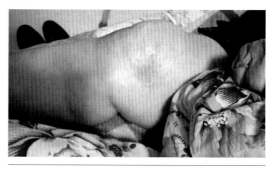

图 4-8-1　患者左膝关节自发性肿胀

三、辅助检查

复发性关节内血肿临床表现特异性差，但病因繁多，因此给临床诊断带来极大挑战。良好的诊疗流程有助于快速、准确判断出血原因，指导后续治疗。因患者就诊时往往并非首次发病，也可能已经历过多次或多种辅助检查，因此接诊医生应建立起纵向评估的诊断思路。以患者历次发病作为时间轴，而不应过度关注于某一次发病。一种检查或一次接诊很可能并不能得出准确结论，但可根据历次就诊逐一排除可能病因。但需要注意的是，考虑到严重程度和危害性，我们应首先排除感染或肿瘤性疾病造成的关节肿胀、疼痛。

（一）血液检查

血液检查主要包括炎症指标和凝血功能检查，术后出现关节疼痛肿胀时首先要排除感染。对于感染，红细胞沉降率、C 反应蛋白的敏感性高、特异性差，而复发性关节内血肿也可能出现升高；降钙素原的特异性高，结合其他炎性指标和血常规综合判断，有助于感染的早期排查。凝血功能检查包括血小板计数、出血时间、血浆凝血酶原时间和活化部分凝血活酶时间等，但部分伴有凝血功能障碍的患者的凝血功能检查指标也可能在正常范围内，对于高度怀疑存在凝血功能障碍的患者，应进一步行凝血因子活性或血小板功能的测定。

（二）关节穿刺

关节穿刺对于诊断复发性关节血肿具有重要作用，与血液检查一样，可作为诊疗流程的首位。关节穿刺液送检病原学培养可用于排查感染，同时可缓解关节肿胀和僵硬的程度，改善患者的局部症状，兼具有一定治疗作用。关节内血肿时，穿刺液往往呈现暗红色血性液状态（图 4-8-2），镜检可见红细胞满视野，局部炎症细胞浸润。临床诊疗中还可进一步将穿刺液送检细胞学病理检查，初步排查肿瘤性疾病。

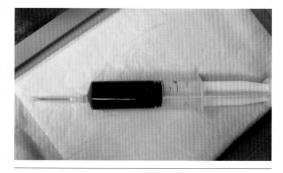

图 4-8-2　关节穿刺液

（三）局部超声

由于超声检查无创、灵敏度高、操作简便、经济等特点，可用于排查关节肿胀是否源自于血管病变或损伤。膝关节局部的彩色超声检查有助于鉴别诊断动脉瘤、动静脉瘘和假性动脉瘤等疾病。假性动脉瘤在超声检查时可呈现特征性的"阴阳征"。

（四）影像学检查

影像学检查可以判断肢体力线和假体位置，也可以明确假体是否松动，有助于寻找病因和选择治疗方式。MRI 可发现关节腔是否积液和滑膜增厚的程度，排查肿瘤性疾病，有助于临床诊断复发性关节血肿。Bagla 等对 5 例复发性血肿患者进行了 MRI 和增强 MRI 检查，观察到滑膜肿胀和滑膜富血管化的影像学表现。

（五）血管造影

同关节穿刺一样，下肢血管造影既是一项重要的诊断方法，也是一种有效的治疗手段。其不仅能鉴定血管损伤、血管病变，还可以发现局部富血管化的滑膜。Bagla 等发现动脉造影下复发性关节血肿患者肿胀充血的滑膜呈现富血管化表现（图 4-8-3），且与 MRI 检查中发现的滑膜增厚位置相吻合。进而在造影同时进行选择性的血管栓塞，达到治疗目的。

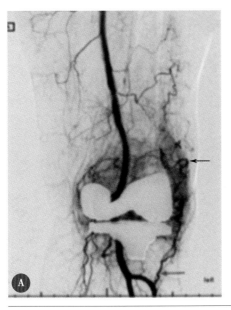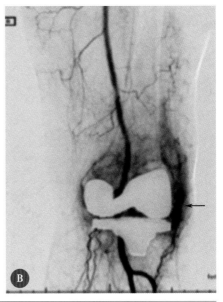

图 4-8-3　血管造影
A. 血管造影动脉期；B. 血管造影静脉期

四、治疗手段

针对不同病因，复发性关节内血肿需采用不同的治疗手段，总体可分为保守治疗、介入治疗、手术治疗等。有时辅助检查手段也可成为治疗手段，如关节穿刺、血管造影。

（一）保守治疗

当患者出现症状时，首选保守治疗，包括局部冰敷、抬高患肢、关节腔穿刺及支具制动等，如条件允许则停用抗凝药物。同时尽快完善相关检查，结合病情排查病因。部分患者在上述保守治疗方法后症状缓解，如病因明确，保守治疗无效者需要进行手术或介入治疗。

（二）介入治疗

介入治疗不仅可以准确地判断出血的部位，发现假性动脉瘤和动静脉瘘等血管畸形（图4-8-4），显示局部富血管化的肿胀滑膜，而且还能对上述病变部位进行血管栓塞以达到止血的目的（图4-8-5）。虽然文献报道软组织嵌顿是复发性关节内血肿的首要原因，但之后学者们发现关节内滑膜在大部分出血患者中呈现"肿瘤样"富血管化表现；富血管化的滑膜在栓塞后逐渐萎缩，也可达到解除嵌顿和撞击的作用。因此，目前介入治疗可作为保守治疗无效的复发性血肿患者的首选治疗方案。此外，相较于关节镜或关节切开手术，介入治疗创伤小、麻醉和感染的风险低、术后康复周期短。

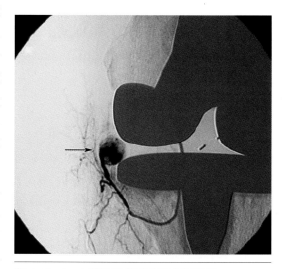

图4-8-4 血管造影示假体旁血管病变

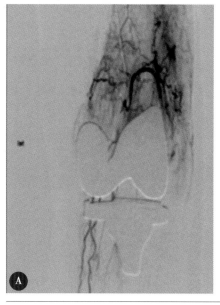

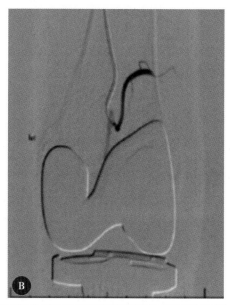

图4-8-5 对病变处行血管栓塞

A.血管造影示滑膜呈"肿瘤样"富血管化表现；B.栓塞后富血管化表现消失

（三）手术治疗

1. 关节镜手术　关节镜探查具有创伤小、出血少、术后康复快的优点，因此应作为关节内探查手术的首选。然而假体的存在不利于显露术野，对于一些隐蔽部位的出血难以探查、治疗，术后容易出现病情复发，这使得关节镜手术治疗的成功率欠佳。

2. 开放性手术　传统观点认为，当复发性关节血肿保守治疗无效时应及时开放关节探查进行止血或滑膜切除术。Oishi 等报道中，患者行开放性关节腔探查术时，切除血管增生的肿胀滑膜后患者病情得到有效控制；Worland 等报道中对 7 例患者行开放性滑膜切除术，出血均得到控制且未再复发。Scott 等报道了 15 例行开放性滑膜切除的患者，其中 14 例症状得到缓解。由此可见，开放性手术可在直视下探查并完成止血或滑膜切除操作，疗效确切。因为其创伤大，增加感染风险，同时可能因粘连等问题造成关节功能受限，因此不应作为治疗的首选。还有一部分患者，影像学检查提示假体因素造成关节内血肿的发生，这类患者应及时行膝关节翻修手术。由于在发生血肿的患者中，假体因素并非首要病因，因此膝关节翻修术也不是此并发症的首选治疗方案，对于此类患者，不应盲目进行翻修手术治疗，须严格把握手术指征。

（四）核素治疗

核素可看做"放射性滑膜切除术"，早先更多应用于慢性滑膜炎的治疗，在关节置换术后领域鲜有提及。Kapetanos 等报道患者在前述保守、微创和有创治疗失败后，接受关节腔注射钇^{90}放射性核素治疗，术后 1 个月患者逐渐恢复活动，术后 18 个月随访症状未再发作。此后 Stephen Fine 等也发表了类似的个案报道，但其也指出，由于应用这一治疗方案的病例较少，以及术后患者应用核素治疗的诸多潜在风险，因此放射性核素治疗应作为备选的治疗方案，并不应盲目的提高其治疗地位。

（五）治疗流程

由于造成血肿的病因具有多样性、多重性、不确定性等特点，同时患者不同时期疾病严重程度亦有所差异，因此即便同一患者，在不同时期，也可能采取不同的治疗手段，或者多种治疗方式序贯进行。保守治疗应是所有治疗的第一步，完善病因检查应同期进行，其中关节腔穿刺既能缓解疼痛和肿胀，也可以明确诊断；如果保守治疗无效，首选血管造影，若能明确出血来源可及时进行栓塞；如果无血管损伤或病变因素存在或栓塞不成功，随后应进行关节镜探查，直视下寻找出血来源，解除嵌顿或进行局部止血；倘若上述操作仍不能控制出血，应行关节腔切开探查并切除滑膜。如考虑病因为假体因素，或者在随访期间的纵向评估中逐渐出现假体相关因素造成的复发性出血，那么应尽快实施膝关节翻修术。

五、总结

人工膝关节术后复发性自发关节内血肿是一种少见并发症，明确病因、有效止血是诊断和治疗的核心，也是影响预后的关键。错误或不及时的诊断、不恰当的治疗方案可造成关节功能受限，甚至更为严重的并发症，严重降低患者术后的满意度。诸如假体松动、位置异常、不稳定等因素并非血肿患者的首要病因，因此膝关节翻修术并不是此类疾病的首选治疗方案。患者术后出现类似症状时，可以联合多科室诊断治疗，同时应具有纵向评估的诊断治疗理念，以不断积累病例资料和诊疗经验。

（周一新　刘　源）

参 考 文 献

［1］Oishi CS，Elliott ML，Colwell CW Jr.Recurrent hemarthrosis following a total knee arthroplasty.J Arthroplasty［J］，1995，（10 suppl）：56-S58.DOI：10.1016/S0883-5403（05）80232-3.

［2］Ohdera T，Tokunaga M，Hiroshima S，et al.Recurrent hemarthrosis after knee joint arthroplasty：etiology and treatment.J Arthroplasty［J］，2004，19（2）：157-161.DOI：10.1016/j.arth.2003.09.009.

［3］Suzuki M，Kakizaki J，Tsukeoka T，et al.A case of spontaneous hemoarthrosis after a total knee arthroplasty［J］.Mod Rheumatol，2006，16（4）：248-250.DOI：10.1007/s10165-006-0489-z.

［4］Worland RL，Jessup DE.Recurrent hemarthrosis after total knee arthroplasty.J Arthroplasty［J］，1996，11（8）：977-978.DOI：10.1016/S0883-5403（96）80144-6.

［5］Ballard WT，Clark CR，Callaghan JJ.Recurrent spontaneous hemarthrosis nine years after a total knee arthroplasty：a presentation with pigmented villonodular synovitis［J］.J Bone Joint Surg Am，1993，75：764-767.DOI：10.2106/00004623-199305000-00018.

［6］Asanuma K1，Ito H，Ogawa A，et al.Recurrent hemarthrosis after unicompartmental knee arthroplasty［J］.Orthopedics，2011 Sep 9，34（9）：e578-80.DOI：10.3928/01477447-20110714-20.

［7］Kindsfater K，Scott R.Recurrent hemarthrosis after total knee arthroplasty［J］.J Arthroplasty，1995，10（suppl）：S52-55.DOI：10.1007/978-3-642-87202-0_25.

［8］Kawata M，Inui H，Taketomi S，et al.Recurrent hemarthrosis after total knee arthroplasty caused by the impingement of a remnant lateral meniscus：a case report［J］.Knee，2014，21：617-619.DOI：10.1016/j.knee.2013.10.012.

［9］Karataglis D，Marlow D，Learmonth DJ.Atraumatic haemarthrosis following total knee replacement treated with selective embolisation.Acta Orthop Belg.2006.72：375-377.PMID：16889156.

［10］Katsimihas M，Robinson D，Thornton M，et al.Therapeutic embolization of the genicular arteries for recurrent hemarthrosis after total knee arthroplasty［J］.J Arthroplasty.2001.16：935-937.DOI：10.1054/arth.2001.25555.

［11］Koca G，Ozsoy H，Atilgan HI，et al.A low recurrence rate is possible with a combination of surgery and radiosynovectomy for diffuse pigmented villonodular synovitis of the knee［J］.Clin Nucl Med.2013.38：608-615.DOI：10.1097/RLU.0b013e318292efdf.

［12］Drexler M，Dolkart O，Amar E，et al.Late recurrent hemarthrosis following knee arthroplasty associated with epithelioid angiosarcoma of bone［J］.Knee.2010.17：365-367.DOI：10.1016/j.knee.2009.10.010.

［13］Saksena J，Platts AD，Dowd GS.Recurrent haemarthrosis following total knee replacement［J］.Knee.2010.17：7-14.DOI：10.1016/j.knee.2009.06.008.

［14］Park JJ，Slover JD，Stuchin SA.Recurrent hemarthrosis in a hemophilic patient after revision total knee arthroplasty［J］.Orthopedics，2010 Oct 11，33（10）：771.DOI：10.3928/01477447-20100826-25.

［15］Takezawa Y，Arai Y，Fujita S，et al.A case of selective arterial embolization for recurrent hemarthrosis after total knee arthroplasty［J］.J Orthop Sci，2013，18：679-682.DOI：10.1007/s00776-011-0192-6.

［16］Langkamer VG.（2001）Local vascular complication after knee replacement：a review with illustrative case reports［J］.Knee 10（Suppl.8）：259-264.DOI：10.1016/S0968-0160（01）00103-X.

［17］Cunningham RB1，Mariani EM.Spontaneous hemarthrosis 6 years after total knee arthroplasty［J］.J Arthroplasty，2001 Jan；16（1）：133-5.DOI：10.1054/arth.2001.9050.

［18］ Bagla S1，Rholl KS，van Breda A，et al.Geniculate artery embolization in the management of spontaneous recurrent hemarthrosis of the knee：case series［J］.J Vasc Interv Radiol，2013 Mar，24（3）：439-42. DOI：10.1016/j.jvir.2012.11.011.

［19］ Yamagami T，Yoshimatsu R，Miura H，et al.Selective arterial embolization with gelatin particles for refractory knee hemarthrosis［J］.Diagn Interv Radiol，2013，19：423-26.DOI：10.5152/dir.2013.13063.

［20］ Kalsi PS，Carrington RJ，Skinner JS.Therapeutic embolization for the treatment of recurrent hemarthrosis after total knee arthroplasty due to an arteriovenous fistula.J Arthroplasty［J］.2007，22（8）：1223-5. DOI：10.1016/j.arth.2006.11.012.

［21］ Pritsch T，Pritsch M，Halperin N.Therapeutic embolization for late hemarthrosis after total knee arthroplasty.A case report［J］.J Bone Joint Surg Am，2003，85-A（9）：1802-4.DOI：10.2106/00004623-200309000-00022.

［22］ Kapetanos GA，Papavasiliou KA，Makris V，et al.Recurrent spontaneous hemarthrosis after total knee arthroplasty successfully treated with synoviorthesis［J］.J Arthroplasty，2008，23：931-933.DOI：10.1016/j.arth.2007.07.012.

［23］ Stephen Fine，Alex Klestov.Recurrent Hemarthroses After TKA Treated With an Intraarticular Injection of Yttrium-90［J］.Knee.2010 Jan，17（1）：7-14.DOI：10.1007/s11999-015-4217-x.

［24］ Maloney WJ.The stiff total knee arthroplasty：evaluation and management.The Journal of arthroplasty 17（4 Suppl 1）：71，2002.

［25］ Kim J，Nelson CL，Lotke PA.Stiffness after total knee arthroplasty.Prevalence of the complication and outcomes of revision.The Journal of bone and joint surgery American volume 86-A（7）：1479，2004.

［26］ Yercan HS，Sugun TS，Bussiere C，Ait Si Selmi T，Davies A，Neyret P.Stiffness after total knee arthroplasty：prevalence，management and outcomes.The Knee 13（2）：111，2006.

［27］ Rowe PJ，Myles CM，Walker C，Nutton R.Knee joint kinematics in gait and other functional activities measured using flexible electrogoniometry：how much knee motion is sufficient for normal daily life? Gait & posture 12（2）：143，2000.

［28］ Lam LO，Swift S，Shakespeare D.Fixed flexion deformity and flexion after knee arthroplasty.What happens in the first 12 months after surgery and can a poor outcome be predicted? The Knee 10（2）：181，2003.

［29］ Nicholls DW，Dorr LD.Revision surgery for stiff total knee arthroplasty.The Journal of arthroplasty 5 Suppl：S73，1990.

［30］ Scranton PE，Jr.Management of knee pain and stiffness after total knee arthroplasty.The Journal of arthroplasty 16（4）：428，2001.

［31］ Christensen CP，Crawford JJ，Olin MD，Vail TP.Revision of the stiff total knee arthroplasty.The Journal of arthroplasty 17（4）：409，2002.

［32］ Scuderi GR.The stiff total knee arthroplasty：causality and solution.The Journal of arthroplasty 20（4 Suppl 2）：23，2005.

［33］ Lee GC，Cushner FD，Scuderi GR，Insall JN.Optimizing patellofemoral tracking during total knee arthroplasty.The journal of knee surgery 17（3）：144，2004.

［34］ Lavernia CJ，Villa JM，Iacobelli DA.What is the role of mental health in primary total knee arthroplasty? Clinical orthopaedics and related research 473（1）：159，2015.

［35］ Berger RA，Crossett LS，Jacobs JJ，Rubash HE.Malrotation causing patellofemoral complications after total knee arthroplasty.Clinical orthopaedics and related research（356）：144，1998.

［36］ Vanlommel L，Luyckx T，Vercruysse G，Bellemans J，Vandenneucker H.Predictors of outcome after manipulation under anaesthesia in patients with a stiff total knee arthroplasty.Knee surgery，sports traumatology，arthroscopy：official journal of the ESSKA，2016.

［37］ Mariani PP，Santori N，Rovere P，Della Rocca C，Adriani E.Histological and structural study of the adhesive tissue in knee fibroarthrosis：a clinical-pathological correlation.Arthroscopy：the journal of arthroscopic & related surgery：official publication of the Arthroscopy Association of North America and the International Arthroscopy Association 13（3）：313，1997.

［38］ Keating EM，Ritter MA，Harty LD，Haas G，Meding JB，Faris PM，Berend ME.Manipulation after total knee arthroplasty.The Journal of bone and joint surgery American volume 89（2）：282，2007.

［39］ Sprague NF，3rd，O'Connor RL，Fox JM.Arthroscopic treatment of postoperative knee fibroarthrosis. Clinical orthopaedics and related research（166）：165，1982.

［40］ Teng HP，Lu YC，Hsu CJ，Wong CY.Arthroscopy following total knee arthroplasty.Orthopedics 25（4）：422，2002.

［41］ Jerosch J，Aldawoudy AM.Arthroscopic treatment of patients with moderate arthrofibrosis after total knee replacement.Knee surgery，sports traumatology，arthroscopy：official journal of the ESSKA 15（1）：71，2007.

［42］ Williams RJ，3rd，Westrich GH，Siegel J，Windsor RE.Arthroscopic release of the posterior cruciate ligament for stiff total knee arthroplasty.Clinical orthopaedics and related research（331）：185，1996.

［43］ Fitzsimmons SE，Vazquez EA，Bronson MJ.How to treat the stiff total knee arthroplasty?a systematic review.Clinical orthopaedics and related research 468（4）：1096，2010.

［44］ Garvin KL，Scuderi G，Insall JN.Evolution of the quadriceps snip.Clinical orthopaedics and related research（321）：131，1995.

［45］ Scott RD，Siliski JM.The use of a modified V-Y quadricepsplasty during total knee replacement to gain exposure and improve flexion in the ankylosed knee.Orthopedics 8（1）：45，1985.

［46］ Dolin MG.Osteotomy of the tibial tubercle in total knee replacement.A technical note.The Journal of bone and joint surgery American volume 65（5）：704，1983.

［47］ Whiteside LA.Exposure in difficult total knee arthroplasty using tibial tubercle osteotomy.Clinical orthopaedics and related research（321）：32，1995.

［48］ Berry DJ.Epidemiology：hip and knee.OrthopClin North Am，1999；30（2）：183-90.

［49］ Dennis D.Periprosthetic fractures following total knee arthroplasty.AAOS Instr Course Lect，2001；50：379-389.

［50］ Healy WL，et al.Femoral fractures above total knee arthroplasty.In：Siliski JM，ed.Traumatic Disorders of the Knee.New York：Springer-Verlag；1994：409-415.

［51］ Windsor RE，Scuderi GR，Insall JN.Patella fractures in total knee arthroplasty.J Arthroplasty，1989；4（suppl）：563-567.

［52］ Chen F，Mont MA，Bachner RS.Management of ipsilateral supracondylar femur fractures of following total knee arthroplasty.J Arthroplasty，1994；9：521-526.

［53］ Hardy DC，Delince PE，Yasik E，et al.Stress fracture of the hip，an unusual complication of total knee arthroplasty.ClinOrthop，1992；281：140-144.

［54］ Lombardi AV，Mallory TH，Waterman RA，et al.Intercondylar distal femur fracture：an unreported complication of posterior stabilized total knee replacement.J Arthroplasty，1995；10：643-650.

［55］ Shi X，Li H，Zhou Z，et al.Comparison of postoperative alignment using fixed vs individual valgus correction angle in primary total knee arthroplasty with lateral bowing femur.J Arthroplasty，2016；31（5）：976-983.

［56］ Lesh ML，Schneider DJ，Deol G，et al.The consequences of anterior femoral notching in total knee arthroplasty.A biomechanical study.J Bone Joint Surg Am，2000；82：1096-1101.

［57］ Lewis PL，Rorabeck CH.Periprosthetic fractures.In：Eng GA，Rorabeck CH，eds.Revision Total Knee Arthroplasty.Baltimore：Williams & Wilkins；1997：275-294.

［58］ Kancherla VK，Nwachuku CO.The treatment of periprosthetic femur fractures after total knee arthroplasty. OrthopClin North Am，2014；45（4）：457-467.

［59］ McLaren AC，Dupont JA，Scrober DC.Open reduction internal fixation of supracondylar fractures above total knee arthroplasties using intramedullary supracondylar rod.ClinOrthopRelat Res，1994；302：194-198.

［60］ Shin YS，Kim HJ，Lee DH.Similar outcomes of locking compression plating and retrograde intramedullary nailing periprosthetic supracondylar femoral fractures following total knee arthroplasty：a meta-analysis. Knee Surg Sports TraumatolArthrosc，2016；20.

［61］ Rorabeck CH，Taylor JW.Periprosthetic fractures of the femur complicating total knee arthroplasty. OrthopClin North Am，1999；30（2）：265-276.

［62］ Ebraheim NA，Kelley LH，Liu X，et al.Periprosthetic distal femur fracture after total knee arthroplasty：a systematic review.OrthopSurg，2015；7（4）：297-305.

［63］ Srinivasan K，Macdonald DA，Tzioupis CC，et al.Role of long stem revision knee prosthesis in periprosthetic and complex distal femoral fractures：a review of eight patients.Injury，2005；36（9）：1094-1102.

［64］ Ortiguera C，Berry DJ.Patellar fractures after total knee arthroplasty.J Bone Joint Surg Am，2002；84-A（4）：532-540.

［65］ Felix NA，Stuart MJ，Hanssen AD.Periprosthetic fractures of the tibia associated with total knee arthroplasty.ClinOrthopRelat Res，1997；（345）：113-124.

［66］ Sheth NP，Pedowitz DI，Lonner JH.Periprosthetic patellar fractures.J Bone Joint Surg Am，2007；89（10）：2285-2296.

［67］ Rand JA.Revision total knee arthroplasty：techniques and results.In：Morrey BF，ed.Reconstructive Surgery of the Joints.2nd ed.New York，NY：Churchill Livingston；1996.

［68］ Zappala FG，Taffel CB，Scuderi GR.Rehabilitation of patellofemoral joint disorders ［Review］.Orthop Clin North Am1992；23（4）：555-566.

［69］ Smith SR，Stuart P，Pinder IM.Nonresurfaced patella in total knee arthroplasty.J Arthroplasty1989；4

（suppl）: S81-S86.

[70] Boyd AD Jr, Ewald FC, Thomas WH, et al.Long-term complications after total knee arthroplasty with or without resurfacing of the patella.J Bone Joint Surg Am1993; 75（5）: 674-681.

[71] Huberti HH, Hayes WC.Patellofemoral contact pressures.The influ-ence of q-angle and tendofemoral contact.J Bone Joint Surg Am 1984; 66（5）: 715-724.

[72] Hungerford DS, Barry M.Biomechanics of the patellofemoral joint.Clin Orthop Relat Res1979; 144）: 9-15.

[73] Matthews LS, Sonstegard DA, Henke JA.Load bearing characteristics of the patello-femoral joint.Acta Orthop Scand1977; 48（5）: 511-516.

[74] Reuben JD, McDonald CL, Woodard PL, et al.Effect of patella thick-ness on patella strain following total knee arthroplasty.J Arthroplasty1991; 6（3）: 251-258.

[75] Scuderi G, Scharf SC, Meltzer LP, et al.The relationship of lateral releases to patella viability in total knee arthroplasty.J Arthroplasty 1987; 2（3）: 209-214.

[76] Kayler DE, Lyttle D.Surgical interruption of patellar blood supply by total knee arthroplasty.Clin OrthopRelat Res1988;（229）: 221-227.

[77] Hanssen AD, Pagnano MW.Revision of failed patellar components ［Review］.Instr Course Lect2004; 53: 201-206.

[78] Haas SB, Insall JN, Montgomery W 3rd, et al.Revision total knee arthro-plasty with use of modular components with stems inserted without cement.J Bone Joint Surg Am1995; 77（11）: 1700-1707.

[79] Coon T, Drouillard P, Benjamin J, et al.Patella management in revision total knee arthroplasty—a prospective study.Presented at the 68th annual meeting of the American Academy of Orthopedic Surgeons; February 2001; San Francisco.

[80] Barrack RL.Specialized surgical exposure for revision total knee: quadri-ceps snip and patellar turndown. Instr Course Lect1999; 48: 149-152.

[81] Cameron HU, Cameron GM.The patellar meniscus in total knee replace-ment.Orthop Rev1987; 16: 75-77.

[82] Berger RA, Crossett LS, Jacobs JJ, et al.Malrotation causing patello-femoral complications after total knee arthroplasty.Clin Orthop Relat Res1998; 356: 144-153.

[83] Chin KR, Bae DS, Lonner JH, et al.Revision surgery for patellar dislocation after primary total knee arthroplasty.J Arthroplasty2004; 19（8）: 956-961.

[84] Dennis DA.Removal of well-fixed cementless metal-backed patellar com-ponents.J Arthroplasty1992; 7（2）: 217-220.

[85] Laskin RS.Management of the patella during revision total knee replace-ment arthroplasty.Orthop Clin North Am1998; 29（2）: 355-360.

[86] Barrack RL, Rorabeck C, Partington P, et al.The results of retain-ing a well-fixed patellar component in revision total knee arthroplasty.J Arthroplasty2000; 15（4）: 413-417.

[87] Barrack RL, Rorabeck CH, Engh GA.Patellar options in revision total knee arthroplasty.Orthopedics2001; 24（9）: 899-900.

[88] Brown TE, Diduch DR.Fractures of the patella.In: Insall JN, Scott WN, eds.Surgery of the Knee.3rd ed.New York, NY: Churchill Livingstone; 2001.

［89］ Barrack RL，Schrader T，Bertot AJ，et al.Component rotation and anterior knee pain after total knee arthroplasty.Clin Orthop Relat Res 2001；392：46-55.

［90］ Koh JS，Yeo SJ，Lo NN，et al.Isolated patellar revisions for failed metal-backed components：2- to 9-year follow-up.J Arthroplasty 2004；19（7）：880-886.

［91］ Leopold SS，Silverton CD，Barden RM，Rosenberg AG.Isolated revision of the patellar component in total knee arthroplasty.J Bone Joint Surg Am 2003；85-A（1）：41-47.

［92］ Berry DJ，Rand JA.Isolated patellar component revision of total knee arthroplasty.Clin Orthop Relat Res1993；286：110-115.

［93］ Buechel FF，Sr.Long-term follow up after mobile-bearing total knee replacement.Clin Orthop Relat Res2002；404：40-50.

［94］ Munzinger UK，Petrich J，Boldt JG.Patella resurfacing in total knee arthroplasty using metal-backed rotating bearing components：a 2- to 10-year follow-up evaluation.Knee Surg Sports Traumatol Arthrosc 2001；9（suppl 1）：S34-S42.

［95］ Bayley JC，Scott RD.Further observations on metal-backed patellar com-ponent failure.Clin Orthop Relat Res1988；236：82-87.

［96］ Bayley JC，Scott RD，Ewald FC，et al.Failure of the metal-backed patellar component after total knee replacement.J Bone Joint Surg Am 1988；70（5）：668-674.

［97］ Lombardi AV Jr，Engh GA，Volz RG，et al.Fracture/dissociation of the polyethylene in metal-backed patellar components in total knee arthro-plasty.J Bone Joint Surg Am1988；70（5）：675-679.

［98］ Lonner JH，Mont MA，Sharkey PF，et al.Fate of the unrevised all-polyethylene patellar component in revision total knee arthroplasty. J Bone Joint Surg Am2003；85-A（1）：56-59.

［99］ Hanssen AD.Bone-grafting for severe patellar bone loss during revision knee arthroplasty.J Bone Joint Surg Am2001；83-A（2）：171-176.

［100］ Kolessar DJ，Rand JA.Revision total knee arthroplasty：techniques and results.In：Morrey BF，ed.Reconstructive Surgery of the Joints.2nd ed.New York，NY：Churchill Livingston；1996.

［101］ Ikezawa Y，Gustilo RB.Clinical outcome of revision of the patellar com-ponent in total knee arthroplasty.A 2- to 7-year follow-up study.J Orthop Sci1999；4（2）：83-88.

［102］ Barrack RL，Matzkin E，Ingraham R et al.Revision knee arthroplasty with patella replacement versus bony shell.Clin Orthop Relat Res 1998；356：139-143.

［103］ Pagnano MW，Scuderi GR，Insall JN.Patellar component resection in revision and reimplantation total knee arthroplasty.Clin Orthop Relat Res1998；356：134-138.

［104］ Parvizi J，Seel MJ，Hanssen AD，et al.Patellar component resection arthroplasty for the severely compromised patella.Clin Orthop Relat Res2002；397：356-361.

［105］ Drakeford MK，Tsao AK，Lavernia C.Resection arthroplasty for failed patellar components.Orthop Trans1993-1994；17：992.

［106］ Fisher DA.The salvage knee.Presented at the Issues in Orthopedics：Clinical results and economic outcomes；March 1997；Olympic Valley，CA.

［107］ Vince KG，Blackburn DC.Gull-wing osteotomy of the knee in total knee arthroplasty.Presented at the Annual Meeting of the AAHKS，Dallas，TX，November 12-14，1999.

［108］ Tabutin J.Osseous reconstruction of the patella with screwed autologous graft in the course of repeat prosthesis of the knee.Rev Chir Orthop Reparatrice Appar Mot1998；84（4）：363-367.

［109］ Galat DD，McGovern SC，Larson DR，Harrington JR，Hanssen AD，Clarke HD.Surgical treatment of early wound complications following primary total knee arthroplasty.J Bone Joint Surg Am.2009；91（1）：48-54.

［110］ Broughton G 2nd，Janis JE，Attinger CE.Wound healing：an overview.Plast Reconstr Surg.2006；117（7 Suppl）：1e-S-32e-S.

［111］ Moller AM，Pedersen T，Villebro N，Munksgaard A.Effect of smoking on early complications after elective orthopaedic surgery.J Bone Joint Surg Br.2003；85（2）：178-81.

［112］ Goodson WH 3rd，Hunt TK.Wound healing and the diabetic patient.Surg Gynecol Obstet.1979；149（4）：600-8.

［113］ Mills E，Eyawo O，Lockhart I，Kelly S，Wu P，Ebbert JO.Smoking cessation reduces postoperative complications：a systematic review and meta-analysis.Am J Med.2011；124（2）：144-54.

［114］ Green JP.Steroid therapy and wound healing in surgical patients.Br J Surg.1965；52：523-5.

［115］ Garner RW，Mowat AG，Hazelman BL.Wound healing after operations on patients with rheumatoid arthritis.J Bone Joint Surg.1973；55（1）：134-44.

［116］ Jensen JE，Jensen TG，Smith TK，Johnston DA，Dudrick SJ.Nutrition in orthopaedic surgery.J Bone Joint Surg Am.1982；64（9）：1263-72.

［117］ Jonsson K，Jensen JA，Goodson WH 3rd，Scheuenstuhl H，West J，Hopf HW，Hunt TK.Tissue oxygenation，anemia，and perfusion in relation to wound healing in surgical patients.Ann Surg.1991；214（5）：605-13.

［118］ Krushell RJ，Fingeroth RJ.Primary total knee arthroplasty in morbidly obese patients：a 5- to 14-year follow-up study.J Arthroplasty.2007；22（6 Suppl 2）：77-80.

［119］ Ueno C，Hunt TK，Hopf HW.Using physiology to improve surgical wound outcomes.Plast Reconstr Surg.2006；117（7 Suppl）：59S-71S.

［120］ McMurry JF Jr.Wound healing with diabetes mellitus：Better glucose control for better wound healing in diabetes.Surg Clin North Am.1984；64（4）：769-78.

［121］ Manchio JV，Litchfield CR，Sati S，Bryan DJ，Weinzweig J，Vernadakis AJ.Duration of smoking cessation and its impact on skin flap survival.Plast Reconstr Surg.2009；124（4）：1105-17.

［122］ Falcone RE，Nappi JF.Chemotherapy and wound healing.Surg Clin North Am.1984；64（4）：779-94.

［123］ LaVan FB，Hunt TK：Oxygen and wound healing.Clin Plast Surg.1990；17（3）：463-72.

［124］ Rudolph R，Vande Berg J，Schneider JA，Fisher JC，Poolman WL.Slowed growth of cultured fibroblasts from human radiation wounds.Plast Reconstr Surg.1988；82（4）：669-77.

［125］ Ghali S，Butler PE，Tepper OM，Gurtner GC.Vascular delay revisited.Plast Reconstr Surg.2007；119（6）：1735-44.

［126］ Long WJ，Wilson CH，Scott SM，Cushner FD，Scott WN.15-Year experience with soft tissue expansion in total knee arthroplasty.J Arthroplasty.2012；27（3）：362-7.

［127］ Manifold SG，Cushner FD，Craig-Scott S，Scott WN.Longterm results of total knee arthroplasty after the use of soft tissue expanders.Clin Orthop Relat Res.2000；（380）：133-9.

［128］ Santore RF，Kaufman D，Robbins AJ，Dabezies EJ Jr.Tissue expansion prior to revision total knee arthroplasty.J Arthroplasty.1997；12（4）：475-8.

［129］ Casey WJ 3rd，Rebecca AM，Krochmal DJ，Kim HY，Hemminger BJ，Clarke HD，Spangehl MJ，Smith AA.Prophylactic flap reconstruction of the knee prior to total knee arrthoplasty in high-risk patients. Ann Plast Surg.2011；66（4）：381-7.

［130］ Haertsch P.The surgical plane in the leg.Br J Plast Surg.1981；34（4）：464-9.

［131］ Haertsch P.The blood supply to the skin of the leg：a post-mortem investigation.Br J Plast Surg.1981；34（4）：470-77.

［132］ Garcia Hidalgo L.Dermatological complications of obesity.Am J Clin Dermatol.2002；3（7）：497-506.

［133］ Johnson DP，Eastwood DM.Lateral patellar release in knee arthroplasty.Effect on wound healing.J Arthroplasty.1992；7（Suppl）：427-31.

［134］ Galat DD，McGovern SC，Hanssen AD，Larson DR，Harrington JR，Clarke HD.Early return to surgery for evacuation of a postoperative hematoma after primary total knee arthroplasty.J Bone Joint Surg Am.2008；90（11）：2331-6.

［135］ Weiss AP，Krackow KA.Persistent wound drainage after primary total knee arthroplasty.J Arthroplasty.1993；8（3）：285-9.

［136］ Hallock GG.Salvage of total knee arthroplasty with local fasciocutaneous flaps.J Bone Joint Surg Am.1990；72（8）：1236-9.

［137］ Lewis VL Jr，Mossie RD，Stulberg DS，Bailey MH，Griffith BH.The fasciocutaneous flap：a conservative approach to the exposed knee joint.Plast Reconstr Surg.1990；85（2）：252-7.

［138］ Lian G，Cracchiolo A 3rd，Lesavoy M.Treatment of major wound necrosis following total knee arthroplasty. J Arthroplasty.1989；4（Suppl）：S23-32.

［139］ Song YG，Chen GZ，Song YL.The free thigh flap：a new free flap concept based on the septocutaneous artery.Br J Plast Surg.1984；37（2）：149-59.

［140］ Hemphill ES，Ebert FR，Muench AG.The medial gastrocnemius flap in the treatment of wound complications following total knee arthroplasty.Orthopaedics.1992；15（4）：477-80.

［141］ Ries MD，Bozic KJ.Medial gastrocnemius flap coverage for treatment of skin necrosis after total knee arthroplasty.Clin Orthop Relat Res.2006；（446）：186-92.

［142］ Rhomberg M，Schwabegger AH，Ninkovic M，Bauer T.Gastrocnemius myotendinous flap for patellar or quadriceps tendon repair，or both.Clin Orthop Relat Res.2000；（377）：152-60.

［143］ Nahabedian MY，Orlando JC，Delanois RE，Mont MA，Hunqerford DS.Salvage procedures for complex soft tissue defects of the knee.Clin Orthop Relat Res.1998；（356）：119-24.

［144］ Yuen JC，Zhou AT.Free flap coverage for knee salvage.Ann Plast Surg.1996；37（2）：158-66.

［145］ Cetrulo CL Jr，Shiba T，Friel MT，Davis B，Buntic RF，Buncke GM，Brooks D.Management of exposed total knee prostheses with microvascular transfer.Microsurgery.2008；28（8）：617-22.

［146］ Epinette JA，Brunschweiler B，Mertl P，Mole D，Cazenave A，French Society forHip and Knee. Unicompartmental knee arthroplasty modes of failure：wear isnot the main reason for failure：a multicentre study of 418 failed knees.OrthopTraumatolSurg Res 2012；98：S124-30.

［147］ Whiteside LA.Treatment of infected total knee arthroplasty.ClinOrthopRelatRes1994；（299）：169-72.

［148］ Göksan SB，Freeman MA.One-stage reimplantation for infected total kneearthroplasty.J Bone Joint Surg Br 1992；74：78-82.

［149］ Morrey BF，Westholm F，Schoifet S，Rand JA，Bryan RS.Long-term results ofvarious treatment options for infected total knee arthroplasty.ClinOrthopRelatRes1989；（248）：120-8.

［150］ Wong MY，Beadsmoore C，Toms A，Smith T，Donell S.Does 99mTc-MDP bone scintigraphy add to the investigation of patients with symptomatic unicompartmental knee replacement?Knee.2012 Oct；19（5）：592-6.

［151］ Labruy è re C，Zeller V，Lhotellier L，Desplaces N，L é onard P，Mamoudy P，MarmorS.Chronic infection of unicompartmental knee arthroplasty：one-stage conversion to total knee arthroplasty. OrthopTraumatolSurg Res.2015 Sep；101（5）：553-7.

［152］ Sierra RJ，Kassel CA，Wetters NG，Berend KR，Della Valle CJ，Lombardi AV.Revi-sion of unicompartmental arthroplasty to total knee arthroplasty：not alwaysa slam dunk! J Arthroplasty 2013；28：128-32.

［153］ Oduwole KO，Sayana MK，Onayemi F，McCarthy T，O'Byrne J.Analysis ofrevision procedures for failed unicondylar knee replacement.Ir J Med Sci2010；179：361-4.

［154］ Saragaglia D，Estour G，Nemer C，Colle P-E.Revision of 33 unicompartmentalknee prostheses using total knee arthroplasty：strategy and results.Int Orthop2009；33：969-74.

［155］ Khan Z，Nawaz SZ，Kahane S，Esler C，Chatterji U.Conversion of unicompart-mental knee arthroplasty to total knee arthroplasty：the challenges and needfor augments.ActaOrthopBelg 2013；79：699-705.

［156］ Hirakawa K，Stulberg BN，Wilde AH，Bauer TW，Secic M.Results of 2-stage reim-plantation for infected total knee arthroplasty.J Arthroplasty 1998；13：22-8.Voleti PB，Baldwin KD，Lee GC.Use of static or articulating spacers for infectionfollowing total knee arthroplasty：a systematic literature review.J Bone JointSurg Am 2013；95：1594-9.

［157］ The NJR board.13th Annual Report of the National Joint Registry for England，Wales and Northern Ireland，2016.

［158］ Pandit H，Jenkins C，Gill HS，Barker K，Dodd CA，Murray DW.Minimally invasiveOxford phase 3 unicompartmental knee replacement：results of 1000 cases.J Bone Joint Surg Br.2011 Feb；93（2）：198-204.

［159］ Lidgren L，Knutson K，Robertsson O.Swedish Knee Arthroplasty Register：Annual Report 2004.

［160］ Rothwell AG，Hooper GJ，Hobbs A，Frampton CM.An analysis of the Oxford hip and knee scores and their relationship to early joint revision in the New Zealand Joint Registry.J Bone Joint Surg Br.2010 Mar；92（3）：413-8.

［161］ Berger RA，Meneghini RM，Jacobs JJ，et al.Results of unicompartmental knee arthroplasty at a minimum of ten years of follow-up.J Bone Joint Surg Am.2005；7：999-1006.

［162］ Seeger JB，Haas D，Jäger S，Röhner E，Tohtz S，Clarius M.Extended sagittal saw cut significantly reduces fracture load in cementless unicompartmental knee arthroplasty compared to cemented tibia plateaus：an experimental cadaver study.Knee Surg Sports Traumatol Arthrosc.2012 Jun；20（6）：1087-91.

［163］ Robertsson O，Knutson K，Lewold S，Lidgren L（2001）The routine of surgical management reduces failure after unicompartmental knee arthroplasty.J Bone Jt Surg Br 83（1）：45–49.

［164］ Sloper PJH，Hing CB，Donell ST，et al.Intra–operative tibial plateau fracture during unicompartmental knee replacement：a case report.Knee 2003；367.

［165］ Clarius M，Haas D，Aldinger PR，Jaeger S，Jakubowitz E，Seeger JB（2010）Periprosthetic tibial fractures in unicompartmental knee arthroplasty as a function of extended sagittal saw cuts：an experimental study.Knee 17（1）：57–60.

［166］ Lindstrand A，Stenstrom A，Ryd L，et al.The introduction period of unicompartmental knee arthroplasty is critical：a clinical，clinical multicentered，and radiostereometric study of 251 Duracon unicompartmental knee arthroplasties.J Arthroplasty 2000；15：608.

［167］ Van Loon P，de Munnynck B，Bellemans J.Periprosthetic fracture of the tibial plateau after unicompartmental knee arthroplasty.Acta Orthop Belg.2006Jun；72（3）：369–74.

［168］ Ji JH，Park SE，Song IS，Kang H，Ha JY，Jeong JJ.Complications of medial unicompartmental knee arthroplasty.Clin Orthop Surg.2014 Dec；6（4）：365–72.

［169］ Rockwood CA，Green DP，Bucholz RW.Fractures in Adults.Third edition.Lippincott Williams & Wilkins，Baltimore.

［170］ Brumby SA，Carrington R，Zayontz S，et al.Tibial plateau stress fracture：a complication of unicompartmental knee arthroplasty using 4 guide pinholes.J Arthroplasty 2003；18：809.

［171］ Yang KY，Yeo SJ，Lo NN.Stress fracture of the medial tibial plateau after minimally invasive unicompartmental knee arthroplasty：a report of 2 cases.J Arthroplasty.2003 Sep；18（6）：801–3.

［172］ Van Loon P，de Munnynck B，Bellemans J.Periprosthetic fracture of the tibial plateau after unicompartmental knee arthroplasty.Acta Orthop Belg.2006Jun；72（3）：369–74.

［173］ Biomet UK Ltd.The Oxford Phase 3 Unicompartmental Knee.Precautionary Statement（01–50–0942）.U.K.Bridgend；2004.

［174］ Haddad FS，Masri BA，Garbuz DS，Duncan CP.The prevention of periprosthetic fractures in total hip and knee arthroplasty.Orthop Clin North Am 1999；30（2）：191 –207.

［175］ Poss R，Ewald FC，Thomas WH，Sledge CB.Complications of total hip–replacement arthroplasty in patients with rheumatoid arthritis.J Bone Jt Surg wAmx 1976；58A：1130 –1133.

［176］ Seeger JB，Haas D，Jäger S，Röhner E，Tohtz S，Clarius M.Extended sagittal saw cut significantly reduces fracture load in cementless unicompartmental knee arthroplasty compared to cemented tibia plateaus：an experimental cadaver study.Knee Surg Sports Traumatol Arthrosc.2012 Jun；20（6）：1087–91.

［177］ Heck DA，Marmor L，Gibson A.Unicompartmental knee arthroplasty：a multicentre investigation with long term follow–up evaluation.Clin Orthop 1993；154.

［178］ Whittle MW，Jefferson RJ.Functional biomechanical assessment of the Oxford Meniscal Knee.J Arthroplasty.1989 Sep；4（3）：231–43.

［179］ Damsin JP，Zambelli JY，Ma R，Roume J，Colonna F，Hannoun L.Study of the arterial vascularisation of the medial tibial condyle in the fetus.Surg Radiol Anat.1995；17（1）：13–7.

［180］ Hallock GG，Anous MM，Sheridan BC.The surgical anatomy of the principal nutrient vessel of the tibia.Plast Reconstr Surg.1993 Jul；92（1）：49–54.

［181］ Iesaka K，Tsumura H，Sonoda H，Sawatari T，Takasita M，Torisu T.The effects of tibial component inclination on bone stress after unicompartmental knee arthroplasty.J Biomech.2002 Jul；35（7）：969-74.

［182］ Chatellard R，Sauleau V，Colmar M，et al.Medial unicompartmental knee arthroplasty：does tibial component position influence clinical outcomes and arthroplasty survival? Orthop Traumatol Surg Res 2013；99：S219.

［183］ Clarius M，Aldinger PR，Brackner T，et al.Saw cuts in unicompartmental knee arthroplasty：an analysis of saw bone preparations.Knee 2009；16：314.

［184］ Inoue S，Akagi M，Asada S，Mori S，Zaima H，Hashida M.The Valgus Inclination of the Tibial Component Increases the Risk of Medial Tibial Condylar Fractures in Unicompartmental Knee Arthroplasty. J Arthroplasty.2016 Sep；31（9）：2025-30.

［185］ Pandit H，Murray DW，Dodd CA，Deo S，Waite J，Goodfellow J，Gibbons CL.Medial tibial plateau fracture and the Oxford unicompartmental knee.Orthopedics.2007 May；30（5 Suppl）：28-31.

［186］ Yang KY，Yeo SJ，Lo NN.Stress fracture of the medial tibial plateau after minimally invasive unicompartmental knee arthroplasty：a report of 2 cases.J Arthroplasty.2003 Sep；18（6）：801-3.

［187］ Rudol G，Jackson MP，James SE.Medial tibial plateau fracture complicating unicompartmental knee arthroplasty.J Arthroplasty.2007 Jan；22（1）：148-50.

［188］ Seeger JB，Jaeger S，Röhner E，Dierkes H，Wassilew G，Clarius M.Treatment of periprosthetic tibial plateau fractures in unicompartmental knee arthroplasty：plates versus cannulated screws.Arch Orthop Trauma Surg.2013 Feb；133（2）：253-7.

［189］ Goodfellow JW，O'Connor JJ，Dodd CA，et al.Unicompartmental Arthroplasty with the Oxford Knee. New York：Oxford University Press，2006.

［190］ Baker PN，Petheram T，Avery PJ，et al.Revision for unexplained pain following unicompartmental and total knee replacement.J Bone Joint Surg Br，2004，86（3）：372-377.

［191］ Kim SJ，Postigo R，Koo S，et al.Causes of revision following Oxford phase 3 unicompartmental knee arthroplasty.Knee Surg Sports Traumatol Arthrosc，2014，22（8）：1895-1901.

［192］ Pandit H，Hamilton TW，Jenkins C，et al.The clinical outcome of minimally invasive Phase 3 Oxford unicompartmental knee arthroplasty：a 15-year follow-up of 1000 UKAs.Bone Joint J，2015，97-B（11）：1493-1500.

［193］ Van der List JP，Zuiderbaan HA，Pearle AD.Why do medial unicompartmental knee arthroplasyies fail today? J Arthroplasty，2016，31（5）：1016-1021.

［194］ Pandit H，Gulati A，Jenkins C，et al.Unicompartmental knee replacement for patients with partial thickness cartilage loss in the affected compartment.Knee.2011；18（3）：168-171.

［195］ Niinimaki TT，Murray DW，Partanen J，et al.Unicompartmental knee arthroplasties implanted for osteoarthritis with partial loss of joint space have high re-operation rates.The Knee.2011；18（6）：432-435.

［196］ Gudena R，Pilambaraei MA，Werle J，et al.A safe overhang limit for unicompartmental knee arthroplasties based on medial collateral ligament strains.J Arthroplasty，2013，28（2）：227-233.

［197］ Chau R，Gulati A，Pandit H，et al.Tibial component overhang following unicompartmental knee replacement – Does it matter? Knee.2009；16（5）：310–313.

[198] Simpson DJ，Price AJ，Gulati A，et al.Elevated proximal tibial strains following unicompartmental knee replacement – A possible cause of pain.Med Eng Phys.2009；31（7）：752–757.

[199] Inui H，Taketomi S，Yamagami R，et al.Impingement of the mobile bearing on the lateral wall of the tibial tray in unicompartmental knee arthroplasty.J Arthroplasty，2016，31（7）：1459–1464.

[200] Kim WY，Shafi M，Kim YY，et al.Posteromedial compartment cement extrusion after unicompartmental knee arthroplasty：a case report.Knee Surg Sports Traumatol Arthrosc，2006，14（1）：46–49.

[201] Bozkurt M，Akmese R，Cay N，et al.Cam impingement of the posterior femoral condyle in unicompartmental knee arthroplasty.Knee Surg Sports Traumatol Arthrosc，2013，21（11）：2495–2500.

[202] Park CN，Zuiderbaan HA，Chang A，et al.Role of magnetic resonance imaging in the diagnosis of the painful unicompartmental knee arthroplasty. Knee.2015；22（4）：341–346.

[203] Down C，Xu Y，Osagie LE，et al.The lack of correlation between radiographic findings and cartilage integrity.J Arthroplasty，2011，26（6）：949–954.

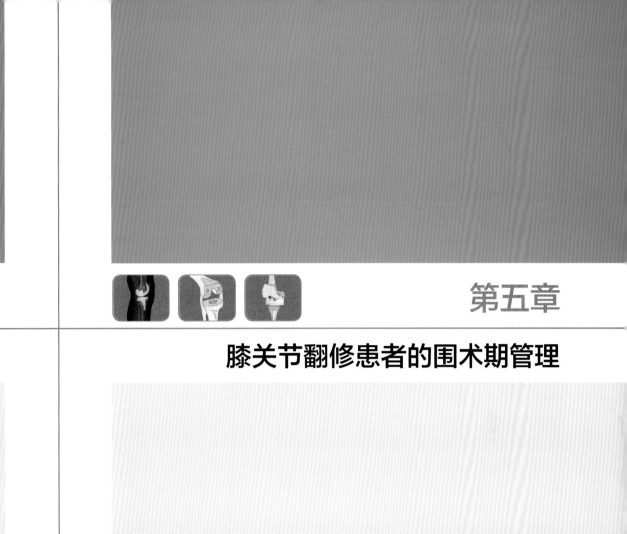

第五章

膝关节翻修患者的围术期管理

第一节　膝关节翻修的麻醉与镇痛

随着关节外科的发展和人口结构的变化，膝关节翻修术越来越多，也越来越复杂。恰当的麻醉方式和镇痛方式的选择，对于提高术中安全性，增加术中术后舒适性，促进术后的康复训练，提高手术治疗效果有重要的意义。

一、麻醉前准备

麻醉前准备是外科手术治疗流程中的第一阶段也是非常重要的阶段。患者是否进行了充分的术前准备直接关系到术中的安全性和术后不良反应的发生率。麻醉前准备包括麻醉前病情评估，伴发疾病的治疗，和患者及家属的沟通，身体综合状态的改善，麻醉方案的制订等。目的是提高安全性，优化流程，降低不良反应的发生率，增加围术期患者的舒适性。

膝关节翻修术的患者多为老年患者，伴发疾病较多。完善的既往史和病史采集，物理检查，必要的生化及影像学检查非常重要。根据采集到的信息决定术前必要的内科治疗，麻醉方案和镇痛方案的选择等。这些评估使得患者风险能够得到正确估计，及时处理，能显著降低术中术后的风险及不良反应的发生率。

1. **术前治疗伴发疾病**　膝关节翻修患者中老年患者居多，常常伴发一个器官或多器官疾病。有些疾病如高血压、糖尿病控制不良时，需要进行必要的内科准备，这对老年膝关节翻修患者非常重要。能减少术后死亡率以及为更复杂的支持疗法，例如重症监护奠定基础。对伴发疾病的治疗能改善患者的身体状况与组织功能，减小患者手术麻醉的风险。术前治疗伴发疾病的中心目的是降低患者心血管疾病的风险、纠正贫血，改善营养等。综合其他治疗等手段，对患者手术前的状况进行最优化。鼓励戒烟。

2. **降低心血管风险**　老年患者经常使用 β - 受体阻断剂和他汀类药物来减少围术期心肌缺血事件和心肌梗死的发生率。美国心脏协会对围术期使用上述药物的 I 类循证建议如下：

（1）他汀类药物：①他汀类药物应在高危患者中使用，在术前至少 1 周和 30 天之间使用（ I 类 B ）；②他汀类药物应在围术期持续使用（ I 类 C ）。

（2）β - 受体阻断剂：① β - 受体阻断剂用于在术前压力测试显示患者有缺血性心脏病或心脏衰弱缺血缺氧（ I 类 B ）；② β - 受体阻断剂用于计划做高风险手术的患者（ I 类 B ）（术前 30 天，至少 1 周。目标心率 60~70 次 / 分，收缩压 > 100mmHg ）；③延续性 β - 受体阻断剂治疗用于先前因缺血性心脏病、心律失常和高血压而使用过 β - 受体阻断剂治疗的患者（ I 类 C ）。

3. **术前需要着重确认的具体药物**　老年患者经常在术前服用一些特定的药物。这些药物在术前需要确认，因为它们在围术期需要特殊的管理。如果未能正确管理，会增加围术期并发症的风险。

（1）阿司匹林：每个医院具体的管理略有不同，一般术前 5~7 天停药。

（2）氯吡格雷：冠状动脉支架置入术后的患者常服用。一般情况下氯吡格雷术前需停药 7~14 天。但需要与心内科医生沟通，根据不同患者的具体情况，衡量风险。

（3）华法林：一般需停药 1 周。对于高危患者应予以低分子肝素替代治疗。

二、麻醉方法

许多种麻醉方法均可以用于膝关节翻修手术。不同的麻醉方法有不同的优缺点。麻醉方法的选择应根据患者的一般情况，既往疾病史，目前各重要脏器的功能，手术时间的长短，术中可能的出血量等多种因素综合考虑，选择在满足手术无痛安全的情况下，对患者的生命体征、内环境影响最小的麻醉方法。临床常用的麻醉方法如下：

（一）腰麻/腰硬联合麻醉

对于 2~4 个小时的手术，腰麻能很好地满足术中需要。一般于 L_{3-4} 间隙穿刺，给予局麻药（罗哌卡因 10~15mg 或丁哌卡因 10~15mg），控制麻醉镇痛平面在 T_{10}。对于年龄较大，心肺贮备功能较差的患者，可适当减少局麻药用量，可同时添加适量阿片类药物（舒芬太尼 3~5μg 或芬太尼 20~30μg）来延长镇痛时间，同时也有助于循环的稳定。对于复杂的膝关节翻修手术，可以采用腰硬联合麻醉以保证足够长的麻醉时间。使用腰硬联合麻醉包，在蛛网膜下腔给完药后，在硬膜外腔留置导管，必要时硬膜外腔给药，以延长下肢阻滞时间。

（二）外周神经阻滞

外周神经阻滞多用于术中和术后的辅助镇痛。同时阻断腰丛和坐骨神经也可以完成膝关节置换术。但膝关节翻修手术，创伤大，时间长，术中需较长时间的使用止血带，一般不使用单纯的外周神经阻滞。临床上多使用单根（股神经或腰丛）或多根神经（股神经加坐骨神经，腰丛加坐骨神经）阻滞联合全麻（多使用喉罩）下手术。这种联合麻醉的优点是能显著减少术中全麻药，尤其是阿片药的用量，减少术后恶心、呕吐、皮肤瘙痒、尿潴留等不良反应。对于无法行椎管内麻醉的患者（如既往行腰椎内固定，强直性脊柱炎等），可采用这种麻醉方法。

（三）腰丛、股神经阻滞

股神经阻滞后，能阻断大腿前方和股骨前方的疼痛传导。能明显缓解术中和术后的疼痛强度。术中能减少全麻药的用量，术后能减少静脉和口服镇痛药的用量，减少恶心呕吐等不良反应。单次大容量股神经阻滞（> 30ml 局麻药）能同时阻断股外侧皮神经和闭孔神经，该方法也称为前路腰丛阻滞，增加对止血带的耐受性及术后镇痛效果。腰丛阻滞是在腰大肌间隙直接阻断腰丛，能同时阻滞腰丛的主要分支（股神经，闭孔神经，股外侧皮神经）。但腰丛阻滞的风险比股神经阻滞大，可能发生双侧阻滞（药物发生了硬膜外扩散），发生几率低但仍有可能发生的并发症包括误穿肾脏、腰大肌间隙血肿等。所以临床上应用复合麻醉时多使用股神经阻滞，但如果拟完全在神经阻滞下完成手术，多使用腰丛阻滞复合股神经阻滞，以获得更完善的麻醉效果，更好的止血带耐受性。

（四）坐骨神经阻滞

联合股神经阻滞，能完全阻断膝关节的疼痛传导，理论上可以在股神经复合坐骨神经阻滞下完成膝关节置换术。但该方法对止血带的耐受时间较短，不太适合膝关节翻修时间较长的手术。如使用股神经联合坐骨神经阻滞，复合喉罩全麻，能显著减少全麻药用量，增加患者术中和术后的舒适度。

（五）全身麻醉

全身麻醉可以完成任何一种手术。对于膝关节翻修手术，很少使用单一的全身麻醉。因为对于该类手术，与之相比，复合麻醉能给患者带来更多益处。临床上对于膝关节翻修手术，首选椎管内麻醉，当存在某种原因导致无法行椎管内麻醉时，多使用外周神经阻滞复合全身麻醉。由于行膝关节翻修术的患者多为高龄患者，全身麻醉诱导时一定要力求平稳，尽量使用对循环系统干扰较小的药物。术中通过多种途径（完善监测，药物选择，液体管理，血管活性的合理使用等）维持循环系统稳定，避免血压波动剧烈，尽量维持血压在基础血压 ±20%（图5-1-1）。

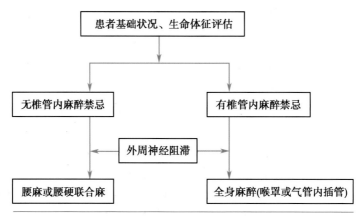

图5-1-1   麻醉选择流程图

三、术中麻醉管理

患者进入麻醉状态后，无论患者处于镇静还是全麻状态下，麻醉医师均须密切监测患者的生命体征，维持生命体征在安全的范围内，避免剧烈波动。

（一）镇静

当选择腰麻或腰硬联合麻醉时，需要给予患者适当的镇静药物，使患者处于轻至中度的镇静状态，避免患者听见手术器械的声音而产生焦虑和恐惧。常用的镇静药物：咪达唑仑，丙泊酚，右美托咪定，依托咪酯等。

1. **咪达唑仑**　能提供顺行性遗忘，对呼吸循环的影响小，不良反应少。但其个体差异性较大，个别高龄患者，1mg咪达唑仑就能引起明显的呼吸抑制。应根据患者的身体状况和体重，从0.5mg或1.0mg开始滴注。视患者入睡情况，逐渐增加药量。

2. **丙泊酚**　半衰期短，苏醒质量高。但其对呼吸循环的抑制比其他药物明显，临床上多使用泵注给药，避免单次冲击给药，常用剂量为 2~4mg/（kg·h），或靶控输注血浆浓度为 1~2μg/ml。使用时，要密切监测呼吸循环，及时发现、处理呼吸抑制和循环抑制。

3. 右美托咪定　该药是选择性 α_2 受体激动剂，能提供睡眠式镇静，又称为可唤醒镇静。对呼吸循环影响较小。常用剂量为 0.2~0.4μg/（kg·h）。但此药快速给药可能引起短暂的血压升高，会引起明显的心率下降，对于合并房室传导阻滞的患者、心率较慢的患者须谨慎使用。右美托咪定的半衰期较长，需提前 10~20 分钟停药。

4. 依托咪酯　是目前临床上所有镇静药中，唯一对循环系统没有抑制的药物。镇静作用强，但单次过快给药可能引起肌肉颤动。持续泵注时间长，总量大时，可能引起恶心、呕吐等不良反应。适用于循环系统不稳定的患者（如严重高血压，冠心病）常用剂量为 0.1~0.3mg/（kg·h）。需手术结束前 10 分钟停药。

（二）控制血压

当患者镇痛状态稳定后，根据当时的生命体征，可使用适当的药物维持患者的血压在术前基础血压的 70%~80%，同时充分吸氧。血压维持在适当的稳定的低压状态，有助于将止血带的压力维持在一个较低的水平。术中止血带压力较低，有助于减轻术后的止血带痛，减轻术后伤口的水肿，减轻术后伤口局部的炎性反应，减轻术后疼痛。常见的镇静药物中，对血压影响最大的药物是丙泊酚，麻醉中可以利用丙泊酚的这个特点，适当调整药量，或联合使用其他对循环系统影响较小的镇静药（如依托咪酯），既将患者维持在适当的镇静状态，又能将患者的血压维持在一个合适的较低的水平。临床上通常使用的剂量为 2~4mg/（kg·h）。

（三）止血带反应

膝关节翻修手术在多数情况下，术中会使用止血带以减少术中出血。止血带压力的大小与患者的血压有关，通常将止血带压力设置为上肢的收缩压 +100mmHg，较低的止血带压力有助于减轻术后的止血带痛，减轻术后伤口的水肿，减轻术后伤口局部的炎性反应，减轻术后疼痛。也能减少松止血带反应（血压下降，心率增快等）。无论止血带的压力多少，松止血带时均须缓慢释放压力，密切观察生命体征的变化，及时处理。

四、术后镇痛

术后疼痛是双刃剑。疼痛是人体对伤害性刺激的一种保护性反应。但严重的疼痛会有一系列的副作用，如诱发心脑血管不良事件等。膝关节术后疼痛剧烈，翻修术患者由于创伤大，手术时间长，术后疼痛更加剧烈。严重的术后疼痛会影响患者术后的功能锻炼，影响术后关节功能的恢复，影响手术效果。良好的术后镇痛非常必要。临床上单一的镇痛方法往往无法达到较好的镇痛效果。许多患者因担心术中和术后的疼痛，一再推迟就医时间。如果患者的就医团队没有对疼痛给予足够的重视，患者没有接受系统的疼痛控制，患者术后会大概率经历比较严重的疼痛。

关节置换疼痛的原因很多，常见下列原因：①没有有效的多模式镇痛；②术后伤口肿胀；

③术后伤口局部炎性反应、感染；④关节假体类型、置入位置不合适等。

控制该类手术后疼痛需要系统的手术医师和麻醉医师的协作。从术前、术中、术后多位点着手，预先镇痛，多模式镇痛，个体化管理。

（一）术前

给予患者术前宣教，对疼痛有正确的认识，术后疼痛控制的目的并不是患者完全无痛，而是将疼痛程度控制在不痛苦状态（视觉模拟疼痛评分 VAS < 3 分）。术前可口服适量镇痛药，如 COX_2 抑制剂等。手术医师根据患者的病情选择合适的假体，合适的手术方案。麻醉医生根据手术方案给予单次或连续的外周神经阻滞，如股神经阻滞、腰丛阻滞、内收肌管阻滞、坐骨神经阻滞等，并根据病情添加适量辅助药物如地塞米松，右美托咪定等，延长镇痛效果。

（二）术中

麻醉医师在手术开始前给予适量阿片药，包括静脉给药和（或）椎管内给药。预先镇痛（在疼痛刺激没有发生前给予中枢性镇痛药，可选择各种阿片药及氯胺酮等）能减轻术后疼痛，减少术后静脉阿片药的用量。在疼痛刺激没有发生前给予适量镇痛药能减少术后的疼痛强度，提高镇痛效果。术中手术医师尽可能减少对软组织的创伤，减少手术时间，麻醉医生控制患者的血压在合适的稳定的偏低水平以使止血带压力在较低水平（230~260mmHg），手术医师和麻醉医师共同努力减少术后患肢的肿胀及止血带相关疼痛。术中低压短时间的止血带压迫能明显减轻术后伤口的肿胀和疼痛。

手术结束前，手术医师在关节周围注射镇痛混合液（局麻药，阿片药及小量糖皮质激素），减少局部的炎症和疼痛刺激。麻醉医生在整个手术过程中，根据麻醉方式，采取措施（完善的神经阻滞，足够的中枢性镇痛药等），尽可能减少外周组织损伤对疼痛中枢的刺激，避免疼痛中枢敏化。

（三）术后

麻醉医生根据手术部位，给予患者静脉自控镇痛或外周神经阻滞自控镇痛。患者根据自身的疼痛自行追加药物。手术医生给予局部冷敷等，减少局部肿胀和局部疼痛刺激。规律给予适量非甾体类消炎药和中枢性镇痛药。

对于膝关节翻修手术，术后使用神经阻滞为主多模式镇痛已经成为多数临床中心使用的镇痛方法。该方法能提供良好的镇痛效果。多种部位的神经阻滞能用于膝关节翻修术的术后镇痛。下面将常用的神经阻滞分别陈述，在临床应用中根据患者的具体情况同时应用两种或两种以上的镇痛措施。

1. 膝关节周围局部注射　手术结束关伤口前，由手术医师在膝关节周围，尤其是内侧和后侧注射局部麻醉药混合液（局麻药、长效糖皮质激素、阿片药）。局部注射是对其他神经阻滞，如股神经阻滞的有效补充，能显著提高术后早期（48 小时内）的镇痛效果。

2. 股神经阻滞　是最常用的阻滞方法。股神经阻滞对于膝关节后方和内侧的镇痛效果较差，需要辅助膝关节周围注射或闭孔神经阻滞。股神经阻滞对股四头肌力的影响较大。有增加术后摔倒的风险，不利于患者术后的主动性功能锻炼。

3. 内收肌管阻滞　内收肌管内走行有隐神经、股内侧肌支、股内侧皮支、闭孔神经的分支等。大部分都是感觉神经。最近的许多临床研究表明，内收肌管阻滞的镇痛效果和股神经阻滞的镇痛效果没有差别，但对股四头肌力的影响明显减少，能较好地保持股四头肌力，减少术后跌倒的风险，并且有助于患者进行主动性功能锻炼。

4. 腰丛阻滞　腰丛阻滞的优点是能同时阻滞股神经和闭孔神经。但腰丛阻滞部位较高，位置较深，操作难度大，有发生双侧阻滞（硬膜外扩散）的风险。由于术后常规抗凝治疗，腰丛阻滞不宜留置导管持续给药。

5. 坐骨神经阻滞　坐骨神经阻滞能很好地解决术后膝关节后方疼痛的问题。但由于使用坐骨深阻滞时，多和股神经阻滞联合应用，会导致患者患肢的明显麻木力弱，不适感较重。众多的临床研究表明，以坐骨神经联合股神经阻滞为主的多模式镇痛并不比股神经为主的多模式镇痛获益更多。

6. 连续外周神经阻滞　股神经阻滞，坐骨神经阻滞，腰丛阻滞，内收肌管阻滞是临床上经常用于膝关节置换手术的外周神经阻滞。这些部位均可以留置导管行连续外周神经阻滞。给药方式分为持续给药和间断给药。①持续给药：通过导管连续给予局麻药达到持续阻滞相应神经的效果。优点是能在2~3天，甚至更长的时间内持续阻滞靶神经，和单次神经阻滞比较，具有稳定的镇痛效果。连续外周神经阻滞的缺点是操作难度大，时间长，术后护理难度加大，感染的风险增加，对肌肉力量的影响较大，不利于主动性功能锻炼，有增加跌倒的风险。所以临床上在使用连续外周神经阻滞时，通常控制留置导管的时间在48小时以内。拔除导管后辅助静脉和口服镇痛。尽快恢复患者的主动性功能锻炼。②间断给药：经导管间断给药（通常3次/天，每次15~20ml局麻药，常用药物为0.33%~0.40%罗哌卡因），特点是和上述连续给药行外周神经阻滞比较，优缺点类似，但对肌肉力量的影响较小。局麻药的用量下降，局麻药中毒和局麻药导致神经损伤的风险降低。给药更加灵活，在常规每天3次给药的基础上，如功能锻炼所需，在功能锻炼前30分钟临时追加15ml短效局麻药（如利多卡因），可明显降低功能锻炼的疼痛强度。但该方法需要有相应的人力配置，人力成本上升。使用连续外周神经时一定要避免导管脱落。临床工作中不时有术后当天就发生导管脱落的病例。常见原因为导管固定不牢固，术后汗液、局麻药渗液导致固定胶布黏性下降，术后宣教不到位，患者挪动体位时对导管保护不够等。

疼痛是个体化差异非常大的一项生命体征。同样的镇痛措施，不同的患者镇痛效果可能差异很大。手术科室和麻醉科应共同成立专门的疼痛控制小组。疼痛控制小组的工作非常重要，小组与患者要保持密切畅通的联系，患者对疼痛控制不满意可随时联系小组，小组也会定期随访患者，及时处理镇痛效果不理想和疼痛控制过程中的不良反应，提高患者的镇痛满意度，就医舒适度（表5-1-1）。

表 5-1-1　膝关节置换围术期镇痛措施

	术前	术中	术后
手术医师	1. 对患者进行疼痛宣教 2. 给予患者适量口服镇痛药 3. 选择合适假体，制定手术方案	1. 减少软组织损伤 2. 减少手术时间 3. 精心细致手术 4. 使用低压力止血带 5. 关节周围注射混合镇痛药	1. 局部冷敷等，减少局部肿胀和局部疼痛刺激 2. 规律给予适量非甾体类消炎药和中枢性镇痛药 3. 抗感染 4. 疼痛控制小组定期随访患者
麻醉医师	实施单次或连续外周神经阻滞，添加适量辅助药	1. 超前镇痛：提前给予适量中枢性镇痛药 2. 控制血压在适合稳定偏低水平，利于低压力止血带 3. 采取多种措施（外周神经阻滞，椎管内阿片药，静脉足量阿片药等），减少外周损伤对疼痛中枢的刺激，避免疼痛中枢敏化	1. 给予患者静脉自控镇痛泵或外周神经阻滞自控镇痛泵，调整好合适的参数 2. 疼痛控制小组定期随访患者，需要时给予必要的补救措施（单次的闭孔神经阻滞，收肌管阻滞等）
患者	接受宣教，配合医疗	配合医疗	自控镇痛，有问题及时与疼痛控制小组沟通

（张　伟　周　雁）

第二节　深静脉血栓与肺栓塞的预防

　　人工关节置换术作为治疗各类中晚期关节疾病的标准手术之一，经过近百年的发展已在世界范围内广泛开展。我国人工关节置换已经有 30 多年的历史，现阶段每年实施髋膝关节置换术近 40 万台，且正以 25%~30% 的速度逐年递增。全膝关节置换术（total knee arthroplasty，TKA）通过膝关节表面置换达到减轻患者疼痛、提高生活质量的目的，已经成为治疗终末期骨关节炎、类风湿关节炎及创伤性关节炎等疾病的有效手段之一。

　　下肢深静脉血栓（deep vein thrombosis，DVT）形成及其可能引起的致死性肺血栓栓塞症（pulmonary thromboembolism，PTE）及后期下肢深静脉功能不全已被公认为是 TKA 术后的主要并发症。关节置换术后 DVT 的发病率因不同的预防性抗凝措施、不同的人群、不同的诊断方法，其报道的发病率差别较大。根据美国胸科医师协会关于静脉血栓栓塞症的指南，TKA 术后深静脉血栓总发生率高达 41%~85%，肺栓塞总发生率为 1.5%~10.0%。有一项纳入 57 项 RCT 包含 44 844 例患者的 meta 分析研究显示：TKA 术后院内症状性 DVT 的发生率为 0.63%，PTE 的发生率为 0.27%。发生 DVT 的患者相对于未发生的 DVT

的患者，其医疗费用，住院时间以及 PTE 相关死亡率大大提高。国内文献报道 TKA 术后 DVT 的发生率为 40%~50%，接受 TKA 的患者是 DVT 的高危人群。DVT 和 PTE 两者相互关联，总称为静脉血栓栓塞症（venous thromboembolism，VTE），其在全身主干静脉均可发病，尤其多见于下肢。小腿深静脉血栓即小腿肌间静脉血栓、腓静脉血栓、胫前和胫后静脉血栓是膝关节置换术后早期常见的并发症之一，其严重影响患者的生活质量及预后情况，更是威胁患者的生命安全。

当前，随着医疗保险覆盖面扩大，患者基数的增加和人口寿命的延长，我国 TKA 数量逐年增加。有研究指出，美国全膝关节置换手术将在 2030 年达到每年 340 万例。尽管关节假体不断推陈出新，手术器械不断改进，手术技术日益提高，TKA 患者术后因假体周围感染、假体松动、聚乙烯磨损、髌骨问题（包括髌骨脱位、半脱位、髌韧带撕裂、髌股关节疼痛）等各种原因导致的翻修数量和比例并未明显下降。欧美国家关节外科登记系统提示，2010 年美国翻修手术量达 78 600 例，占所有关节置换手术的 12.0%~12.8%，2012 年德国翻修手术量达 17 200 例，与 2001 年相比，翻修比例增加了 5%~6%。膝关节翻修术是解决各种原因引起的 TKA 术后失败的有效手段，TKA 翻修术在术前诊断、围术期管理、手术技巧、术后康复等诸多方面都较初次 TKA 困难，对相关技术的要求更高，难度更大，风险也更大，且翻修手术创伤大，手术时间长，术中出血多，术后患者下床时间晚，更易并发 DVT。有效的预防措施不仅可以降低 DVT 及 VTE 的发生率及死亡率，还可以减轻患者痛苦，降低医疗费用。因此，深静脉血栓的预防在膝关节翻修术中非常重要，其关乎患者的生命安全。

一、DVT 形成的机制及特点

1946 年 Virchow 提出静脉损伤、血流滞缓和血液高凝状态是造成深静脉血栓形成的三大因素，经过近百年的验证，已被医学界所公认。DVT 通常发生在血流较慢或者血流紊乱的部位，经由内源性、外源性和共同途径，凝血酶将可溶性纤维蛋白原变成纤维蛋白，形成凝血块。正常情况下，纤溶系统和凝血系统处于动态平衡，血栓难以形成。当两者之间的平衡被打乱后，静脉血栓形成。静脉血栓有三种类型：①红血栓：最为常见，组成比较均匀，血小板和白细胞散在分布于红细胞和纤维蛋白构成的胶状块内；②白血栓：主要由纤维蛋白、白细胞和血小板组成，只有极少量红细胞；③混合血栓：由白血栓组成头部，红血栓和白血栓构成体部、红血栓或板层状的血栓构成尾部。典型的血栓包括头部为白血栓，颈部为混合血栓，尾部为红血栓（见图 5-2-1）。DVT 形成后，逐渐与血管壁粘连，激发静脉壁和静脉周围炎症反应，并向主干静脉蔓延，

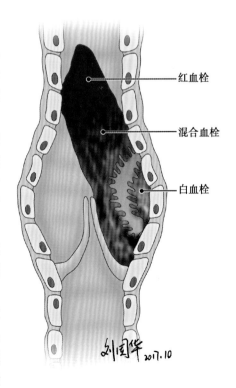

红血栓

混合血栓

白血栓

刘国华 2017.10

图 5-2-1　血栓形成的解剖示意图

可在纤维蛋白溶解酶的作用下，溶解脱落裂解为栓子，随着血流进入肺动脉可引起肺栓塞，或因新生肉芽组织向血栓内生长，最终被机化，也可再内膜化和再血管化。DVT 常常激发静脉壁和静脉周围组织的炎症反应，使得血栓与静脉壁粘连，并逐渐纤维化，破坏静脉瓣膜，产生继发性下肢深静脉瓣膜功能不全，即深静脉血栓形成后遗症。

TKA 翻修有较初次 TKA 手术创伤大，手术持续时间长，术中出血多等特点，易激发组织因子释放、加重内皮细胞损伤，从而更容易激活凝血途径。手术创伤大导致血管损伤的机会增加，有研究指出，血管损伤可能是骨科手术 DVT 形成的主要机制，且绝大多数 TKA 翻修术需要在止血带下完成，止血带的使用引起血流减慢，瘀滞，更容易导致血管内膜损伤，诱发静脉血栓形成。

二、DVT 的临床表现和分型

（一）按照血栓形成的发病部位及主要临床表现分型

1. **上肢深静脉血栓形成**　腋静脉血栓表现为前壁和手部肿胀、胀痛；腋 - 锁骨下静脉血栓表现为整个上肢肿胀，患侧肩部、锁骨上和前胸壁浅静脉扩张，上肢下垂时，肿胀和胀痛加重，抬高时减轻。

2. **上、下腔静脉血栓形成**　上腔静脉血栓形成大多数起源于纵隔器官或肺的恶性肿瘤；下腔静脉血栓形成多系下腔深静脉血栓向上蔓延所致。

3. **下肢深静脉血栓形成**　根据急性期血栓形成的解剖部位分为：①中央型：即髂 - 股静脉血栓形成，起病急，表现为全下肢明显肿胀，患侧髂窝、股三角区有疼痛和压痛，浅静脉扩张，患肢皮温及体温均升高，左侧发病多于右侧。②周围型：包括股静脉或小腿深静脉血栓形成，局限于股静脉的血栓，主要特征为大腿肿痛，局限于小腿部的深静脉血栓，表现为突然出现小腿剧痛，患足不能着地踏平，行走时症状加重，小腿肿胀且有深压痛。③混合型：即全下肢深静脉血栓形成，主要表现为全下肢明显肿胀、剧痛，股三角区、腘窝、小腿肌层都可以有压痛，常伴有体温升高和脉率加速（股白肿），如病程继续进展，肢体极度肿胀，对下肢动脉造成压迫以及动脉痉挛，导致下肢动脉血供障碍，出现足背动脉和胫后动脉搏动消失，进而小腿和足背出现水疱，皮温明显降低并呈现青紫（股青肿），如不及时处理，可发生静脉性坏疽（见图 5-2-2）。

（二）根据临床病程演变分型

下肢深静脉血栓形成后，随着病程的延长，从急性期逐渐进入慢性期。根据病程可以分成以下四型：①闭塞型：疾病早期，深静脉腔内阻塞，以下肢明显肿胀和胀痛为特点，伴有广泛的浅静脉扩张，一般无小腿营养障碍性改变。②部分再通型：病程中期，深静脉部分再通。此时，肢体肿胀与胀痛减轻，但浅静脉扩张明显，或呈曲张，可有小腿远端色素沉着出现。③再通型：病程后期，深静脉大部分或完全再通，下肢肿胀减轻但在活动后加重，伴常有明显的浅静脉曲张、小腿广泛色素沉着和慢性复发性溃疡。④再发型：在已再通的深静脉腔内，再次急性深静脉血栓形成。

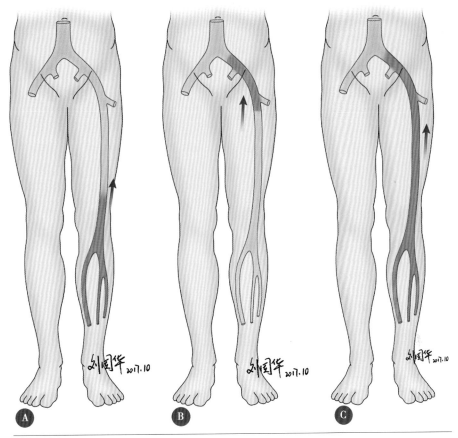

图 5-2-2　深静脉血栓形成类型
A. 周围型血栓；B. 中央型血栓；C. 混合型血栓

三、VTE 形成的影响因素及风险评估

研究指出，女性、肥胖、高龄、吸烟、糖尿病、高血压、高脂血症、下肢静脉曲张、心功能不全、VTE 病史和使用骨水泥是术后发生 DVT 的危险因素，而类风湿关节炎、机械性预防是保护因素，手术创伤和术后制动以及血液高凝状态是发病的高危因素。目前，临床上尚不能根据 DVT 的临床、遗传、生化、免疫等预测特征确定高危病例，也不能根据个体危险因素对患者进行分层预防，因此现阶段应对所有 TKA 翻修手术患者进行准确的评估和积极的预防。

目前常用的血栓危险因素评估方法包括 Padua 评分、Davison 评分、Autar 评分和 Caprini 风险评估等。其中，最为常用的为 Caprini 血栓风险评估（表 5-2-1）。评分 0~1 分为低危，DVT 发生率 < 10%，推荐预防方案为早期活动预防；评分 2 分为中危险，DVT 发生的几率为 10%~20%，推荐药物预防或物理预防；评分 3~4 分为高危，DVT 发生的几率为 20%~40%，推荐药物预防和（或）物理预防；评分 5 分为极高危，DVT 发生率为 40%~80%，死亡率 1%~5%，推荐药物预防和物理预防。

表 5-2-1　Caprini VTE 风险评估表

以下每项风险因素记 1 分	
□ 年龄为 41~46 岁	□ 急性心肌梗死
□ 下肢水肿（现患）	□ 充血性心力衰竭（＜1 个月）
□ 静脉曲张	□ 卧床内科患者
□ 肥胖（BMI ≥ 25）	□ 炎症性肠病史
□ 计划小手术	□ 大手术史（＜1 个月）
□ 败血症	□ 肺功能异常（COPD）
□ 严重肺部疾病、含肺炎（＜1 个月）	
□ 口服避孕药或雌激素替代治疗	
□ 妊娠期或产后（＜1 个月）	
□ 不明原因死产，习惯性流产（≥3 次），早产伴有新生儿毒血症或发育受限	
□ 其他风险因素	
	小计：＿＿＿＿＿＿

以下每项风险因素记 2 分	
□ 年龄 60~64 岁	□ 中心静脉置管
□ 关节镜手术	□ 大手术（45 分钟）
□ 恶性肿瘤（既往或现患）	
□ 腹腔镜手术数（＞45 分钟）	
□ 患者需要卧床（＞72 小时）	
□ 石膏固定（<1 个月）	
	小计：＿＿＿＿＿＿

以下每项风险记 3 分	
□ 年龄 ≥ 75 岁	□ 血栓家庭病史
□ DVT/PE 患者史	□ 凝血酶原 20120A 阳性
□ 因子 VLeiden 阳性	□ 狼疮抗凝物阳性
□ 血清同型半胱氨酸升高	
□ 肝素引起的血小板减少（HIT）（不可使用肝素或者任何低分子肝素）	
□ 抗性磷脂抗体升高	
□ 其他先天或后天血栓形成	

类型：
＿＿＿＿＿＿＿＿＿＿＿＿＿＿＿＿＿＿＿＿＿＿＿＿＿

＊最易漏诊的风险因素

　　　　　　　　　　　　　　　　小计：＿＿＿＿＿＿

续表

以下每项风险因素记5分	
□ 脑卒中（＜1个月）	□ 多发性创伤（＜1个月）
□ 选择性下肢关节置换术	
□ 髋关节、骨盆或下肢骨折	
□ 急性骨髓损伤（瘫痪）（＜1个月）	小计：＿＿＿＿＿
风险因素总分：＿＿＿＿＿＿＿＿＿＿＿＿＿＿	

四、VTE 的预防

自从 2009 版《中国骨科大手术静脉血栓栓塞症预防指南》在临床上推广应用以来，我国 TKA 术后深静脉血栓发生率由 30.8%~58.2% 降低至 3.19%，2016 版《中国骨科大手术静脉血栓栓塞症预防指南》再次肯定了骨科大手术常规进行 VTE 预防的重要性。对骨科大手术患者采取安全、有效的 VTE 预防措施，不仅可以显著降低 VTE 的发生率、病死率，而且还可以减轻患者的痛苦，降低治疗期间的医疗费用。

（一）基本预防措施

①翻修手术的操作应轻巧、精细，尽可能减少手术创伤，避免静脉内膜损伤；②术后抬高患肢，以促进静脉回流，减轻水肿；③鼓励患者尽早开始足、趾主动活动，并多做深呼吸及咳嗽动作；④尽可能早期离床活动；⑤优化止血带的使用，非全程应用（手术开始至切口关闭后），可前半程应用（手术开始至切口关闭前）或后半程应用（从截骨开始至切口关闭）或中间程应用（放置假体时）；⑥重视 DVT 预防的围术期宣教，指导早期康复锻炼；⑦合理禁食水，早期进食水，避免血液浓缩。

（二）机械预防措施

①足底静脉泵。②间歇充气加压装置及逐级加压弹性袜，利用机械性原理促使下肢静脉血流加速，降低术后下肢 DVT 发生率。单独的物理预防措施只用于有高危出血风险的患者，其余应与抗栓药物联合应用以提高疗效，但应排除以下情况：A. 充血性心力衰竭，肺水肿或下肢肢体不明原因肿胀；B. 下肢 DVT 形成，肺栓塞发生或血栓性静脉炎。③间歇性充气加压装置及梯度压力弹力袜不适用于下肢局部异常的患者。④下肢血管严重硬化或狭窄、小腿肌间静脉血栓形成的患者。

（三）DVT 药物预防措施

TKA 翻修手术患者手术时间长，出血多，所以应充分权衡患者的血栓风险和出血风险选择抗凝方案。抗凝药物有多种，但临床中最常用的药物有以下几种。

1. 低分子肝素　低分子肝素（low molecular weight heparin，LMWH）对活化部分凝血酶原时间（activated partial thromboplastin time，APTT）、活化凝血时间（activated coagulation time，ACT）影响不大，一般采取皮下注射，主要经肾脏清除，肾功能受损的患者使用 LMWH 存在药物蓄积风险。低分子量肝素的禁忌证是血小板减少症和严重的凝血障碍。其可以显著降低骨科术后患者 DVT 和 VTE 的发生率，且不增加大出血发生的风险。具有可根据体重调整使用剂量、严重出血的并发症少、不需要常规检测出凝血指标的优点。

2. Xa 因子抑制剂　治疗窗宽，减少了药物、食物间的相互作用，不需要常规血液学监测。Xa 因子抑制剂可分为：①直接 Xa 因子抑制剂，如利伐沙班、阿哌沙班；②间接 Xa 因子抑制剂，如磺达肝癸钠。其中利伐沙班 1/3 以原形通过肾脏代谢，2/3 经过肝脏代谢（一半通过肾脏排泄，另一半通过粪便排泄），口服生物利用度高，起效迅速，不需要因年龄、性别、体重、轻度肝肾功能损害而调整剂量，且不受饮食限制，不影响初级止血，快速吸收，多次给药无蓄积。

3. 维生素 K 拮抗剂　代表药物为华法林（warfarin），是主要的口服抗凝药。华法林是维生素 K 拮抗剂，阻止凝血因子 Ⅱ、Ⅶ、Ⅸ、Ⅹ 的羧化作用，从而影响凝血过程。华法林生物利用度高，口服 90 分钟后血药浓度即可达到峰值，但其对已经合成的上述凝血因子无抑制作用，因此抗凝作用出现较慢。一般需要 8~12 小时后才发挥作用，1~3 天达到高峰，停药后其抗凝作用维持 2~5 天。华法林抗凝治疗时，应监测凝血酶原时间（prothrombin time，PT）。华法林价格低廉，但治疗窗窄，个体差异大，常需要监测国际标准化比值（international normalized ratio，INR），调整剂量控制 INR 在 2.0~2.5 之间。INR > 3.0 会增加出血风险，易受药物及食物影响，显效慢，半衰期长，需要在手术 20 小时前使用。

4. 抗血小板药物　代表药物为阿司匹林，其主要通过抑制血小板聚集，发挥抗动脉血栓作用，在 VTE 预防上有一定作用，可以用于下肢静脉血栓的预防。

（四）DVT 预防用药方案

1. 中华医学会骨科学分会　2016 年推荐的人工全髋关节置换术和人工全膝关节置换术的 DVT 药物预防方案，有以下几种：①术后 12 小时以后（硬膜外腔导管拔除后 4 小时），可皮下注射预防剂量的低分子肝素。②术后 6~24 小时（硬膜外腔 导管拔除后 4 小时）可给以磺达肝癸钠 2.5mg，每天 1 次，皮下注射。③术后 12~24 小时（硬膜外腔导管拔除后 5 小时）可予以阿哌沙班 2.5mg，每天 2 次，口服。④术后 6~10 小时（硬膜外腔导管拔除后 6 小时）可开始使用利伐沙班 10mg，每天 1 次，口服。不建议出血风险较高或对药物和物理血栓预防具有禁忌证的患者放置下腔静脉过滤装置作为常规预防 PTE 的措施。

2. 美国胸科医师协会预防指南（American college of chest physicians，ACCP） 对接受关节置换的患者，建议采用低分子肝素、磺达肝癸纳、阿哌沙班、达比加群酯、利伐沙班、低剂量普通肝素、维生素 K 拮抗剂、阿司匹林或者间歇加压装置中的一项或几项，治疗时限不小于 10~14 天。治疗首选低分子肝素，不愿意接受 LMWH 皮下注射的且能耐受其他药物不良反应的患者，可以采用口服药物，但出血风险高，效能低下，缺乏长期服用的安全性数据。

3. 美国骨科医师协会预防指南（American academy of orthopedic surgery, AAOS）　把大出血风险评估放在与 PTE 风险评估同等重要的地位。AAOS 不特别推荐某一种预防方法，对于 DVT 预防的时间期限，AAOS 认为由医师与患者共同谈论决定，且对下腔静脉滤器置入持有中立态度。

4. 中国髋膝关节置换系列专家共识方案　①术后 12~24 小时（硬膜外腔导管拔除后 4~6 小时）皮下给予常规剂量低分子肝素；②术后 6~10 小时（硬膜外腔导管拔除后 6~10 小时）开始使用利伐沙班 10mg/d，口服，每日 1 次；③术前或术后当晚开始应用维生素 K 拮抗剂（华法林），监测用药剂量，维持 INR 在 2.0~2.5，应用氨甲环酸，术后 6 小时以后观察患者引流量的变化，引流管无明显出血或引流管血清已分离、伤口出血趋于停止时开始应用抗凝血药，大部分患者术后 6~12 小时出血趋于停止，应在术后 6~12 小时应用抗凝血药；若个别患者术 12 小时以后仍有明显出血可酌情延后应用抗凝血药。

5. 华西医院经验　在 2013 年卫生部公益性行业专项（项目号 201302007）的顺利实施下，四川大学华西医院率先将氨甲环酸应用于关节置换中以减少围术期失血，证实氨甲环酸能够减少围术期失血，并且不增加 DVT 风险，创新性提出局部应用、静脉/局部联合应用、重复多次应用，应用比例从 2013 年 8.38% 上升到 2016 年 80.04%，应用氨甲环酸之后，及时、有效地序贯应用抗凝血药，使抗纤溶和抗凝血达到平衡，在不增加 VTE 形成的基础上最大限度地减少出血和降低输血比例。TKA 术后 6 小时以后根据患者引流量的变化来应用抗凝血药，术后 DVT 发生率由 2014 年的 0.90% 下降到 2016 年的 0.44%（图 5-2-3）。

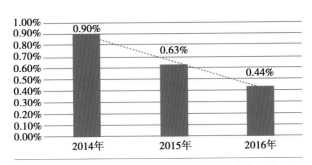

图 5-2-3　华西医院 TKA 术后 DVT 发生率变化趋势

不使用 TXA 抗凝方案：手术前 12 小时内不再使用低分子肝素，术后 12~24 小时（硬膜外腔导管拔除后 4~6 小时）皮下给予常规剂量低分子肝素。利伐沙班 10mg，口服，术后 6~10 小时（硬膜外腔导管拔除后 6~10 小时）开始使用术前或术后当晚开始应用维生素 K 拮抗剂（华法林），监测用药剂量，维持 INR 在 2.0~2.5。

术后康复：尽早下床，减少肢体肿胀，完全负重行走。术前 30 分钟及术后 24 小时内常规使用抗生素预防感染，术后 24 小时内拔出引流管，术后当天麻醉清醒后指导患者主动伸屈踝关节行股四头肌等长收缩功能锻炼，并给以适当抬高患肢、伤口冰敷减少肢体肿胀。术后第二天根据个体情况指导患者在助行器辅助下完全负重行走，监督患者抬高大腿，缓慢稳健，避免跛行步态。

　　加强患者疼痛、睡眠等综合管理，医护一体，预防 DVT 形成。采用加速康复外科（enhanced recovery after surgery，ERAS）理念，加快患者围术期康复，全方位保证医疗安全，提高患者就医满意度。以预见性护理干预为核心，强调主动锻炼，提高护理质量，转变护理模式，护士针对患者存在或潜在的健康问题，遵循对患者最有利的原则，给以恰当的、自主的护理措施，即针对不同个体，制订不同的护理方案，及时准确地实施护理，加深患者对护士的信任。通过术后 DVT 的预见性护理干预，使护士能准确运用护理程序，找到存在和潜在的护理问题，充分发挥能动性，主动评估及及时干预造成术后 DVT 发生的因素，做到心理护理、主动护理和预见性护理环环相扣，健康教育与护理干预紧密结合，减少患者围术期并发症的发生特别是 DVT 的发生率。

（周宗科）

第三节　围术期血液管理

　　随着人口的老龄化进程，人们对生活质量要求的提高，全膝关节置换术（total knee arthroplasty，TKA）因能有效缓解甚至消除关节疼痛及重建关节功能而越来越普及。目前全美每年初次全膝置换手术超过 70 万例，翻修手术（revision total knee arthroplasty，RTKA）超过 3 万例，预计到 2030 年初次全膝置换手术将增加 673%，全膝关节翻修手术也在随之增加。

　　初次的单侧人工全膝关节置换术术中失血约 265ml，术后失血约 554ml，而全膝关节翻修术需要更广泛松解软组织、截除关节面以及暴露髓腔，失血量也将增加，约有 20% 的患者需要输血治疗以纠正术后贫血，初次全膝置换输血率仅为 12%（$P=0.032$）（图 5-3-1）。

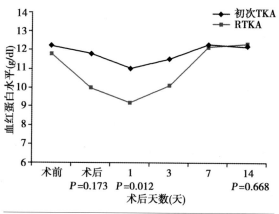

图 5-3-1　初次 TKA 与 RTKA 之间血红蛋白含量的比较（P）

　　虽然异体输血可以快速纠正贫血症状，但输血本身也带来不少问题：增加医疗成本、增加感染风险、延缓术后康复、增加致残率和死亡率以及延长住院时间等。为了避免失血及异体输血可能引起的不良事件，对接受 RTKA 的患者建立一种可以减少出血、降低输血率的血液管理方案十分必要，本文将从术前准备、术中、术后处理等相关方面对此进行阐述。

一、术前准备

（一）补充白蛋白

RTKA 一般为择期手术，术前医生应对患者血红蛋白水平、营养状况以及伴随的内科疾病等方面做好充分评估，制订围术期血液管理的基本方案。Kamath 和 Cornell 等发现术前低蛋白血症（< 3.5mg/dl）会增加 RTKA 术后并发症的发生率，所以推荐补充白蛋白。

（二）纠正贫血

术前血红蛋白水平是影响关节置换术后输血量的主要预测因素，术前贫血是增加术后死亡率的独立危险因素。Kasivisvanathan 等调查了 2004~2014 年期间 5387 例接受髋关节翻修或 RTKA 的患者（3021 例髋关节翻修，2366 例 RTKA），发现 36.03% 的患者术前即贫血（男性血红蛋白 < 13g/dl，女性血红蛋白 < 12g/dl，世界卫生组织，2008 年）。

1. **补充铁剂**　Cuenca 等发现术前第 30~45 天开始补充铁（256mg/d）、维生素 C（1000mg/d）和叶酸（5mg/d）可以降低术后输血率。但 Lachance 等指出术前连续补充铁剂（300mg，3 次 / 天）3 周以上不能增加血红蛋白水平，而且口服铁剂会产生便秘、胃灼热、腹痛等不良反应，静脉补铁剂常引起一些过敏反应，因此如果患者没有明确的缺铁，不推荐常规补铁。

2. **使用促红细胞生成素**　促红细胞生成素（epoetin，EPO）作用于骨髓干细胞，刺激红细胞分化和成熟，增加红细胞生成。Delasotta 等回顾性分析例 81 例轻度贫血（10~13g/dl）的接受 RTKA 的患者，其中 24 例应用 epoetin-α，47 例不用，结果表明应用 epoetin-α 可降低输血率及平均住院日。Struijk-Mulder 等报道在荷兰 50%~60% 的骨科在关节置换或翻修术中会应用 EPO，仅 27% 应用铁剂。术前应用 EPO 对提高贫血患者的血红蛋白水平效果较好，但费用较昂贵。

3. **术前自体血储存**　术前自体血储存通常在术前 3 周采集 1~2 单位自体血，代替术中或术后需要输入的异体血。有研究证实术前自体血储存可使 90% 的择期手术避免异体输血，但会造成术前贫血、可能增加术中或术后的输血率，以及自体血的浪费。Jakovina 等指出 TKA 术前自体血储存不能降低异体输血率，由此导致的医源性贫血还会增加异体输血率，因此不推荐常规应用术前自体血储存。

二、术中管理

（一）手术操作与麻醉

首先，外科医生都明白，手术医生的操作技术和水平是影响失血量的主要因素，手术团队默契配合，缩短手术时间，术中严密止血都可以减少术中出血。另外还需要麻醉医生和手术医生互相配合，AAOS 指南中指出有目前中等强度的证据支持在进行 TKA 手术时施行椎管内麻醉可减少术中出血，改善围术期预后并降低并发症发生率。

（二）急性等容性血液稀释

急性等容性血液稀释与术前自体血储存类似，只是在手术开始前采血，采血同时补充等容量的晶体或胶体溶液，通过稀释血红蛋白减少其丢失量，必要时再将保存的自体血回输，降低异体输血的风险。对于 TKA 患者目前并没有明显的证据支持常规应用急性等容性血液稀释，但 Goodnough 等认为对于 RTKA 患者急性等容性血液稀释与术前自体血储存均能减少异体输血，联合应用这两种方法可以进一步降低异体输血的风险。

（三）止血带的使用

使用止血带可以减少术中出血、清晰手术视野、缩短手术时间，也会带来许多负面作用：术后出血、康复进程延长、浅层感染率增加、伤口血肿等。AAOS 指南中指出有中等强度的证据支持在 TKA 中使用止血带可以减少术中失血量。止血带的使用时机因人而异，有学者比较了 TKA 中①手术前至骨水泥硬化，②放入骨水泥前至骨水泥硬化，③全程三个时间段应用止血带的疗效，提示①方案优于后两种。推荐非全程使用止血带，并减少应用时间。

（四）药物的影响

1. **局部止血剂**　局部止血剂应用最多的是纤维蛋白黏合剂（主要由纤维蛋白原和凝血酶组成）和自体富血小板凝胶。Roman ò 等通过一项随机对照研究发现 RTKA 术后第一天实验组（应用纤维蛋白黏合剂）血红蛋白减少量较对照组（不应用纤维蛋白黏合剂）少，实验组输血量较对照组明显减少，应用局部止血剂后并无明显不良反应，故建议 RTKA 手术部位应用局部止血剂以降低术后输血率。

2. **氨甲环酸**　氨甲环酸（tranexamic acid，TXA）可抑制纤维蛋白溶解及血栓降解，从而减少出血（图 5-3-2）。局部应用和静脉注射氨甲环酸、不同浓度的氨甲环酸都有效，并且几乎无副作用。有人发现局部应用氨甲环酸的剂量 > 2g 更有效。有研究推荐术前静脉注射氨甲环酸，并在术后补注射一支氨甲环酸。Samujh 等回顾性分析 111 例全膝关节翻修术，其中 43 例在术前接受一次 10mg/kg TXA 静脉注射，另外 68 例不应用 TXA，结果表明应用氨甲环酸可明显降低输血率及输血量，故强烈建议在 RTKA 中应用 TXA，尤其是在已知输血的各种缺点的情况下。Smit 等回顾性比较了 2006~2010 年期间 424 例接受 RTKA 的患者，其中 246 例患者 TXA 术中 20mg/kg 应用，178 例未应用 TXA，TXA 使用组的血红蛋白丢失明显减少，输血率及输血量均明显下降，并且不良反应并无明显差异。

三、术后管理

（一）负压引流的应用

Haralambides 等研究表明加压包扎可以通过机械压迫作用防止弥漫性出血，减少术后失血和肢体肿胀。关节置换术后 24~48 小时是否进行负压吸引仍存在争议，BjerkeKroll 等

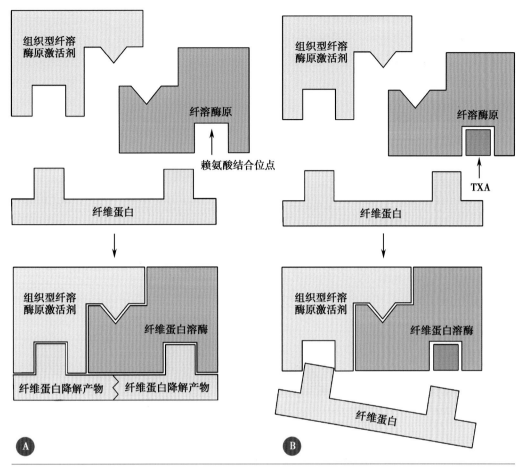

图 5-3-2 TXA 的作用机制

A.正常情况下，纤维蛋白、纤溶酶原、组织型纤溶酶原激活剂三者相互作用，以完成纤维蛋白溶解和血栓降解；B.氨甲环酸抢占纤溶酶原的赖氨酸结合位点，阻碍了纤维蛋白、纤溶酶原、组织型纤溶酶原激活剂的相互作用，抑制纤维蛋白溶解及血栓降解，从而减少出血

认为使用引流管会增加术后失血量和异体输血量，增加医疗成本；Abolghasemian 等将 83 例 RTKA 患者随机分成两组，一组接受负压吸引，一组无负压吸引，得出的结论是术后负压吸引并不必需，只需加压包扎即可。

（二）红细胞回输

术前自体血储存并不是一个非常好的办法，于是有研究者尝试细胞回输——主要是将术中及术后出血回收并将其中细胞分离、洗涤，得到相对正常浓度与活性的红细胞，然后将其回输。Dusik 等研究发现在关节翻修手术中应用细胞回收输可减少31%~59%的输血量，降低输血率，但是回收的血液中红细胞存在变形，质量不高，而且回收的血液中含有较多的细胞因子、纤维蛋白降解产物、脂肪颗粒、骨碎片等，安全性存在很多质疑。

（三）限制性输血

Teng 等通过 meta 分析发现采取限制性输血（维持血红蛋白 8.0~9.5g/dl， < 8.0g/dl 输

红细胞）的疗效要好于开放性输血（维持血红蛋白 10.0~12.0g/dl，< 10.0g/dl 输红细胞）；一篇 Cochrane 评价文章指出使用限制性输血使输血率降低 37%（$RR=0.63$; 95%CI 0.54~0.74）同时降低了住院死亡率，但是在心脏手术中应用限制性输血指征（血红蛋白 < 7.5 g/dl）与开放性输血指征（血红蛋白 < 9g/dl）相比会增加死亡率。因此，对大部分 RTKA 患者推荐遵循限制性输血指征，对合并心脏疾患者则选择开放性输血指征。

（四）其他

有学者认为术后屈膝 48~72 小时能减少术后失血量，术后对患膝进行持续低温疗法也可以收缩毛细血管、减少术后出血，缩短住院时间（图 5-3-3）。但一篇 Cochrane 评价文章指出低温疗法对降低输血率作用有限。

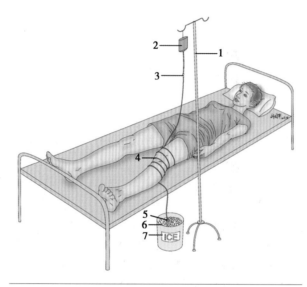

图 5-3-3　持续低温疗法的装置
1. 架子；2. 装满液体的玻璃瓶；3. 流速控制器；4. 线圈样缠绕的塑料管道；5. 冰块；6. 埋在冰块中的玻璃瓶；7. 冰盒

四、小结

RTKA 是骨科择期手术中失血较多的一种手术，RTKA 围术期血液管理旨在减少术中及术后失血、降低输血率、改善预后、促进术后康复及降低医疗成本，但目前 RTKA 围术期血液管理还没有模式化并存在争议，在实践中我们需要根据患者的情况并结合不同方法的特点，制订出高效合理的个体化治疗方案，例如，术前纠正贫血，改善营养状况；术中联合使用局部止血剂与氨甲环酸；术后遵循严格的输血指征等。

（戴雪松）

第四节　康复计划的制订

一、概述

　　膝关节翻修术前，患肢常存在一定的功能障碍，可表现为疼痛、活动受限、关节不稳定、无力等，加之翻修术本身的创伤，膝关节翻修术后患者的功能康复均存在较大困难。如何进行合理的围术期管理，制订适合于患者的个体化康复计划，并有效实施，是关节外科医生面临的巨大挑战。

　　康复医学是针对疾病或损伤后如何有效恢复患者功能的学科。广义的康复方案，应涉及一切有助于提高疗效、降低风险、改善患者体验、提高临床效率的措施；应贯穿于术前、术中、术后的全过程，而不应只局限于术后阶段。获得理想的康复，需要康复团队以及患者之间密切的配合。康复团队的成员应该包括：骨科医生，专业的理疗师，物理康复师，镇痛麻醉师，护士以及其他辅助人员。成功的康复应该能够处理患者在康复过程中遇到的任何身体的或心理的问题。康复的终极目的是：最大限度地恢复患者功能，增强患者术后的生活自理能力及参加社会活动的能力。

　　康复计划的制订首先要遵循损伤与修复的原则。人工关节翻修术往往是损伤较大的手术，术后患者需要首先经历创伤后全身应激反应期，该时期容易出现系统性并发症。软组织损伤也需要经历急性炎症反应期、增生期和巩固期等自然过程。这些损伤和修复的基本原理，是制订康复计划的分期任务和目标的依据。例如，手术切口的一期愈合过程中，一般需 2 周后达到足够强度，方可拆线；2~3 周后，留下强度较大、弹性较差的瘢痕组织，此时是关节活动度锻炼的关键时期。骨折的愈合也通常需经历血肿期、纤维骨痂期、骨性骨痂期和骨痂重塑期，当纤维骨痂期完成后骨折端就具有一定稳定性，可适当增加负重。由于膝翻修术的创伤一般都大于初次全膝关节置换（total knee arthroplasty，TKA）术，翻修术后的康复比初次 TKA 术后更加困难。Vincent 等研究比较了 286 例初次 TKA 和 138 例膝翻修的患者，发现膝翻修组术后住院时间（length of stay，LOS）长于初次 TKA 组，翻修组的功能独立性评定（functional independence measure，FIM）评分恢复效率（FIM/LOS）差于初次 TKA 组，且翻修组术后需要康复中心的比例显著高于初次 TKA 组（21.7% vs.2.4%）。分析不同膝翻修患者的组织损伤特点，以及不同膝翻修患者之间康复难度和重点内容的差异，有助于提高康复的疗效和效率。

　　康复计划的制订还要符合快速优质康复的理念。现代医学不仅限于关注临床疗效和安全性，还应关注患者的体验和康复的效率。在保障疗效和安全性的前提下，应尽可能考虑患者的主观感受，如控制疼痛、控制术后恶心呕吐综合征（postoperative nausea and vomiting syndrome，PONV）、控制眩晕和虚弱感等。另外，还需要关注康复的效率，尽可能早期恢复患者的自理能力和社会工作能力，同时为患者和医疗机构节约时间成本。Husted 等对膝关节翻修术应用快速康复方案的可行性进行了研究，术后平均住院日为 2 天，再入院率 10%，未出现严重并发症，作者得出结论认为合理的快速康复方案对膝关节翻修术是可行的。

如前章节所述，如同全膝关节置换，膝关节翻修术后康复的首要障碍在于关节疼痛。医生应采用多模式围术期镇痛方案，尽可能降低患者的疼痛。为提高手术的安全性，围术期和术中应严格预防和治疗感染，合理安全地预防血栓栓塞性疾病，并且进行合理的血液管理从而降低失血和输血的风险。Sheng 等对膝关节翻修术后患者疗效进行了荟萃分析，研究纳入 1356 例病例，术后并发症发生率依次为：松动（18%）、不稳定（16%）、感染（16%）、髌骨失效（15%）（包括半脱位、脱位、肌腱撕裂、髌股关节疼痛及弹响）、不明原因疼痛（13%）、骨折（9%）、手法推拿（7%）和关节僵硬（6%）。Dieterich 等基于美国外科医师学院（ACS）的国家手术质量促进项目（NSQIP）的数据库，纳入 3421 例膝翻修病例，并对术后并发症进行分析。研究者将并发症分为重大并发症（major morbidity）和轻微并发症（minor morbidity），前者包括死亡、呼吸道并发症、肾脏并发症、神经系统并发症、心脏并发症、器官腔隙感染、脓毒血症、深静脉血栓和肺栓塞、深部感染、伤口裂开及再手术，后者包括泌尿系感染和伤口浅表感染。结果显示，重大并发症发生率为5.5%，轻微并发症发生率为 2.2%；术后 30 天死亡率为 0.4%；最常见的重大并发症为静脉栓塞性疾病、器官腔隙感染和再手术；重大并发症的危险因素为男性、高龄、美国麻醉协会（ASA）评分高、切口等级、急诊病例和肺部合并症；轻微并发症的危险因素为肾衰透析。Kim 等对膝翻修术后僵硬的危险因素进行了单中心病例对照研究，共 807 例膝翻修，发生术后僵硬的为 32 例（4%）；该研究发现，翻修术后僵硬的危险因素包括术前活动度差、翻修首要原因为关节僵硬、年轻患者、初次手术和翻修间隔时间短、术中发现假体固定良好、术后伤口引流和 Charlson 指数较低。医生对手术疗效和并发症的预判、预防和治疗，有助于提高手术安全性，是保障疗效和快速康复的前提。当围术期所有节点都为快速优质康复创造了有利条件，康复功能训练本身就会有更好的疗效和效率。

本章节不对广义的康复计划进行详细讨论，而将重点阐述狭义的功能康复训练计划的制订。下文分步讨论康复的影响因素、康复的分期及目标、康复的方法和疾病特异性康复的原则。

二、康复的影响因素

康复计划的制订，需要考虑患者因素、疾病因素、手术因素等多方面因素的影响。一方面可以因人而异给予个体化差异化的康复方案，另一方面有助于医生识别康复高危患者，给予相应预防和处理对策。

患者因素包括年龄、性别、社会工作、文化水平、生活习惯等方面。Oldmeadow 等推荐使用一种关节置换术后康复风险评估和预测工具（RAPT 评分）进行患者因素评估。RAPT 评分系统对年龄、性别、术前行走距离、是否使用辅助工具、是否需要社会支持、术后是否有人员陪伴护理等六个方面进行评分，满分 12 分。若 RAPT 得分 < 6 分则归于高风险组，建议出院后转入康复病房；若得分在 6~9 分之间则归于中风险组，建议出院后返回家庭但需要额外康复干预；若得分 > 9 分则归于低风险组，建议出院之后返回家庭自我康复。Pun 等研究则认为，膝关节翻修术的疗效不受性别的影响。Ritter 等研究认为，年龄是影响膝翻修术后膝关节活动度的因素，年轻患者（< 44 岁）翻修术后活动度较差。

Kim 等也发现年轻患者是膝翻修术后关节僵硬的高危因素，作者推测可能的解释是年轻患者往往有更高的手术期望，所以容易过度锻炼。而其他作者也支持这一观点，认为过度锻炼产生的炎症反应，是膝关节僵硬的原因之一。Vincent 等研究发现肥胖和血常规血细胞比容等则不是影响膝关节置换术后出院时间的因素。

疾病因素包括膝翻修的适应证、翻修前功能等。Pun 等研究认为，膝翻修术后疗效受到翻修适应证的显著影响。研究者将翻修适应证划分为四类，即关节纤维化、感染、不稳定和磨损与松动，评估术前术后膝关节协会疼痛和功能评分（KSS 疼痛和功能评分），并与匹配组的初次 TKA 术后结果比较。他们发现，因不稳定而行翻修术的 KSS 结果与初次 TKA 术后近似，而因关节纤维化、感染、磨损与松动而行翻修的 KSS 结果都显著差于初次 TKA。KSS 疼痛评分结果，不稳定组和磨损与松动组优于关节纤维化和感染组；KSS 功能评分结果，不稳定组优于关节纤维化组。Vincent 等的研究也发现，与因疼痛和机械性失败而翻修的患者相比，因感染而翻修的患者康复效果和效率更差；而因机械性失败翻修组的住院时间长于因疼痛翻修的患者。Ritter 等对翻修术后膝关节活动的预测因素进行了研究，发现术前活动度 < 103° 的膝翻修患者，术后膝关节活动度较差。

手术因素包括使用假体情况、术中功能、术中有无并发症等。Ritter 等的研究结果表明，膝关节翻修术中使用假体类型和术中获得的活动度，与术后膝关节活动度相关。使用铰链型假体或术中屈曲活动度差（< 117°）的患者，术后膝关节屈曲活动度也较差。对于膝关节感染二期翻修的患者而言，使用间隔物的种类对翻修术后最终功能有影响。Freeman 等研究比较了 48 例可活动关节型间隔物和 28 例静态骨水泥型间隔物的病例。二期翻修术后进行随访发现，术后两组感染清除率和 KSS 疼痛评分无显著差异，但是关节型间隔物组有 58% 的患者 KSS 功能评分达到优良水平，而静态型间隔物组仅有 36%（$P = 0.05$）。研究者因此推断，关节型间隔物组的术后功能可能优于静态型间隔物组。

三、康复的分期及目标

分阶段、递进式设定康复目标，既是为了满足病生理过程的需要，又有利于康复计划的执行。基于组织损伤与修复的原理和快速优质康复的理念，在制订康复分期目标时，我们一方面要积极促进患者及早恢复关节功能，另一方面要顾及患者康复过程的感受，不造成进一步损伤。术前康复是容易被医生和患者忽视的内容，但术前康复训练或模拟康复训练有助于术后康复的进行。康复的分期及目标设定还要结合医疗机构的条件、患者的需求和疾病具体情况进行调整。下文列举作者给常规膝翻修患者制定的康复计划，供读者参考。

所有膝关节翻修患者，我们建议术前请康复师会诊，指导患者学习和熟悉常用的康复训练技术。我们常将术后康复训练设定三个阶段的康复目标，如下所述。

（一）术前阶段
- 接受康复师指导；
- 学会常用的几种肌力训练方法；

● 学会常用的几种膝关节活动度的训练方法。

（二）术后康复第一阶段的康复目标

指术后住院期间，特别是手术当天至术后第 3 天，术后急性期。

● 手术当天或术后第一天下床，患肢负重程度依疾病而定：
  ➢ 骨水泥型假体且无下面两种情况的病例，术后即刻可完全负重；
  ➢ 非骨水泥型假体、行胫骨结节截骨、髌腱修补、术前术中骨折的病例，部分负重（直至术后 4~6 周）；
  ➢ V-Y 成形、股四头肌斜切的病例，伸直位支具保护下术后即刻开始完全负重（伸直位支具保护直至术后 2 周）。
● 术后 3~5 天出院，出院指标如下：
  ➢ 掌握第一阶段的康复方法：
    髌骨活动度训练方法、肌力训练方法、关节屈伸活动度训练方法；
  ➢ 掌握控制和处理关节肿胀的基本方法；
  ➢ 无发热；
  ➢ 疼痛不影响睡眠或 VAS 评分 4 分以下；
  ➢ 无全身并发症且合并症控制平稳；
  ➢ 伤口无异常发现；
  ➢ 实现第一阶段康复目标。
● 出院时需实现的第一阶段康复目标：
  ➢ 膝关节被动伸直达到 0°；
  ➢ 出院时膝关节被动屈曲达到 90°，若为僵直膝，出院时达到术中记录的最大屈曲角度；
  ➢ 出院时工具辅助下实现日常生活自理：
    √ 工具辅助下行走 100m；
    √ 工具辅助下自行床椅转移；
    √ 工具辅助下自行如厕；
    √ 工具辅助下穿脱裤袜鞋（可借助穿袜器、提鞋器、抓物钳等）；
    √ 工具辅助下上下一级台阶；
    √ 上下小汽车。

（三）术后康复第二阶段的康复目标

指出院后至术后 4 周，早期瘢痕期。

● 膝关节可主动伸直到 0° 或尽可能接近 0°；
● 膝关节可被动屈曲到 120°（僵直膝则尽可能增加屈曲角度）；
● 股四头肌肌力达到Ⅳ级或Ⅴ级；
● 逐步练习至无辅助工具帮助下可室内平地行走。
  特殊病例脱离辅助工具的时间：

➤V-Y 成形／股四头肌斜切者延迟到术后第 4 周末开始；

➤生物型假体者延迟到术后第 4 周末开始；

➤胫骨结节截骨者延迟到术后第 8 周末开始；

➤术中骨折者延迟到术后第 8 周末开始，具体视骨折类型决定。

- 无他人辅助下日常生活自理：

➤可借助工具辅助完成连续上下 4 级台阶至一层楼。

（四）术后康复第三阶段的康复目标

指术后第 4~8 周，回归社会期。

- 脱离辅助工具以正常步态行走；

- 可连续上下台阶；

- 可乘坐公共交通工具；

- 锻炼平衡性以便优化步态，适应户外复杂地形；

- 恢复特殊的功能性活动和合适的体育锻炼。

四、康复的内容和方法

膝关节康复的主要内容包括：改善膝关节活动度，提高患者肌肉力量，增强膝关节活动的灵活性及协调性，提高患者的行走能力，上下楼能力及日常生活自理能力。

膝关节术后第一阶段锻炼主要围绕肌力训练和活动度训练，以及下床、如厕的能力；第二阶段主要康复内容是巩固早期锻炼的效果，并增强关节活动的灵活性和下肢行走的协调性，逐渐恢复正常生活；第三阶段主要康复内容是社会适应性和职业适应性训练。

肌力训练方法可梯度设定，通常由轻量至重量循序渐进，如钩脚运动（踝关节主动屈伸）、屈膝滑足（足跟不离开床面，主动屈曲伸直膝关节）、枕膝伸膝（软物垫于膝关节下方，主动抬起小腿）或伸膝下压（尽力伸直下肢并维持 15 秒左右，平放于床面并主动下压）、直腿抬高（腰痛者建议座位练习，以适当降低强度）。

膝关节活动度的锻炼是所有锻炼中的重中之重，其改善窗口期常为术后 4~6 周之内；有手法推拿必要的患者，建议也安排在该窗口期内。膝关节伸直锻炼是术后早期最为重要的功能锻炼，如果不能完全伸直，患者行走时股四头肌做功大大增加，容易疲劳甚至摔倒，将严重影响患者的行走功能。伸直锻炼可选用以下三种方法：重力法、手压法、物压法。术后早期在疼痛控制和伤口保护的条件下，应尽量争取更大的屈曲角度，但一般不建议超过 120°。有以下四种方法可供锻炼屈曲度：平卧位可采用重力法（借助重力对小腿的牵引达到膝关节屈曲）、手压法（借助助手的按压力量促进膝关节屈曲），坐位可采用腿压法（用健侧屈膝的力量辅助患侧屈膝），侧卧位可采用牵拉法（借助弹力绳套在足踝部用手缓慢牵拉辅助膝关节屈曲）。具体方法见《髋膝关节置换快优临床路径及康复指南》一书。

五、疾病特异性康复的原则

如前文所述，膝关节翻修的适应证不同、使用假体不同、术中情况不同，术后康复关注的重点相应不同，需要在常规康复方案的基础上进行相应的调整。需要调整的主要有负重进度安排和关节活动度训练进度安排。

僵直膝的翻修病例，需重点关注关节活动度训练。康复训练需从术前尽早开始，且需要安排康复师指导和辅助训练。术后屈曲度训练也需要尽早开始，避免关节内纤维化的形成；并应尽量在无痛下进行，切忌暴力屈曲锻炼，避免因此导致剧烈炎症反应并再次导致僵直。屈曲锻炼之前可以行髌骨多向推拿以提高其活动度，也可辅助蜡疗等放松股四头肌；屈曲锻炼必要时可在 CPM 辅助下进行，手法训练需避免暴力；每次训练结束后可行冰敷等减少炎症反应。在术后早期阶段，可行股神经置管或内收肌管置管持续镇痛，减少因疼痛引起的肌肉抵抗。如前所述，术前活动度和翻修术中活动度差，是翻修术后活动受限的高危因素，在僵直膝的翻修术前，需要充分与患者进行沟通，达成合理的预期方可手术；同时尽可能找到造成僵直的主要原因，避免在翻修术后再次因此出现僵直。

胫骨结节截骨术的病例，术后早期需在屈曲和负重程度上进行限制。胫骨结节截骨术在固定可靠的前提下，可在屈曲角度方面按常规病例安排康复进度；但是，建议 4~6 周内部分负重（具体时长视术中截骨固定强度而定），避免截骨部位过度异常应力引起截骨块骨折或不愈合。部分学者建议胫骨结节截骨术后下床时给予伸直位支具保护。对此，笔者认为伸直位支具保护并非必需的，但必须建立在精细的手术技术基础上。精细的手术技术要点包括：最佳截骨块的长度建议在 8cm 以上；厚度建议在 1cm 以上；固定建议采用两枚螺钉固定，或 3 枚钢丝捆绑固定；截骨的近段建议形成 V 字形斜坡，可起到防止骨块向近端移位的作用；截骨远端需平滑过渡，避免主骨应力集中骨折。

V-Y 成形或股四头肌斜切的病例，主要要限制早期屈曲度数，对伸直位负重程度则无限制。术后 2 周内建议无痛下屈曲锻炼，且屈曲度数不要超过 90°。软组织愈合在 2~3 周后可达到足够强度，故在术后 2 周内需避免暴力屈曲，防止缝合口撕裂进而造成伸膝迟滞；术后下床时，使用伸直位支具保护 2 周，目的也是防止异常应力造成缝合口撕裂。在术后 2~3 周后，缝合口的瘢痕便会开始挛缩，此时应抓紧时机进行屈膝功能训练，避免造成屈曲受限。

部分膝关节存在大量骨缺损并以多孔金属材料来重建，或者术中使用的是生物型假体，术后则应对负重程度和时间进行限制，以为骨长入提供足够时间。关于生物型假体术后早期是否需要避免完全负重，目前尚存在争议，也缺乏充分的证据支持。我们对该类病例的建议是"早下床，晚负重"。通常建议患者在 4 周内助行器保护或拄拐保护，仅部分负重；4 周后恢复完全负重。

六、总结

膝关节翻修术的康复，常比初次 TKA 更困难。制订康复计划时需要遵守组织损伤与修复的原理，符合快速优质康复的理念，并根据疾病特异性给予个体化方案。术后住院期间为手术创伤后急性期，以控制并发症、恢复患者基本生活自理能力为主要目标，避免过激的康复；出院后至术后 4 周为早期瘢痕期，重点是获得足够的关节活动度，并训练肌力，实现生活自理；术后 4~8 周，重点是恢复患者的社会功能，回归社会。对于特殊病例，应在基本方案基础上做对应的调整，僵直膝应重点安排尽早获得活动度，并避免康复引起的炎症反应；对胫骨结节截骨的病例，应重点保障截骨块稳定性并骨质交界处骨折；对 V-Y 成形或股四头肌斜切等病例，应重点保障缝合部位的愈合强度，早期适当限制活动度；对生物型假体重建的病例，术后早期应"早下床、晚负重"，避免过度负重引起假体下沉和松动。

（杨德金）

参 考 文 献

［1］ Oishi CS，Elliott ML，Colwell CW Jr.Recurrent hemarthrosis following a total knee arthroplasty.J Arthroplasty ［J］，1995，（10 suppl）：56-S58.DOI：10.1016/S0883-5403（05）80232-3.

［2］ Ohdera T，Tokunaga M，Hiroshima S，et al.Recurrent hemarthrosis after knee joint arthroplasty：etiology and treatment.J Arthroplasty ［J］，2004，19（2）：157-161.DOI：10.1016/j.arth.2003.09.009.

［3］ Suzuki M，Kakizaki J，Tsukeoka T，et al.A case of spontaneous hemoarthrosis after a total knee arthroplasty［J］.Mod Rheumatol，2006，16（4）：248-250.DOI：10.1007/s10165-006-0489-z.

［4］ Worland RL，Jessup DE.Recurrent hemarthrosis after total knee arthroplasty.J Arthroplasty ［J］，1996，11（8）：977-978.DOI：10.1016/S0883-5403（96）80144-6.

［5］ Ballard WT，Clark CR，Callaghan JJ.Recurrent spontaneous hemarthrosis nine years after a total knee arthroplasty：a presentation with pigmented villonodular synovitis ［J］.J Bone Joint Surg Am，1993，75：764-767.DOI：10.2106/00004623-199305000-00018.

［6］ Asanuma K1，Ito H，Ogawa A，et al.Recurrent hemarthrosis after unicompartmental knee arthroplasty ［J］.Orthopedics，2011 Sep 9，34（9）：e578-80.DOI：10.3928/01477447-20110714-20.

［7］ Kindsfater K，Scott R.Recurrent hemarthrosis after total knee arthroplasty ［J］.J Arthroplasty，1995，10（suppl）：S52-55.DOI：10.1007/978-3-642-87202-0_25.

［8］ Kawata M，Inui H，Taketomi S，et al.Recurrent hemarthrosis after total knee arthroplasty caused by the impingement of a remnant lateral meniscus：a case report ［J］.Knee，2014，21：617-619.DOI：10.1016/j.knee.2013.10.012.

［9］ Karataglis D，Marlow D，Learmonth DJ.Atraumatic haemarthrosis following total knee replacement treated with selective embolisation.Acta Orthop Belg.2006.72：375-377.PMID：16889156.

［10］ Katsimihas M，Robinson D，Thornton M，et al.Therapeutic embolization of the genicular arteries for recurrent hemarthrosis after total knee arthroplasty ［J］.J Arthroplasty.2001.16：935-937.DOI：10.1054/arth.2001.25555.

［11］ Koca G，Ozsoy H，Atilgan HI，et al.A low recurrence rate is possible with a combination of surgery and radiosynovectomy for diffuse pigmented villonodular synovitis of the knee ［J］.Clin Nucl Med.2013.38：608-615.DOI：10.1097/RLU.0b013e318292efdf.

［12］ Drexler M，Dolkart O，Amar E，et al.Late recurrent hemarthrosis following knee arthroplasty associated with epithelioid angiosarcoma of bone ［J］.Knee.2010.17：365-367.DOI：10.1016/j.knee.2009.10.010.

［13］ Saksena J，Platts AD，Dowd GS.Recurrent haemarthrosis following total knee replacement ［J］.Knee.2010.17：7-14.DOI：10.1016/j.knee.2009.06.008.

［14］ Park JJ，Slover JD，Stuchin SA.Recurrent hemarthrosis in a hemophilic patient after revision total knee arthroplasty ［J］.Orthopedics，2010 Oct 11，33（10）：771.DOI：10.3928/01477447-20100826-25.

［15］ Takezawa Y，Arai Y，Fujita S，et al.A case of selective arterial embolization for recurrent hemarthrosis after total knee arthroplasty ［J］.J Orthop Sci，2013，18：679-682.DOI：10.1007/s00776-011-0192-6.

[16] Langkamer VG. (2001) Local vascular complication after knee replacement: a review with illustrative case reports [J] .Knee 10 (Suppl.8): 259-264.DOI: 10.1016/S0968-0160 (01) 00103-X.

[17] Cunningham RB1, Mariani EM.Spontaneous hemarthrosis 6 years after total knee arthroplasty [J] .J Arthroplasty, 2001 Jan; 16 (1): 133-5.DOI: 10.1054/arth.2001.9050.

[18] Bagla S1, Rholl KS, van Breda A, et al.Geniculate artery embolization in the management of spontaneous recurrent hemarthrosis of the knee: case series [J] .J Vasc Interv Radiol, 2013 Mar, 24 (3): 439-42. DOI: 10.1016/j.jvir.2012.11.011.

[19] Yamagami T, Yoshimatsu R, Miura H, et al.Selective arterial embolization with gelatin particles for refractory knee hemarthrosis [J] .Diagn Interv Radiol, 2013, 19: 423-26.DOI: 10.5152/ dir.2013.13063.

[20] Kalsi PS, Carrington RJ, Skinner JS.Therapeutic embolization for the treatment of recurrent hemarthrosis after total knee arthroplasty due to an arteriovenous fistula.J Arthroplasty [J] .2007, 22 (8): 1223-5. DOI: 10.1016/j.arth.2006.11.012.

[21] Pritsch T, Pritsch M, Halperin N.Therapeutic embolization for late hemarthrosis after total knee arthroplasty.A case report [J] .J Bone Joint Surg Am, 2003, 85-A (9): 1802-4.DOI: 10.2106/00004623-200309000-00022.

[22] Kapetanos GA, Papavasiliou KA, Makris V, et al.Recurrent spontaneous hemarthrosis after total knee arthroplasty successfully treated with synoviorthesis [J] .J Arthroplasty, 2008, 23: 931-933.DOI: 10.1016/j.arth.2007.07.012.

[23] Stephen Fine, Alex Klestov.Recurrent Hemarthroses After TKA Treated With an Intraarticular Injection of Yttrium-90 [J] .Knee.2010 Jan, 17 (1): 7-14.DOI: 10.1007/s11999-015-4217-x.

[24] Maloney WJ.The stiff total knee arthroplasty: evaluation and management.The Journal of arthroplasty 17 (4 Suppl 1): 71, 2002

[25] Kim J, Nelson CL, Lotke PA.Stiffness after total knee arthroplasty.Prevalence of the complication and outcomes of revision.The Journal of bone and joint surgery American volume 86-A (7): 1479, 2004

[26] Yercan HS, Sugun TS, Bussiere C, Ait Si Selmi T, Davies A, Neyret P.Stiffness after total knee arthroplasty: prevalence, management and outcomes.The Knee 13 (2): 111, 2006

[27] Rowe PJ, Myles CM, Walker C, Nutton R.Knee joint kinematics in gait and other functional activities measured using flexible electrogoniometry: how much knee motion is sufficient for normal daily life?Gait & posture 12 (2): 143, 2000

[28] Lam LO, Swift S, Shakespeare D.Fixed flexion deformity and flexion after knee arthroplasty.What happens in the first 12 months after surgery and can a poor outcome be predicted?The Knee 10 (2): 181, 2003

[29] Nicholls DW, Dorr LD.Revision surgery for stiff total knee arthroplasty.The Journal of arthroplasty 5 Suppl: S73, 1990

[30] Scranton PE, Jr.Management of knee pain and stiffness after total knee arthroplasty.The Journal of arthroplasty 16 (4): 428, 2001

[31] Christensen CP, Crawford JJ, Olin MD, Vail TP.Revision of the stiff total knee arthroplasty.The Journal of arthroplasty 17 (4): 409, 2002

[32] Scuderi GR.The stiff total knee arthroplasty: causality and solution.The Journal of arthroplasty 20 (4 Suppl 2): 23, 2005

[33] Lee GC, Cushner FD, Scuderi GR, Insall JN.Optimizing patellofemoral tracking during total knee arthroplasty.The journal of knee surgery 17 (3): 144, 2004

[34] Lavernia CJ, Villa JM, Iacobelli DA.What is the role of mental health in primary total knee arthroplasty?

Clinical orthopaedics and related research 473（1）：159，2015

［35］ Berger RA，Crossett LS，Jacobs JJ，Rubash HE.Malrotation causing patellofemoral complications after total knee arthroplasty.Clinical orthopaedics and related research（356）：144，1998

［36］ Vanlommel L，Luyckx T，Vercruysse G，Bellemans J，Vandenneucker H.Predictors of outcome after manipulation under anaesthesia in patients with a stiff total knee arthroplasty.Knee surgery，sports traumatology，arthroscopy：official journal of the ESSKA，2016

［37］ Mariani PP，Santori N，Rovere P，Della Rocca C，Adriani E.Histological and structural study of the adhesive tissue in knee fibroarthrosis：a clinical-pathological correlation.Arthroscopy：the journal of arthroscopic & related surgery：official publication of the Arthroscopy Association of North America and the International Arthroscopy Association 13（3）：313，1997

［38］ Keating EM，Ritter MA，Harty LD，Haas G，Meding JB，Faris PM，Berend ME.Manipulation after total knee arthroplasty.The Journal of bone and joint surgery American volume 89（2）：282，2007

［39］ Sprague NF，3rd，O'Connor RL，Fox JM.Arthroscopic treatment of postoperative knee fibroarthrosis. Clinical orthopaedics and related research（166）：165，1982

［40］ Teng HP，Lu YC，Hsu CJ，Wong CY.Arthroscopy following total knee arthroplasty.Orthopedics 25（4）： 422，2002

［41］ Jerosch J，Aldawoudy AM.Arthroscopic treatment of patients with moderate arthrofibrosis after total knee replacement.Knee surgery，sports traumatology，arthroscopy：official journal of the ESSKA 15（1）：71，2007

［42］ Williams RJ，3rd，Westrich GH，Siegel J，Windsor RE.Arthroscopic release of the posterior cruciate ligament for stiff total knee arthroplasty.Clinical orthopaedics and related research（331）：185，1996

［43］ Fitzsimmons SE，Vazquez EA，Bronson MJ.How to treat the stiff total knee arthroplasty?：a systematic review.Clinical orthopaedics and related research 468（4）：1096，2010

［44］ Garvin KL，Scuderi G，Insall JN.Evolution of the quadriceps snip.Clinical orthopaedics and related research（321）：131，1995

［45］ Scott RD，Siliski JM.The use of a modified V-Y quadricepsplasty during total knee replacement to gain exposure and improve flexion in the ankylosed knee.Orthopedics 8（1）：45，1985

［46］ Dolin MG.Osteotomy of the tibial tubercle in total knee replacement.A technical note.The Journal of bone and joint surgery American volume 65（5）：704，1983

［47］ Whiteside LA.Exposure in difficult total knee arthroplasty using tibial tubercle osteotomy.Clinical orthopaedics and related research（321）：32，1995

［48］ Berry DJ.Epidemiology：hip and knee.OrthopClin North Am，1999；30（2）：183-90.

［49］ Dennis D.Periprosthetic fractures following total knee arthroplasty.AAOS Instr Course Lect，2001；50： 379-389.

［50］ Healy WL，et al.Femoral fractures above total knee arthroplasty.In：Siliski JM，ed.Traumatic Disorders of the Knee.New York：Springer-Verlag；1994：409-415.

［51］ Windsor RE，Scuderi GR，Insall JN.Patella fractures in total knee arthroplasty.J Arthroplasty，1989；4 （suppl）：563-567.

［52］ Chen F，Mont MA，Bachner RS.Management of ipsilateral supracondylar femur fractures of following total knee arthroplasty.J Arthroplasty，1994；9：521-526.

［53］ Hardy DC，Delince PE，Yasik E，et al.Stress fracture of the hip，an unusual complication of total knee arthroplasty.ClinOrthop，1992；281：140-144.

［54］ Lombardi AV，Mallory TH，Waterman RA，et al.Intercondylar distal femur fracture：an unreported complication of posterior stabilized total knee replacement.J Arthroplasty，1995；10：643-650.

［55］ Shi X，Li H，Zhou Z，et al.Comparison of postoperative alignment using fixed vs individual valgus correction angle in primary total knee arthroplasty with lateral bowing femur.J Arthroplasty，2016；31（5）：976-983.

［56］ Lesh ML，Schneider DJ，Deol G，et al.The consequences of anterior femoral notching in total knee arthroplasty.A biomechanical study.J Bone Joint Surg Am，2000；82：1096-1101.

［57］ Lewis PL，Rorabeck CH.Periprosthetic fractures.In：Eng GA，Rorabeck CH，eds.Revision Total Knee Arthroplasty.Baltimore：Williams & Wilkins；1997：275-294.

［58］ Kancherla VK，Nwachuku CO.The treatment of periprosthetic femur fractures after total knee arthroplasty.OrthopClin North Am，2014；45（4）：457-467.

［59］ McLaren AC，Dupont JA，Scrober DC.Open reduction internal fixation of supracondylar fractures above total knee arthroplasties using intramedullary supracondylar rod.ClinOrthopRelat Res，1994；302：194-198.

［60］ Shin YS，Kim HJ，Lee DH.Similar outcomes of locking compression plating and retrograde intramedullary nailing periprosthetic supracondylar femoral fractures following total knee arthroplasty：a meta-analysis.Knee Surg Sports TraumatolArthrosc，2016；20.［Epub ahead of print］.

［61］ Rorabeck CH，Taylor JW.Periprosthetic fractures of the femur complicating total knee arthroplasty.OrthopClin North Am，1999；30（2）：265-276.

［62］ Ebraheim NA，Kelley LH，Liu X，et al.Periprosthetic distal femur fracture after total knee arthroplasty：a systematic review.OrthopSurg，2015；7（4）：297-305.

［63］ Srinivasan K，Macdonald DA，Tzioupis CC，et al.Role of long stem revision knee prosthesis in periprosthetic and complex distal femoral fractures：a review of eight patients.Injury，2005；36（9）：1094-1102.

［64］ Ortiguera C，Berry DJ.Patellar fractures after total knee arthroplasty.J Bone Joint Surg Am，2002；84-A（4）：532-540.

［65］ Felix NA，Stuart MJ，Hanssen AD.Periprosthetic fractures of the tibia associated with total knee arthroplasty.ClinOrthopRelat Res，1997；（345）：113-124.

［66］ Sheth NP，Pedowitz DI，Lonner JH.Periprosthetic patellar fractures.J Bone Joint Surg Am，2007；89（10）：2285-2296.

［67］ Rand JA.Revision total knee arthroplasty：techniques and results.In：Morrey BF，ed.Reconstructive Surgery of the Joints.2nd ed.New York，NY：Churchill Livingston；1996.

［68］ Zappala FG，Taffel CB，Scuderi GR.Rehabilitation of patellofemoral joint disorders［Review］.Orthop Clin North Am1992；23（4）：555-566.

［69］ Smith SR，Stuart P，Pinder IM.Nonresurfaced patella in total knee arthroplasty.J Arthroplasty1989；4（suppl）：S81-S86.

［70］ Boyd AD Jr，Ewald FC，Thomas WH，et al.Long-term complications after total knee arthroplasty with or without resurfacing of the patella.J Bone Joint Surg Am1993；75（5）：674-681.

［71］ Huberti HH，Hayes WC.Patellofemoral contact pressures.The influ-ence of q-angle and tendofemoral contact.J Bone Joint Surg Am 1984；66（5）：715-724.

［72］ Hungerford DS，Barry M.Biomechanics of the patellofemoral joint.Clin Orthop Relat Res1979；144）：9-15.

［73］ Matthews LS，Sonstegard DA，Henke JA.Load bearing characteristics of the patello-femoral joint.Acta Orthop Scand1977；48（5）：511-516.

［74］ Reuben JD，McDonald CL，Woodard PL，et al.Effect of patella thick-ness on patella strain following total knee arthroplasty.J Arthroplasty 1991；6（3）：251–258.

［75］ Scuderi G，Scharf SC，Meltzer LP，et al.The relationship of lateral releases to patella viability in total knee arthroplasty.J Arthroplasty 1987；2（3）：209–214.

［76］ Kayler DE，Lyttle D.Surgical interruption of patellar blood supply by total knee arthroplasty.Clin OrthopRelat Res1988；（229）：221–227.

［77］ Hanssen AD，Pagnano MW.Revision of failed patellar components［Review］.Instr Course Lect2004；53：201–206.

［78］ Haas SB，Insall JN，Montgomery W 3rd，et al.Revision total knee arthro–plasty with use of modular components with stems inserted without cement.J Bone Joint Surg Am1995；77（11）：1700–1707.

［79］ Coon T，Drouillard P，Benjamin J，et al.Patella management in revision total knee arthroplasty—a prospective study.Presented at the 68th annual meeting of the American Academy of Orthopedic Surgeons；February 2001；San Francisco.

［80］ Barrack RL.Specialized surgical exposure for revision total knee：quadri–ceps snip and patellar turndown.Instr Course Lect1999；48：149–152.

［81］ Cameron HU，Cameron GM.The patellar meniscus in total knee replace–ment.Orthop Rev1987；16：75–77.

［82］ Berger RA，Crossett LS，Jacobs JJ，et al.Malrotation causing patello–femoral complications after total knee arthroplasty.Clin Orthop Relat Res 1998；356：144–153.

［83］ Chin KR，Bae DS，Lonner JH，et al.Revision surgery for patellar dislocation after primary total knee arthroplasty.J Arthroplasty2004；19（8）：956–961.

［84］ Dennis DA.Removal of well–fixed cementless metal–backed patellar com–ponents.J Arthroplasty1992；7（2）：217–220.

［85］ Laskin RS.Management of the patella during revision total knee replace–ment arthroplasty.Orthop Clin North Am1998；29（2）：355–360.

［86］ Barrack RL，Rorabeck C，Partington P，et al.The results of retain–ing a well–fixed patellar component in revision total knee arthroplasty.J Arthroplasty2000；15（4）：413–417.

［87］ Barrack RL，Rorabeck CH，Engh GA.Patellar options in revision total knee arthroplasty.Orthopedics2001；24（9）：899–900.

［88］ Brown TE，Diduch DR.Fractures of the patella.In：Insall JN，Scott WN，eds.Surgery of the Knee.3rd ed.New York，NY：Churchill Livingstone；2001.

［89］ Barrack RL，Schrader T，Bertot AJ，et al.Component rotation and anterior knee pain after total knee arthroplasty.Clin Orthop Relat Res 2001；392：46–55.

［90］ Koh JS，Yeo SJ，Lo NN，et al.Isolated patellar revisions for failed metal–backed components：2– to 9–year follow–up.J Arthroplasty 2004；19（7）：880–886.

［91］ Leopold SS，Silverton CD，Barden RM，Rosenberg AG.Isolated revision of the patellar component in total knee arthroplasty.J Bone Joint Surg Am 2003；85–A（1）：41–47.

［92］ Berry DJ，Rand JA.Isolated patellar component revision of total knee arthroplasty.Clin Orthop Relat Res1993；286：110–115.

［93］ Buechel FF，Sr.Long–term follow up after mobile–bearing total knee replacement.Clin Orthop Relat Res2002；404：40–50.

［94］ Munzinger UK，Petrich J，Boldt JG.Patella resurfacing in total knee arthroplasty using metal–backed rotating bearing components：a 2– to 10–year follow–up evaluation.Knee Surg Sports Traumatol Arthrosc 2001；9（suppl 1）：S34–S42.

[95] Bayley JC, Scott RD.Further observations on metal-backed patellar com-ponent failure.Clin Orthop Relat Res1988; 236: 82-87.

[96] Bayley JC, Scott RD, Ewald FC, et al.Failure of the metal-backed patellar component after total knee replacement.J Bone Joint Surg Am 1988; 70 (5): 668-674.

[97] Lombardi AV Jr, Engh GA, Volz RG, et al.Fracture/dissociation of the polyethylene in metal-backed patellar components in total knee arthro-plasty.J Bone Joint Surg Am1988; 70 (5): 675-679.

[98] Lonner JH, Mont MA, Sharkey PF, et al.Fate of the unrevised all-polyethylene patellar component in revision total knee arthroplasty.J Bone Joint Surg Am2003; 85-A (1): 56-59.

[99] Hanssen AD.Bone-grafting for severe patellar bone loss during revision knee arthroplasty.J Bone Joint Surg Am2001; 83-A (2): 171-176.

[100] Kolessar DJ, Rand JA.Revision total knee arthroplasty: techniques and results.In: Morrey BF, ed.Reconstructive Surgery of the Joints.2nd ed.New York, NY: Churchill Livingston; 1996.

[101] Ikezawa Y, Gustilo RB.Clinical outcome of revision of the patellar com-ponent in total knee arthroplasty.A 2- to 7-year follow-up study.J Orthop Sci1999; 4 (2): 83-88.

[102] Barrack RL, Matzkin E, Ingraham R et al.Revision knee arthroplasty with patella replacement versus bony shell.Clin Orthop Relat Res 1998; 356: 139-143.

[103] Pagnano MW, Scuderi GR, Insall JN.Patellar component resection in revision and reimplantation total knee arthroplasty.Clin Orthop Relat Res 1998; 356: 134-138.

[104] Parvizi J, Seel MJ, Hanssen AD, et al.Patellar component resection arthroplasty for the severely compromised patella.Clin Orthop Relat Res 2002; 397: 356-361.

[105] Drakeford MK, Tsao AK, Lavernia C.Resection arthroplasty for failed patellar components.Orthop Trans1993-1994; 17: 992.

[106] Fisher DA.The salvage knee.Presented at the Issues in Orthopedics: Clinical results and economic outcomes; March 1997; Olympic Valley, CA.

[107] Vince KG, Blackburn DC.Gull-wing osteotomy of the knee in total knee arthroplasty.Presented at the Annual Meeting of the AAHKS, Dallas, TX, November 12-14, 1999.

[108] Tabutin J.Osseous reconstruction of the patella with screwed autologous graft in the course of repeat prosthesis of the knee.Rev Chir Orthop Reparatrice Appar Mot1998; 84 (4): 363-367.

[109] Galat DD, McGovern SC, Larson DR, Harrington JR, Hanssen AD, Clarke HD.Surgical treatment of early wound complications following primary total knee arthroplasty.J Bone Joint Surg Am.2009; 91 (1): 48-54.

[110] Broughton G 2nd, Janis JE, Attinger CE.Wound healing: an overview.Plast Reconstr Surg.2006; 117 (7 Suppl): 1e-S-32e-S.

[111] Moller AM, Pedersen T, Villebro N, Munksgaard A.Effect of smoking on early complications after elective orthopaedic surgery.J Bone Joint Surg Br.2003; 85 (2): 178-81.

[112] Goodson WH 3rd, Hunt TK.Wound healing and the diabetic patient.Surg Gynecol Obstet.1979; 149 (4): 600-8.

[113] Mills E, Eyawo O, Lockhart I, Kelly S, Wu P, Ebbert JO.Smoking cessation reduces postoperative complications: a systematic review and meta-analysis.Am J Med.2011; 124 (2): 144-54.

[114] Green JP.Steroid therapy and wound healing in surgical patients.Br J Surg.1965; 52: 523-5.

[115] Garner RW, Mowat AG, Hazelman BL.Wound healing after operations on patients with rheumatoid arthritis.J Bone Joint Surg.1973; 55 (1): 134-44.

[116] Jensen JE, Jensen TG, Smith TK, Johnston DA, Dudrick SJ.Nutrition in orthopaedic surgery.J Bone

Joint Surg Am.1982；64（9）：1263-72.

［117］ Jonsson K，Jensen JA，Goodson WH 3rd，Scheuenstuhl H，West J，Hopf HW，Hunt TK.Tissue oxygenation，anemia，and perfusion in relation to wound healing in surgical patients.Ann Surg.1991；214（5）：605-13.

［118］ Krushell RJ，Fingeroth RJ.Primary total knee arthroplasty in morbidly obese patients：a 5- to 14-year follow-up study.J Arthroplasty.2007；22（6 Suppl 2）：77-80.

［119］ Ueno C，Hunt TK，Hopf HW.Using physiology to improve surgical wound outcomes.Plast Reconstr Surg.2006；117（7 Suppl）：59S-71S.

［120］ McMurry JF Jr.Wound healing with diabetes mellitus：Better glucose control for better wound healing in diabetes.Surg Clin North Am.1984；64（4）：769-78.

［121］ Manchio JV，Litchfield CR，Sati S，Bryan DJ，Weinzweig J，Vernadakis AJ.Duration of smoking cessation and its impact on skin flap survival.Plast Reconstr Surg.2009；124（4）：1105-17.

［122］ Falcone RE，Nappi JF.Chemotherapy and wound healing.Surg Clin North Am.1984；64（4）：779-94.

［123］ LaVan FB，Hunt TK：Oxygen and wound healing.Clin Plast Surg.1990；17（3）：463-72.

［124］ Rudolph R，Vande Berg J，Schneider JA，Fisher JC，Poolman WL.Slowed growth of cultured fibroblasts from human radiation wounds.Plast Reconstr Surg.1988；82（4）：669-77.

［125］ Ghali S，Butler PE，Tepper OM，Gurtner GC.Vascular delay revisited.Plast Reconstr Surg.2007；119（6）：1735-44.

［126］ Long WJ，Wilson CH，Scott SM，Cushner FD，Scott WN.15-Year experience with soft tissue expansion in total knee arthroplasty.J Arthroplasty.2012；27（3）：362-7.

［127］ Manifold SG，Cushner FD，Craig-Scott S，Scott WN.Longterm results of total knee arthroplasty after the use of soft tissue expanders.Clin Orthop Relat Res.2000；（380）：133-9.

［128］ Santore RF，Kaufman D，Robbins AJ，Dabezies EJ Jr.Tissue expansion prior to revision total knee arthroplasty.J Arthroplasty.1997；12（4）：475-8.

［129］ Casey WJ 3rd，Rebecca AM，Krochmal DJ，Kim HY，Hemminger BJ，Clarke HD，Spangehl MJ，Smith AA.Prophylactic flap reconstruction of the knee prior to total knee arrthoplasty in high-risk patients.Ann Plast Surg.2011；66（4）：381-7.

［130］ Haertsch P.The surgical plane in the leg.Br J Plast Surg.1981；34（4）：464-9.

［131］ Haertsch P.The blood supply to the skin of the leg：a post-mortem investigation.Br J Plast Surg.1981；34（4）：470-77.

［132］ Garcia Hidalgo L.Dermatological complications of obesity.Am J Clin Dermatol.2002；3（7）：497-506.

［133］ Johnson DP，Eastwood DM.Lateral patellar release in knee arthroplasty.Effect on wound healing.J Arthroplasty.1992；7（Suppl）：427-31.

［134］ Galat DD，McGovern SC，Hanssen AD，Larson DR，Harrington JR，Clarke HD.Early return to surgery for evacuation of a postoperative hematoma after primary total knee arthroplasty.J Bone Joint Surg Am.2008；90（11）：2331-6.

［135］ Weiss AP，Krackow KA.Persistent wound drainage after primary total knee arthroplasty.J Arthroplasty.1993；8（3）：285-9.

［136］ Hallock GG.Salvage of total knee arthroplasty with local fasciocutaneous flaps.J Bone Joint Surg Am.1990；72（8）：1236-9.

［137］ Lewis VL Jr，Mossie RD，Stulberg DS，Bailey MH，Griffith BH.The fasciocutaneous flap：a conservative approach to the exposed knee joint.Plast Reconstr Surg.1990；85（2）：252-7.

［138］ Lian G，Cracchiolo A 3rd，Lesavoy M.Treatment of major wound necrosis following total knee arthroplasty.

J Arthroplasty.1989；4（Suppl）：S23-32.

［139］ Song YG，Chen GZ，Song YL.The free thigh flap：a new free flap concept based on the septocutaneous artery.Br J Plast Surg.1984；37（2）：149-59.

［140］ Hemphill ES，Ebert FR，Muench AG.The medial gastrocnemius flap in the treatment of wound complications following total knee arthroplasty.Orthopaedics.1992；15（4）：477-80.

［141］ Ries MD，Bozic KJ.Medial gastrocnemius flap coverage for treatment of skin necrosis after total knee arthroplasty.Clin Orthop Relat Res.2006；（446）：186-92.

［142］ Rhomberg M，Schwabegger AH，Ninkovic M，Bauer T.Gastrocnemius myotendinous flap for patellar or quadriceps tendon repair，or both.Clin Orthop Relat Res.2000；（377）：152-60.

［143］ Nahabedian MY，Orlando JC，Delanois RE，Mont MA，Hunqerford DS.Salvage procedures for complex soft tissue defects of the knee.Clin Orthop Relat Res.1998；（356）：119-24.

［144］ Yuen JC，Zhou AT.Free flap coverage for knee salvage.Ann Plast Surg.1996；37（2）：158-66.

［145］ Cetrulo CL Jr，Shiba T，Friel MT，Davis B，Buntic RF，Buncke GM，Brooks D.Management of exposed total knee prostheses with microvascular transfer.Microsurgery.2008；28（8）：617-22.

［146］ Epinette JA，Brunschweiler B，Mertl P，Mole D，Cazenave A，French Society forHip and Knee. Unicompartmental knee arthroplasty modes of failure：wear isnot the main reason for failure：a multicentre study of 418 failed knees.OrthopTraumatolSurg Res 2012；98：S124-30.

［147］ Whiteside LA.Treatment of infected total knee arthroplasty.ClinOrthopRelatRes1994；（299）：169-72.

［148］ Göksan SB，Freeman MA.One-stage reimplantation for infected total kneearthroplasty.J Bone Joint Surg Br 1992；74：78-82.

［149］ Morrey BF，Westholm F，Schoifet S，Rand JA，Bryan RS.Long-term results ofvarious treatment options for infected total knee arthroplasty.ClinOrthopRelatRes1989；（248）：120-8.

［150］ Wong MY，Beadsmoore C，Toms A，Smith T，Donell S.Does 99mTc-MDP bone scintigraphy add to the investigation of patients with symptomatic unicompartmental knee replacement Knee.2012 Oct；19（5）： 592-6.

［151］ Labruy è re C，Zeller V，Lhotellier L，Desplaces N，L é onard P，Mamoudy P，MarmorS.Chronic infection of unicompartmental knee arthroplasty：one-stage conversion to total knee arthroplasty. OrthopTraumatolSurg Res.2015 Sep；101（5）：553-7.

［152］ Sierra RJ，Kassel CA，Wetters NG，Berend KR，Della Valle CJ，Lombardi AV.Revi-sion of unicompartmental arthroplasty to total knee arthroplasty：not alwaysa slam dunk! J Arthroplasty 2013；28： 128-32.

［153］ Oduwole KO，Sayana MK，Onayemi F，McCarthy T，O'Byrne J.Analysis ofrevision procedures for failed unicondylar knee replacement.Ir J Med Sci2010；179：361-4.

［154］ Saragaglia D，Estour G，Nemer C，Colle P-E.Revision of 33 unicompartmentalknee prostheses using total knee arthroplasty：strategy and results.Int Orthop2009；33：969-74.

［155］ Khan Z，Nawaz SZ，Kahane S，Esler C，Chatterji U.Conversion of unicompart-mental knee arthroplasty to total knee arthroplasty：the challenges and needfor augments.ActaOrthopBelg 2013；79：699-705.

［156］ Hirakawa K，Stulberg BN，Wilde AH，Bauer TW，Secic M.Results of 2-stage reim-plantation for infected total knee arthroplasty.J Arthroplasty 1998；13：22-8.Voleti PB，Baldwin KD，Lee GC.Use of static or articulating spacers for infectionfollowing total knee arthroplasty：a systematic literature review.J Bone JointSurg Am 2013；95：1594-9.

［157］ The NJR board.13th Annual Report of the National Joint Registry for England，Wales and Northern Ireland，2016

［158］ Pandit H，Jenkins C，Gill HS，Barker K，Dodd CA，Murray DW.Minimally invasiveOxford phase 3 unicompartmental knee replacement：results of 1000 cases.J Bone Joint Surg Br.2011 Feb；93（2）：198-204.

［159］ Lidgren L，Knutson K，Robertsson O.Swedish Knee Arthroplasty Register：Annual Report 2004.

［160］ Rothwell AG，Hooper GJ，Hobbs A，Frampton CM.An analysis of the Oxford hip and knee scores and their relationship to early joint revision in the New Zealand Joint Registry.J Bone Joint Surg Br.2010 Mar；92（3）：413-8.

［161］ Berger RA，Meneghini RM，Jacobs JJ，et al.Results of unicompartmental knee arthroplasty at a minimum of ten years of follow-up.J Bone Joint Surg Am.2005；7：999-1006.

［162］ Seeger JB，Haas D，Jäger S，Röhner E，Tohtz S，Clarius M.Extended sagittal saw cut significantly reduces fracture load in cementless unicompartmental knee arthroplasty compared to cemented tibia plateaus：an experimental cadaver study.Knee Surg Sports Traumatol Arthrosc.2012 Jun；20（6）：1087-91.

［163］ Robertsson O，Knutson K，Lewold S，Lidgren L（2001）The routine of surgical management reduces failure after unicompartmental knee arthroplasty.J Bone Jt Surg Br 83（1）：45-49.

［164］ Sloper PJH，Hing CB，Donell ST，et al.Intra-operative tibial plateau fracture during unicompartmental knee replacement：a case report.Knee 2003；367.

［165］ Clarius M，Haas D，Aldinger PR，Jaeger S，Jakubowitz E，Seeger JB（2010）Periprosthetic tibial fractures in unicompartmental knee arthroplasty as a function of extended sagittal saw cuts：an experimental study.Knee 17（1）：57-60.

［166］ Lindstrand A，Stenstrom A，Ryd L，et al.The introduction period of unicompartmental knee arthroplasty is critical：a clinical，clinical multicentered，and radiostereometric study of 251 Duracon unicompartmental knee arthroplasties.J Arthroplasty 2000；15：608.

［167］ Van Loon P，de Munnynck B，Bellemans J.Periprosthetic fracture of the tibial plateau after unicompartmental knee arthroplasty.Acta Orthop Belg.2006Jun；72（3）：369-74.

［168］ Ji JH，Park SE，Song IS，Kang H，Ha JY，Jeong JJ.Complications of medial unicompartmental knee arthroplasty.Clin Orthop Surg.2014 Dec；6（4）：365-72.

［169］ Rockwood CA，Green DP，Bucholz RW.Fractures in Adults.Third edition.Lippincott Williams & Wilkins，Baltimore.

［170］ Brumby SA，Carrington R，Zayontz S，et al.Tibial plateau stress fracture：a complication of unicompartmental knee arthroplasty using 4 guide pinholes.J Arthroplasty 2003；18：809.

［171］ Yang KY，Yeo SJ，Lo NN.Stress fracture of the medial tibial plateau after minimally invasive unicompartmental knee arthroplasty：a report of 2 cases.J Arthroplasty.2003 Sep；18（6）：801-3.

［172］ Van Loon P，de Munnynck B，Bellemans J.Periprosthetic fracture of the tibial plateau after unicompartmental knee arthroplasty.Acta Orthop Belg.2006Jun；72（3）：369-74.

［173］ Biomet UK Ltd.The Oxford Phase 3 Unicompartmental Knee.Precautionary Statement（01-50-0942）.U.K.Bridgend；2004.

［174］ Haddad FS，Masri BA，Garbuz DS，Duncan CP.The prevention of periprosthetic fractures in total hip and knee arthroplasty.Orthop Clin North Am 1999；30（2）：191-207.

［175］ Poss R，Ewald FC，Thomas WH，Sledge CB.Complications of total hip-replacement arthroplasty in patients with rheumatoid arthritis.J Bone Jt Surg wAmx 1976；58A：1130-1133.

［176］ Seeger JB，Haas D，Jäger S，Röhner E，Tohtz S，Clarius M.Extended sagittal saw cut significantly reduces fracture load in cementless unicompartmental knee arthroplasty compared to cemented tibia plateaus：an experimental cadaver study.Knee Surg Sports Traumatol Arthrosc.2012 Jun；20（6）：1087-91.

［177］ Heck DA，Marmor L，Gibson A.Unicompartmental knee arthroplasty：a multicentre investigation with long term follow-up evaluation.Clin Orthop 1993；154.

［178］ Whittle MW，Jefferson RJ.Functional biomechanical assessment of the Oxford Meniscal Knee.J Arthroplasty.1989 Sep；4（3）：231-43.

［179］ Damsin JP，Zambelli JY，Ma R，Roume J，Colonna F，Hannoun L.Study of the arterial vascularisation of the medial tibial condyle in the fetus.Surg Radiol Anat.1995；17（1）：13-7.

［180］ Hallock GG，Anous MM，Sheridan BC.The surgical anatomy of the principal nutrient vessel of the tibia. Plast Reconstr Surg.1993 Jul；92（1）：49-54.

［181］ Iesaka K，Tsumura H，Sonoda H，Sawatari T，Takasita M，Torisu T.The effects of tibial component inclination on bone stress after unicompartmental knee arthroplasty.J Biomech.2002 Jul；35（7）：969-74.

［182］ Chatellard R，Sauleau V，Colmar M，et al.Medial unicompartmental knee arthroplasty：does tibial component position influence clinical outcomes and arthroplasty survival?Orthop Traumatol Surg Res 2013；99：S219.

［183］ Clarius M，Aldinger PR，Brackner T，et al.Saw cuts in unicompartmental knee arthroplasty：an analysis of saw bone preparations.Knee 2009；16：314.

［184］ Inoue S，Akagi M，Asada S，Mori S，Zaima H，Hashida M.The Valgus Inclination of the Tibial Component Increases the Risk of Medial Tibial Condylar Fractures in Unicompartmental Knee Arthroplasty. J Arthroplasty.2016 Sep；31（9）：2025-30.

［185］ Pandit H，Murray DW，Dodd CA，Deo S，Waite J，Goodfellow J，Gibbons CL.Medial tibial plateau fracture and the Oxford unicompartmental knee.Orthopedics.2007 May；30（5 Suppl）：28-31.

［186］ Yang KY，Yeo SJ，Lo NN.Stress fracture of the medial tibial plateau after minimally invasive unicompartmental knee arthroplasty：a report of 2 cases.J Arthroplasty.2003 Sep；18（6）：801-3.

［187］ Rudol G，Jackson MP，James SE.Medial tibial plateau fracture complicating unicompartmental knee arthroplasty.J Arthroplasty.2007 Jan；22（1）：148-50.

［188］ Seeger JB，Jaeger S，Röhner E，Dierkes H，Wassilew G，Clarius M.Treatment of periprosthetic tibial plateau fractures in unicompartmental knee arthroplasty：plates versus cannulated screws.Arch Orthop Trauma Surg.2013 Feb；133（2）：253-7.

［189］ Goodfellow JW，O'Connor JJ，Dodd CA，et al.Unicompartmental Arthroplasty with the Oxford Knee. New York：Oxford University Press，2006.

［190］ Baker PN，Petheram T，Avery PJ，et al.Revision for unexplained pain following unicompartmental and total knee replacement.J Bone Joint Surg Br，2004，86（3）：372-377.

［191］ Kim SJ，Postigo R，Koo S，et al.Causes of revision following Oxford phase 3 unicompartmental knee arthroplasty.Knee Surg Sports Traumatol Arthrosc，2014，22（8）：1895-1901.

［192］ Pandit H，Hamilton TW，Jenkins C，et al.The clinical outcome of minimally invasive Phase 3 Oxford unicompartmental knee arthroplasty：a 15-year follow-up of 1000 UKAs.Bone Joint J，2015，97-B（11）：1493-1500.

［193］ Van der List JP，Zuiderbaan HA，Pearle AD.Why do medial unicompartmental knee arthroplasyies fail today? J Arthroplasty，2016，31（5）：1016-1021.

［194］ Pandit H，Gulati A，Jenkins C，et al.Unicompartmental knee replacement for patients with partial thickness cartilage loss in the affected compartment.Knee.2011；18（3）：168-171.

［195］Niinimaki TT，Murray DW，Partanen J，et al.Unicompartmental knee arthroplasties implanted for osteoarthritis with partial loss of joint space have high re-operation rates.The Knee.2011；18（6）：432-435.

［196］Gudena R，Pilambaraei MA，Werle J，et al.A safe overhang limit for unicompartmental knee arthroplasties based on medial collateral ligament strains.J Arthroplasty，2013，28（2）：227-233.

［197］Chau R，Gulati A，Pandit H，et al.Tibial component overhang following unicompartmental knee replacement - Does it matter? Knee.2009；16（5）：310-313.

［198］Simpson DJ，Price AJ，Gulati A，et al.Elevated proximal tibial strains following unicompartmental knee replacement - A possible cause of pain.Med Eng Phys.2009；31（7）：752-757.

［199］Inui H，Taketomi S，Yamagami R，et al.Impingement of the mobile bearing on the lateral wall of the tibial tray in unicompartmental knee arthroplasty.J Arthroplasty，2016，31（7）：1459-1464.

［200］Kim WY，Shafi M，Kim YY，et al.Posteromedial compartment cement extrusion after unicompartmental knee arthroplasty：a case report.Knee Surg Sports Traumatol Arthrosc，2006，14（1）：46-49.

［201］Bozkurt M，Akmese R，Cay N，et al.Cam impingement of the posterior femoral condyle in unicompartmental knee arthroplasty.Knee Surg Sports Traumatol Arthrosc，2013，21（11）：2495-2500.

［202］Park CN，Zuiderbaan HA，Chang A，et al.Role of magnetic resonance imaging in the diagnosis of the painful unicompartmental knee arthroplasty.　Knee.2015；22（4）：341-346.

［203］Down C，Xu Y，Osagie LE，et al.The lack of correlation between radiographic findings and cartilage integrity.J Arthroplasty，2011，26（6）：949-954.

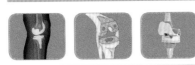

第六章

补救性措施——膝关节的融合与旷置

膝关节置换或翻修术后，若出现严重并发症，不具备条件行人工膝关节翻修术再次重建膝关节功能，可选择补救性手术治疗。

膝关节补救性手术包括：膝关节融合术、旷置术、截肢术等。部分学者也将髁置换术列为一种膝关节补救性手术。但是笔者认为，这种方法实质上仍然是使用特殊假体（肿瘤型假体）进行人工关节置换或翻修，故未将其纳入本章讨论。

一、膝关节融合术

（一）引言

早在 20 世纪早期，膝关节融合术（knee fusion 或 knee arthrodesis）就被用于治疗膝关节感染和夏柯氏关节病等。在 20 世纪中期，现代人工关节之父 Charnley 也曾使用膝关节融合术来治疗多种膝关节疾病。现在，膝关节融合术最常被用于治疗膝关节术后无法重建的感染、疼痛和不稳定。

在所有的膝关节补救性手术中，膝关节融合术是首选的手术方式。本节将分别介绍膝关节融合术的适应证、术前准备、手术技术、临床结果和并发症，并展示一例膝关节融合案例。

（二）适应证

现代人工关节外科快速发展，一方面使得大量复杂的膝关节疾病都可采用人工膝关节置换术（total knee arthroplasty，TKA）和翻修术治疗，不再需要行膝关节融合术；另一方面，患者预期寿命延长、TKA 术后并发症累积数量的增加，也导致部分无法重建的复杂病例需要行膝关节融合术治疗。膝关节融合现常被用于治疗 TKA 术后无法重建的膝关节疼痛和不稳定，特别是用于假体周围感染（periprosthetic joint infection，PJI）治疗后无法行人工关节翻修术的患者。虽然在临床中有时难以判断是否可以再次尝试重建性手术，但综合考虑患者的全身状况、经济承受能力、膝关节翻修的复杂性和预期失败率，仍有不少病例最终需采用膝关节融合术。

感染一直是 TKA 术后的灾难性并发症。虽然近年来 PJI 的诊断和治疗技术在不断进步，但是无论在西方国家还是在中国，由于 TKA 基数增加等多种因素的作用，PJI 的病例数都在逐年增加。目前，清创后二期行人工膝关节翻修术仍是治疗 PJI 的金标准，但人工关节翻修术需建立在感染已得到控制的基础上，且要求具备一定的骨骼储备和软组织条件，否则将无法行翻修术，或者翻修术的失败率很高。Knutson 等报道了 91 例膝关节置换术后需接受膝关节融合的病例，其中 3/4 是因为术后感染。Gottfriedsen 等报道了 165 例膝关节融合，93% 是因为术后感染。膝关节融合既可以是初次膝关节置换术后假体周围感染的补救性措施，又可以是假体周围感染翻修失败的补救性措施。Husted 等报道了 26 例 TKA 后 PJI 病例，其中 17 例行二期翻修，另 7 例无法行翻修术，施行了膝关节融合术。17 例翻修的患者中，15 例感染得到控制，剩余 2 例感染未得到控制并最终行膝关节融合术和膝上截肢术。文献报道中，PJI 二期翻修失败并需行膝关节融合的概率为 6%~13%。因膝关节 PJI 而行翻修术，术后失败率非常高。Hanssen 等报道了 24 例 PJI 后翻修，高达 12 例（50%）最终行膝关节融合术。Knutson 等建议，当膝关节 PJI 合并软组织条件差、细菌毒力强、细菌耐药等情况时，预期二期翻修的失败率很高，应考虑行膝关节融合术。

翻修术失败后反复手术会导致骨缺损加重，增加膝关节融合术的失败率。Wilde 等发现，骨缺损越严重，融合成功率越低，故主张在二期翻修再次失败后，直接采用膝关节融合术，以避免反复手术导致更严重的骨缺损。Behr 等报道，限制型假体取出后行膝关节融合的失败率较高，原因也是严重的骨缺损。

近期，有一篇来自于 Gottfriedsen 等的大宗病例报道，该研究基于丹麦人工关节登记系统中自 1997–2013 年间 92 785 例初次人工膝关节置换术后的随访，结果显示最终 165 例行膝关节融合术。其融合术适应证分别为：感染（PJI）（93%）、伸膝装置断裂（28%）、软组织缺损（15%）、严重骨缺损（7%）、难治性疼痛（5%）、膝关节僵硬（4%）、假体周围骨折（2%）以及慢性膝关节脱位（0.6%）。其中 48% 的融合患者同时具有两种或多种适应证。

总之，膝关节术后大量骨缺损、软组织覆盖不足、伸膝装置和重要韧带缺失、多次翻修失败、毒力强而耐药的细菌感染等病例，需考虑行膝关节融合术。虽然膝关节融合术无法像膝关节翻修术那样提供良好的关节功能，但其功能明显优于膝上截肢，可提供良好的支撑功能；而且，融合术控制感染的成功率高，可降低多次感染最终截肢的风险。

（三）术前准备

膝关节融合术会牺牲患者膝关节的活动度，术前需综合评估患者的病情及社会功能，严格把握手术适应证，并与患者及家属充分沟通治疗方案。虽然有部分文献报道了膝关节融合术后再次进行膝关节翻修术，但其效果有限，对于大部分患者而言，融合术将是保留肢体的终极治疗。Kim 等报道了一组膝关节融合后转行人工关节翻修的患者，30 例中的 17 例（56.7%）在融合术后曾出现过自杀倾向。充分的心理准备和合理的手术预期是融合术后患者满意的先决条件。

如同任何其他骨科手术，术前需要综合评估患者全身情况。例如，糖尿病、肥胖、甲状腺功能减低等均会增加切口问题和感染的风险。由于融合术常用于膝关节多次手术或难以控制的膝关节感染等患者，所以术前患者的营养状况及全身各系统功能储备等评估尤为重要。融合术通常手术耗时长，出血多，术前应检查患者有无慢性贫血，必要时需术前纠正并术前备血。

膝关节融合术也对局部软组织条件有一定要求。术前要重点评估原手术切口，并规划好融合术的手术切口，避免造成皮肤坏死。膝关节感染的患者常合并术后切口并发症。而且，因严重感染而最终选择关节融合的病例，常合并皮肤软组织的缺损。若预计融合术中皮肤软组织覆盖困难，应在术前咨询烧伤科或整形外科（有的医院为显微外科和手外科）的意见，必要时预先行皮瓣术。除此之外，对于膝关节后方有创伤、窦道、切口等病例，需要常规评估神经血管功能。

膝关节融合术同样对骨量有一定要求。对合端需要有充分的骨量接触才可能实现骨愈合。术中常需要对骨端进行修整及短缩处理。文献报道，膝关节融合术后患肢短缩可达

2.5~6.4cm。术前需要常规拍摄局部 X 线片及双下肢全长片，评估股骨远端和胫骨近段的骨量，以及双下肢长度。也有学者将 PJI 所致的严重骨与软组织缺损作为膝关节融合术的适应证。若骨缺损长度较大，则不推荐采用内固定融合，而适用于外固定融合并行骨延长或骨搬运，可避免出现术后血管迂曲所致的肢体缺血以及肢体严重不等长。

针对膝关节感染的患者，术前准备还涉及抗生素选择、感染控制状态评估及融合固定方式的选择。融合术前最好有关节腔穿刺或组织培养检查结果，以便于选用敏感抗生素治疗。对于 PJI 的患者，还应进行清创、假体取出、抗生素骨水泥间隔物置入，以达到感染控制的最佳状态，二期再行融合术可提高融合成功率并降低感染复发率。Wilde 等报道，12 例膝关节清创术后血清学指标正常的患者，二期行融合术时仍有 5 例培养阳性，其中 2 例在融合端骨愈合后继发感染，最终不得不取出融合髓内钉，并进一步清创以控制感染。虽然也有文献报道一期清创并使用髓内钉行融合术，但为提高感染控制率和融合成功率，我们建议在一期清创、间隔物置入术后至少 8~10 周，且血沉、C 反应蛋白降至正常后再行内固定融合术；对于部分选择外固定的患者，也可一期清创、关节端旷置，并在外固定架辅助下旷置端靠拢或骨搬运，二期再次切开对接端进行清创并在外固定架加压下融合。

（四）总体手术技术

融合术同其他骨与关节手术，需首先重视无菌原则。对于膝关节感染的病例，无论是一期清创并融合还是清创后二期融合术，均应对关节腔内及周围进行彻底清创。无论采用何种清创顺序，均应尽可能做到：切口瘢痕和窦道清除、原缝线清除、关节囊脏层清除、交叉韧带及残余软骨清除、硬化骨面和坏死骨清除等。而且，术中最好配置两套器械：第一套清创使用，清创完毕用过氧化氢溶液、碘伏和盐水大量冲洗后，重新铺无菌单，更换另一套器械行融合术。

无论使用内固定还是外固定，均应在冠状面、矢状面和旋转方向上控制力线。冠状面力线常选择 5°~7° 外翻。旋转对位最好与对侧肢体一致，以便获得行走和站立时有对称和舒适的足部姿态。关于矢状面的目标力线，文献中尚有争议，大致建议在 0°~15° 范围内。主张将膝关节融合于屈伸 0° 的医生，主要是不愿因屈膝进一步损失下肢总体长度。根据正常身高估算，屈膝 15° 约使肢体长度短缩 2cm。部分学者主张将膝关节融合于屈膝 5°~15° 位。Siller 等报道，屈膝 15° 位更有利于腓肠肌发挥推进作用，对步态有利。而且轻度屈膝位对坐姿有改善。

骨端充分接触，是融合成功的关键。Woods 等报道称，融合成功的最重要因素就是骨面充分接触。Rand 等报道了 7 例铰链膝关节置换术后失败并行融合术的病例，其中 4 例发生不愈合。Brodersen 等报道了 9 例铰链膝关节置换术后行融合术的病例，其中 4 例融合失败。本章节作者推荐，处理该类重大骨缺损的病例，可考虑外固定架骨搬运融合，既可避免肢体不等长，又可以有效提高融合成功率。

在感染控制的基础上，骨缺损还可采用植骨处理。常用的有自体髂骨移植和自体腓骨移植。自体髂骨移植的优点为骨松质丰富，可促进愈合，缺点为支撑力和骨量有限，有时可取异体骨颗粒混合后一同植入缺损处。自体腓骨段可游离移植或带血管蒂的骨瓣移植，优点为可取较长阶段骨皮质，具有一定桥接和支撑作用，适用于长阶段骨缺损，缺点为骨皮质爬行替代和愈合时间长。即使是腓骨移植，也需要有稳定的内固定保护，例如可在融合髓内钉固定并维持间隙前提下，取双段或多段腓骨均匀固定于缺损两端的股骨和胫骨。

（五）融合固定方式选择

1. 髓内钉 膝关节融合髓内钉是特定为膝关节融合手术而设计的，由股骨组件、胫骨组件和两者之间的联结组件构成。使用时将股骨组件和胫骨组件分别打入股骨髓腔和胫骨髓腔，然后再安装联结组件。髓内钉有内置的成角，决定膝关节融合的角度。文献中报道的髓内钉有多种产品，设计理念略有不同，但只要适应证掌握合适，均可取得良好的效果，如 Küntscher 髓内钉（Biomet，Warsaw，Indiana）、Neff 髓内针（Zimmer，Warsaw，Indiana）、Wichita 髓内针（Stryker-Howmedica-Osteonics，Allendale，New Jersey）、Hucks-tep 髓内钉（Downs Surgical，Sheffield，England）等。遗憾的是，目前国内能提供膝关节融合髓内钉的公司寥寥无几。也有医生报道采用传统髓内针来行膝关节融合，作者通过调节近端锁定螺钉的固定方向，最终实现 3° 外翻和 5° 屈曲的膝关节力线。

髓内钉的优势在于：轴心固定、强度较大、无外固定架的护理困难和针道感染的担忧、融合成功率高（部分报道可高达 100%）。其劣势为：骨缺损节段不宜过长、髓内固定对髓腔形态和直径有一定要求、对感染病例要求尽可能清除感染后二期方可手术。

2. 接骨板 关于使用接骨板行膝关节融合的文献较少。部分报道的病例采用双接骨板技术，即在内侧及前方或者内侧及外侧各放置一枚接骨板，融合成功率可高达 100%。也有作者报道使用单块外侧接骨板融合的病例，成功率为 80%。

接骨板的优势在于：操作较为简便、无外固定架的弊端。其劣势在于：对骨端接触要求高、接骨板局部刺激症状（特别是前方接骨板）、对感染病例要求尽可能清除感染后方可使用。

3. 外固定架 外固定架辅助下膝关节融合的历史悠久，Charnley 早在 1953 就报道过使用外固定加压装置行膝关节融合获得成功的病例。单边外固定架、双平面外固定架、环形外固定架均有文献报道。单边外固定架常需要将固定针架置于膝关节前方，以便于形成张力带原理，达到最佳强度。双平面外固定架的稳定性优于单边外固定架，融合成功率也优于后者。环形外固定架中历史较长的是伊里扎洛夫（Ilizarov）外架，该系统固定强度高、成功率高、具备骨延长的能力、对骨质疏松患者有用武之地，但其缺点为操作复杂、有针道感染的风险和护理困难的问题。近几年来，泰勒空间外架（又称 Taylor 架或 TSF）等新型外固定架也被用于该类手术，其具有手术操作相对简单、可同时处理多种畸形、术后调节简便、力线精确控制、调节终点时间可预算等优点。另外，羟基磷灰石外固定针的出现，也降低了外固定针松动和针道感染的风险。

4. 联合使用髓内钉、接骨板和外固定架 有的研究报道了将髓内钉、接骨板和外固定技术联合应用于复杂的膝关节融合术，例如先前融合失败的病例和夏柯关节病等。Fahmy 等报道了 13 例利用外固定架联合髓内钉进行融合的病例，均获得愈合。Stiehl 等报道了 8 例利用髓内钉联合内侧接骨板进行融合的病例，亦均获得愈合。

（六）临床结果和并发症

关于膝关节融合术后的患肢功能，文献报道的结果不尽一致。Harris 等的研究比较了膝关节融合和铰链型膝关节置换、膝上截肢共三组病例，发现膝关节融合术在稳定性和体力活动方面具有更大优势，它可减少症状性膝关节失控（打软腿）的发生。在 Benson 等的报道中，膝关节融合术后的 SF-36 评分甚至可以和初次膝关节置换患者相比拟。Enneking 等报道，75% 的膝关节融合的患者可恢复原来的工作，80% 的患者可弃拐行走。但是，也有一些研究的结果显示膝关节融合后的肢体功能不尽如人意。Garberina 等报道，融合术后仅 15% 患者可以在行走时不需要工具辅助。另外，据 David 等报道，所有融合患者术后行走时均需要手杖辅助。而且，由于膝关节活动度消失，融合术后的患者在上下楼梯、如厕、穿脱鞋袜等日常生活中，均需面临诸多不便。

膝关节融合的成功率，文献报道也不一致，主要和患者骨质与软组织条件、融合前诊断（适应证）、融合固定技术选择等因素有关。早期 Charnley 等将融合术用于治疗创伤性关节炎、类风湿关节炎等原发疾病，其融合成功率非常高。但随着人工关节技术的普及和适应证的推广，因为原发非感染性疾病行膝关节融合的病例非常罕见。

作为人工膝关节置换或翻修术的补救性措施，膝关节融合术的成功率并不高。基于丹麦登记系统的最新的文献报道，92 785 例膝关节置换术后有 165 例膝关节融合，其初次融合成功率仅为 65%，另有 21% 接受多次融合手术，剩余 14% 的患者最终行截肢术。该研究还发现，髓内钉固定融合成功率高于外固定架融合成功率（84% vs.61%），融合成功率最低的为接骨板固定组（仅为 43%），但该结果可能因不同技术的适应证不同而存在一定偏倚。

总结来说，膝关节融合在缓解疼痛、稳定关节、患肢负重能力等方面有良好的疗效，但是患者在上下楼梯、坐公共汽车、穿脱鞋袜等需要膝关节屈曲的活动中会受到很大限制。医生和患者在选择膝关节融合术前，需要充分考虑患者的工作和生活中的功能需求。

膝关节融合的总体并发症发生率非常高，文献报道可高达 20%~84%。主要包括：腓总神经损伤、不愈合、血栓性静脉炎以及外固定架相关并发症等。合理选择适应证和固定方式，以及认真的手术操作，是避免并发症出现的关键。

（七）案例

患者男性，51 岁，主因"左侧全膝关节置换术后 3 个月，伤口流脓 1 个月"来就诊。

患者入院前 3 个月前因左膝关节创伤性关节炎于当地医院行人工全膝关节置换术，术后切口愈合不良，逐渐形成切口皮缘坏死。2 个月前于外院行局部推进皮瓣、取皮植皮术。1 个月前原切口处出现破溃，逐渐形成窦道，大量脓性液体流出，假体及髌腱外露。

来我院时局部照片如图 6-0-1，X 线片如图 6-0-2。以左膝假体周围感染收入院。

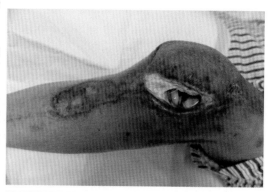

图 6-0-1　入院时局部照片

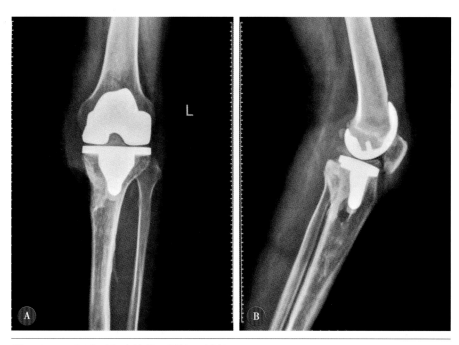

图 6-0-2 入院时左膝关节正侧位 X 线片

入院后行细菌学检查，先后培养出粪肠球菌、屎肠球菌、木糖氧化产碱杆菌。因患者多重细菌感染、局部软组织覆盖条件差、髌腱外露坏死，经与患者反复沟通后，决定行膝关节清创、外固定架固定下膝关节融合术。术中取出假体、彻底清创，并开始静脉使用敏感抗生素。术中清创后术野照片如图 6-0-3。清创后缝合伤口，重新消毒、更换另一套无菌手术器械，行泰勒空间外固定架（TSF）外固定术。术毕局部照片如图 6-0-4，X 线片如图 6-0-5。随后在病房按计算机辅助测算结果调节外固定架，至膝关节屈曲 10°，外翻 6°，旋转中立位，骨端加压。患者术后第一天下床负重行走，出院时伤口无红肿，愈合顺利。至最近一次随访，切口愈合，骨端愈合，感染控制良好，患者可戴外架负重行走。

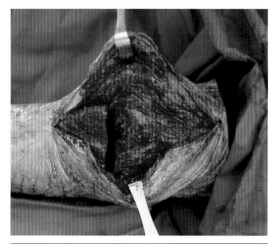

图 6-0-3 清创后术野照片

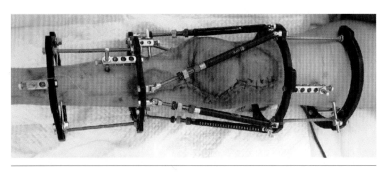

图 6-0-4　术毕局部照片

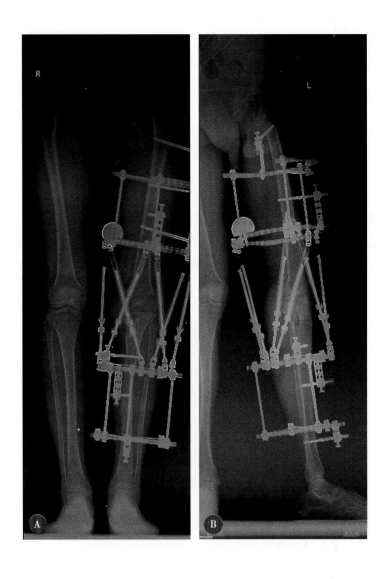

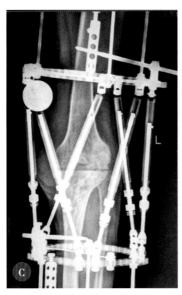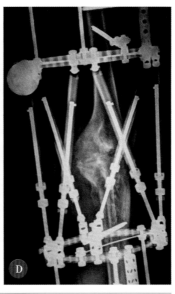

图 6-0-5 术毕 X 线片

A、B.正侧位全长 X 线片；C、D.局部正侧位 X 线片

二、膝关节旷置术

膝关节旷置术，又称膝关节切除成形术（resection arthroplasty）。国际上仅有少量文献报道该手术的应用情况。

Mine 等于 2008 年报道了 10 例膝关节切除成形术。该组病例的适应证均为难治性感染。手术技术为：将关节端骨床彻底清创并制造相对平整并垂直于下肢力线的骨面，然后根据骨缺损的无效腔大小决定取用肌肉瓣进行填充。肌肉瓣可取自腓肠肌内侧头、腓肠肌外侧头、股直肌、股中间肌及胫前肌等，术后患者在支具辅助下行走。术后所有病例感染均得到有效控制，7 例完全无痛，2 例残留行走疼痛，平均膝关节活动度为 67°，平均肢体短缩 5.2cm，膝关节功能评分良好。

Falahee 等于 1987 年报道了 28 例膝关节切除成形术。所有手术适应证同样均为膝关节感染。术后 15 例可独立行走，6 例术前为单关节骨关节炎的患者对切除成形术不满意并最终行膝关节融合术，3 例发生自发性膝关节融合，2 例切除成形术前无法行走的病例在该手术后仍无法行走。研究者认为，对结果有影响的因素是 TKA 术前患者的功能状态：TKA 术前功能障碍最严重的患者在切除成形术后最容易满意；TKA 术前功能受限最轻的患者更容易对切除成形术的结果不满意。

膝关节切除成形术与膝关节融合术相比，其优点在于具有一定屈膝活动度，对患者坐姿保留较多。但其缺点在于稳定性差、骨性支撑力差，常需术后佩戴支具，甚至无法行走。

总体来说，膝关节切除成形术仅适用于受全身状况、宗教信仰等因素限制而无法行复杂的膝关节翻修术、膝关节融合术或膝上截肢术的患者。

三、其他补救性措施

膝上截肢术（above knee amputation）也可用于不可控制的膝关节感染、严重神经血管损伤等病例，但其临床结果远差于膝关节融合术，且受到假肢技术的限制，临床上极少应用。Pring 等报道 23 例膝上截肢病例，仅 7 例可辅助下行走；Isiklar 等报道 9 例中仅 2 例可在助行器辅助下行走，仅 1 例可佩戴假肢行走。对于有行走能力的患者，应尽量避免选择截肢手术。

（杨德金）

参 考 文 献

［1］ Charnley J，Lowe HG.A study of the end-results of compression arthrodesis of the knee.J Bone Joint Surg Br，1958，40-B（4）：633-635.

［2］ Charnley J，Baker SL.Compression arthrodesis of the knee；a clinical and histological study.J Bone Joint Surg Br，1952，34-B（2）：187-199.

［3］ Charnley JC.Positive pressure in arthrodesis of the knee joint.J Bone Joint Surg Br，1948，30B（3）：478-486.

［4］ Knutson K，Hovelius L，Lindstrand A，et al.Arthrodesis after failed knee arthroplasty.A nationwide multicenter investigation of 91 cases Clin Orthop Relat Res，1984，（191）：202-211.

［5］ Gottfriedsen TB，Schrøder HM，Odgaard A.Knee Arthrodesis After Failure of Knee Arthroplasty：A Nationwide Register-Based Study.J Bone Joint Surg Am，2016，98（16）：1370-1377.

［6］ Husted H，Toftgaard J T.Clinical outcome after treatment of infected primary total knee arthroplasty.Acta Orthop Belg，2002，68（5）：500-507.

［7］ Barrack RL，Butler RA，Andrews P，et al.Managing the infected knee：as good as it gets.Orthopedics，2000，23（9）：991-992.

［8］ Ms RCW，Barden RRM，Rosenberg AG.Results of different surgical procedures on total knee arthroplasty infections.J Arthroplasty，1996，11（8）：931-938.

［9］ Hanssen AD，Trousdale RT，Osmon DR.Patient outcome with reinfection following reimplantation for the infected total knee arthroplasty.Clin Orthop Relat Res，1995，（321）：55-67.

［10］ Wilde AH，Stearns KL.Intramedullary fixation for arthrodesis of the knee after infected total knee arthroplasty.Clin Orthop Relat Res，1989，（248）：87-92.

［11］ Behr JT，Chmell SJ，Schwartz CM.Knee arthrodesis for failed total knee arthroplasty.Arch Surg，1985，120（3）350-354.

［12］ Kim YH，Kim JS，Cho SH.Total knee arthroplasty after spontaneous osseous ankylosis and takedown of formal knee fusion.J Arthroplasty，2000，15（4）：453-460.

［13］ David R，Shtarker H，Horesh Z，et al.Arthrodesis with the Ilizarov device after failed knee arthroplasty.Orthopedics，2001，24（1）：33-6.

［14］ Brodersen MP，Fitzgerald RH Jr，Peterson LF，et al.Arthrodesis of the knee following failed total knee arthroplasty.J Bone Joint Surg Am，1979，61（2）：181-185.

［15］ Oostenbroek HJ，van Roermund PM.Arthrodesis of the knee after an infected arthroplasty using the Ilizarov method.J Bone Joint Surg Br，2001，83（1）：50-54.

［16］ Manzotti A，Pullen C，Deromedis B，et al.Knee arthrodesis after infected total knee arthroplasty using the Ilizarov method.Clin Orthop Relat Res，2001，（389）：143-149.

［17］ Puranen J，Kortelainen P，Jalovaara P.Arthrodesis of the knee with intramedullary nail fixation.J Bone Joint Surg Am，1990，72（3）：433-442.

［18］ Klinger H M，Spahn G，Schultz W，et al.Arthrodesis of the knee after failed infected total knee arthroplasty.Knee Surg Sports Traumatol Arthrosc，2006，f］14（5）：447-453.

［19］ Siller TN，Hadjipavlou A.Knee arthrodesis：long-term results.Can J Surg，1976，19（3）：217-219.

［20］ Rand JA，Bryan RS，Chao EY.Failed total knee arthroplasty treated by arthrodesis of the knee using the Ace-Fischer apparatus.J Bone Joint Surg Am，1987，69（1）：39-45.

［21］ Woods GW，Lionberger DR，Tullos HS.Failed total knee arthroplasty.Revision and arthrodesis for infection and noninfectious complications.Clin Orthop Relat Res，1983，（173）：184-190.

［22］ Hagemann WF，Woods GW，Tullos HS.Arthrodesis in failed total knee replacement.J Bone Joint Surg Am，1978，60（6）：790-794.

［23］ Minear SC，Lee G，Kahn D，et al.Arthrodesis using pedicled fibular flap after failed infected knee arthroplasty.Eplasty，2011，11：e45.

［24］ Lee S，Jang J，Sang CS，et al.Distraction arthrodesis with intramedullary nail and mixed bone grafting after failed infected total knee arthroplasty.Knee Surg Sports Traumatol Arthrosc，2012，20（2）：346-355.

［25］ Donley BG，Matthews LS，Kaufer H.Arthrodesis of the knee with an intramedullary nail.J Bone Joint Surg Am，1991，73（6）：907-913.

［26］ Ellingsen DE，Rand JA.Intramedullary arthrodesis of the knee after failed total knee arthroplasty.J Bone Joint Surg Am，1994，76（6）：870-877.

［27］ Fern ED，Stewart HD，Newton G.Curved Kuntscher nail arthrodesis after failure of knee replacement.J Bone Joint Surg Br，1989，71（4）：588-590.

［28］ Arroyo JS，Garvin KL，Neff JR.Arthrodesis of the knee with a modular titanium intramedullary nail.J Bone Joint Surg Am，1997，79（1）：26-35.

［29］ Christie MJ，Deboer DK，Mcqueen DA，et al.Salvage procedures for failed total knee arthroplasty.J Bone Joint Surg Am，2003，85-A Suppl 1：S58-62.

［30］ Incavo SJ，Lilly JW，Bartlett CS，et al.Arthrodesis of the knee：experience with intramedullary nailing.J Arthroplasty，2000，15（7）：871-876.

［31］ Nichols SJ，Landon GC，Tullos H S.Arthrodesis with dual plates after failed total knee arthroplasty.J Bone Joint Surg Am，1991，73（7）：1020-1024.

［32］ Munzinger U，Knessl J，Gschwend N.［Arthrodesis following knee arthroplasty］.Der Orthopäde，1987，16（4）：301-309.

［33］ Corona PS，Hernandez A，Revertevinaixa MM，et al.Outcome after knee arthrodesis for failed septic total knee replacement using a monolateral external fixator.J Orthop Surg（Hong Kong），2013，21（3）：275-280.

［34］ Wade PJ，Denham RA.Arthrodesis of the knee after failed knee replacement.J Bone Joint Surg Br，1984，66（3）：362-366.

［35］ Knutson K，Bodelind B，Lidgren L.Stability of external fixators used for knee arthrodesis after failed knee arthroplasty.Clin Orthop Relat Res，1984，（186）：90-95.

［36］ Soriano R，Cunningham JL，Kenwright J.A mechanical assessment of applied compression and healing in knee arthrodesis.Clin Orthop Relat Res，1989，（242）：256-264.

［37］ Brooker AF Jr，Hansen NM Jr.The biplane frame：modified compression arthrodesis of the knee.Clin Orthop Relat Res，1981，（160）：163-167.

［38］ Garberina MJ，Fitch RD，Hoffmann ED，et al.Knee arthrodesis with circular external fixation.Clin Orthop

Relat Res, 2001, (382): 168-178.

[39] Moroni A, Heikkila J, Magyar G, et al.Fixation strength and pin tract infection of hydroxyapatite-coated tapered pins.Clin Orthop Relat Res, 2001, (388): 209-217.

[40] Fahmy NR, Barnes K L, Noble J.A technique for difficult arthrodesis of the knee.J Bone Joint Surg Br, 1984, 66 (3): 367-370.

[41] Stiehl JB, Hanel DP.Knee arthrodesis using combined intramedullary rod and plate fixation.Clin Orthop Relat Res, 1993, (294): 238-241.

[42] Harris IE, Leff AR, Gitelis S, et al.Function after amputation, arthrodesis, or [40] arthroplasty for tumors about the knee.J Bone Joint Surg Am, 1990, 72 (10): 1477-1485.

[43] Benson ER, Resine ST, Lewis CG.Functional outcome of arthrodesis for failed total knee arthroplasty. Orthopedics, 1998, 21 (8): 875-879.

[44] Enneking WF, Shirley PD.Resection-arthrodesis for malignant and potentially malignant lesions about the knee using an intramedullary rod and local bone grafts.J Bone Joint Surg Am, 1977, 59 (2): 223-236.

[45] Waters RL, Perry J, Antonelli D, et al.Energy cost of walking of amputees: the influence of level of amputation.J Bone Joint Surg Am, 1976, 58 (1): 42-46.

[46] Mine T, Sugitani D, Tanaka H, et al.Resection arthroplasty combined with a muscle graft to treat refractory post-total knee arthroplasty infections.J Arthroplasty, 2008, 23 (2): 210-215.

[47] Falahee MH, Matthews L S, Kaufer H.Resection arthroplasty as a salvage procedure for a knee with infection after a total arthroplasty.J Bone Joint Surg Am, 1987, 69 (7): 1013-1021.

[48] Pring DJ, Marks L, Angel JC.Mobility after amputation for failed knee replacement.J Bone Joint Surg Br, 1988, 70 (5): 770-771.

[49] Isiklar ZU, Landon GC, Tullos HS.Amputation after failed total knee arthroplasty.Clin Orthop Relat Res, 1994, (299): 173-178.